# Grundlagen Klärungsorientierter Psychotherapie

Rainer Sachse
Meike Sachse
Jana Fasbender

# Grundlagen Klärungsorientierter Psychotherapie

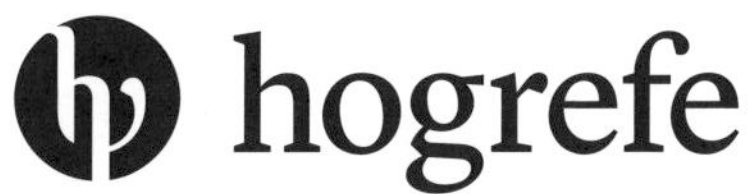

**Prof. Dr. Rainer Sachse**, geb. 1948. 1969–1978 Studium der Psychologie an der Ruhr-Universität Bochum. Ab 1980 Wissenschaftlicher Mitarbeiter an der Ruhr-Universität Bochum. 1985 Promotion. 1991 Habilitation. Privatdozent an der Ruhr-Universität Bochum. Seit 1998 außerplanmäßiger Professor. Leiter des Institutes für Psychologische Psychotherapie (IPP), Bochum. Arbeitsschwerpunkte: Persönlichkeitsstörungen, Klärungsorientierte Psychotherapie, Verhaltenstherapie.

**Dipl.-Psych. Meike Sachse**, geb. 1983. 2002–2008 Studium der Psychologie an der Technischen Universität Chemnitz. Seit 2009 Ausbildung zur Psychologischen Psychotherapeutin (Verhaltenstherapie). Seit 2009 Mitarbeiterin am Institut für Psychologische Psychotherapie (IPP), Bochum. Arbeitsschwerpunkte: Klärungsorientierte Psychotherapie, Persönlichkeitsstörungen.

**Dipl.-Psych. Jana Fasbender**, geb. 1976. 1996–2001 Studium der Psychologie an der Ruhr-Universität Bochum. 2005 Approbation als Psychologische Psychotherapeutin. Seit 2005 psychotherapeutische Tätigkeit in privatpsychologischer Praxis in Bochum. Ausbildungskoordinatorin, Dozentin und stellvertretende Leiterin des Instituts für Psychologische Psychotherapie (IPP), Bochum. Arbeitsschwerpunkte: Klärungsorientierte Psychotherapie, Verhaltenstherapie.

**Bibliografische Information der Deutschen Nationalbibliothek**

Die Deutsche Nationalbibliothek verzeichnet diese Publikation in der Deutschen Nationalbibliografie; detaillierte bibliografische Daten sind im Internet über http://dnb.dnb.de abrufbar.



Hogrefe Verlag GmbH & Co. KG
Merkelstraße 3
37085 Göttingen
Deutschland
Tel.: +49 551 999 50 0
Fax: +49 551 999 50 111
E-Mail: verlag@hogrefe.de
Internet: www.hogrefe.de

Umschlagabbildung: © veou – iStock.com by Getty Images
Satz: ARThür Grafik-Design & Kunst, Weimar
Druck: Media-Print Informationstechnologie, Paderborn
Printed in Germany
Auf säurefreiem Papier gedruckt

1. Auflage 2016

(E-Book-ISBN [PDF] 978-3-8409-2789-8; E-Book-ISBN [EPUB] 978-3-8444-2789-9)
ISBN 978-3-8017-2789-5
http://doi.org/10.1026/02789-000

# Inhaltsverzeichnis

# 1 Was ist Klärungsorientierte Psychotherapie: Ein Überblick

In diesem Kapitel wird eine Einführung in die Klärungsorientierte Psychotherapie (KOP) gegeben: Es werden die Ziele und das Menschenbild der KOP erläutert, es werden die Vorgehensweisen, Anwendungsgebiete und Vorteile der Methode herausgearbeitet.

## 1.1 Ziele und Charakteristika von Klärungsorientierter Psychotherapie

Klärungsorientierte Psychotherapie (KOP) ist eine psychologisch sehr gut fundierte, empirisch hochgradig validierte Psychotherapieform, die zwei Hauptaufgaben verfolgt.

Eine Hauptaufgabe bezieht sich auf *Klärung*: Auf der Basis einer vom Therapeuten aktiv hergestellten vertrauensvollen Therapeut-Klient-Beziehung werden zum einen aktuelle Schemata und Motive des Klienten, zu denen dieser im Augenblick keinen Zugang hat, geklärt. Durch die Klärung der Schemata werden diese repräsentiert und können therapeutisch bearbeitet werden; durch die Klärung der Motive wird der Zustand der „Alienation“, der Entfremdung der Person von ihren eigenen Präferenzen, aufgehoben.

In der zweiten Hauptaufgabe der KOP werden diese geklärten Schemata dann therapeutisch bearbeitet und verändert, sodass der Klient im Alltag konstruktiver und flexibler handeln kann, weniger oder keine störenden „Symptome“ mehr aufweist, Alltagssituationen kognitiv und affektiv besser verarbeiten kann, Emotionen besser regulieren und zufriedener leben kann.

Klärungsorientierte Psychotherapie entwickelte sich durch theoretische Weiterentwicklung und durch empirische Forschung aus der Zielorientierten Gesprächspsychotherapie (Sachse, 1982, 1983, 1984, 1985, 1986a, 1986b, 1986c, 1987a, 1987b, 1988a, 1988b, 1989, 1990b, 1990c, 1992a, 1993a, 1996a, 1996b, 1999a, 2000b), und diese wiederum wurde aus der auf Klärung ausgerichteten Form der Gesprächspsychotherapie entwickelt (vgl. Greenberg, 1984; Greenberg & Safran, 1981, 1984a, 1984b; Rice, 1965, 1970, 1974, 1983, 1984; Rice & Greenberg, 1974, 1984a, 1984b, 1984c, 1990; Rice & Saperia, 1984; Rice & Koke, 1981; Truax, 1961a, 1961b, 1962a, 1962b, 1963, 1966a, 1966b, 1966c, 1966d, 1968a, 1968b, 1968c, 1969a, 1969b; Truax & Mitchell, 1971).

### 1.1.1 *Ziele der Klärungsorientierten Psychotherapie*

Hauptziel der KOP ist die (Wieder-)Herstellung einer funktionalen *Selbstregulation* (Baumann & Kuhl, 2005): Der Klient soll Zugang zu seinen Motiven haben und in der Lage sein, , Situationen angemessen zu verarbeiten, Entscheidungen zu treffen, die sowohl realitätsangemessen als auch motivkompatibel sind. Weiterhin soll er diese Verarbeitungen und Entscheidungen ohne Störungen durch dysfunktionale Schemata, Symptome und unangemessene Handlungskosten treffen und durchführen können.

Um einen solchen Zustand der Selbstregulation herzustellen, kann es nötig sein, mit dem Klienten

- zunächst an einer angemessenen Definition des Problems zu arbeiten;
- einen Zugang zum Motiv- und Bedürfnis-System zu schaffen;
- dysfunktionale Schemata zu identifizieren, zu klären und zu repräsentieren sowie zu bearbeiten und zu verändern;
- Konflikte zu klären und zu bearbeiten;
- Ressourcen zu aktivieren oder (z. B. durch Training) zu schaffen;
- Symptome zu reduzieren, zu beseitigen oder zumindest unter Kontrolle zu bekommen.

### 1.1.2 *Was charakterisiert KOP?*

Die Klärungsorientierte Psychotherapie (KOP) lässt sich durch eine Reihe von Charakteristika kennzeichnen (vgl. Sachse, 2000a–c, 2003a, 2003b, 2004a, 2005a, 2006a, 2006b, 2009a; Sachse & Fasbender, 2010, 2015; Sachse, Fasbender & Breil, 2009; Sachse, Fasbender & Sachse, 2011b; Sachse & Maus, 1987; Sachse, Breil, Fasbender, Püschel & Sachse, 2009).

Diese sind:

- *Theorie*
  KOP entwickelt umfassende störungstheoretische und therapietheoretische Konzepte, die sehr gut in der Psychologie fundiert sind (in der Kognitionspsychologie, Motivations- und Emotionspsychologie, Sprach- und Kommunikationspsychologie, der Sozialpsychologie und der Klinischen Psychologie) und die auf den „Anwendungsbereich Psychotherapie" bezogen sind (Atrops & Sachse, 1994; Breil & Sachse, 2006; Döring & Sachse, 2008a–c; Kramer et al., 2009; Neumann & Sachse, 1992; Püschel & Sachse, 2009; Sachse, 1992a–d, 1993a, 1995a–c, 1996a–b, 1997a–b, 1998, 1999a–b, 2000a–b, 2001a–b, 2002, 2003a–b, 2004a–c, 2005a–c, 2006a–e, 2007a–c, 2008a–b, 2009a, 2013a; Sachse & Atrops, 1989, 1991; Sachse, Atrops, Wilke & Maus, 1992; Sachse, Breil & Fasbender, 2009, 2011, 2013; Sachse & Fasbender, 2010, 2011; Sachse, Fasbender & Breil, 2009; Sachse, Fasbender & Sachse, 2011a–b; Sachse & Neumann, 1983; Sachse & Rudolf, 1992a–b, 2008; Sachse, Sachse & Fasbender, 2010, 2011).
  Keine andere Therapieform ist so tief und so vernetzt in der Psychologie verankert und damit so gut psychologisch untermauert wie KOP.
  Trotz (oder gerade wegen) der starken theoretischen Fundierung ist KOP hochgradig praxisorientiert: Sie erlaubt den Therapeuten eine sehr differenzierte Entwicklung

von Klientenmodellen und damit eine sehr gut begründete Ableitung therapeutischer Strategien und Interventionen.

- *Expertise-Modell*
  KOP folgt einem „Expertise-Modell“: Therapeuten sollen zu Experten ausgebildet werden, um schnell und sicher Informationen zu verarbeiten, effektive therapeutische Strategien zu entwickeln und gezielte Interventionen zu realisieren, die Klienten effektiv im Therapieprozess helfen. Dabei sollen Therapeuten zielführende Entscheidungen treffen, flexibel und stringent handeln können und auch in der Lage sein, auch mit schwierigen Interaktionssituationen souverän umzugehen (Becker & Sachse, 1998; Gäßler & Sachse, 1992a–b; Sachse, 1996c, 2006f–h, 2009b; Sachse, Fasbender & Hammelstein, 2012).
  Um Therapeuten zu Experten zu machen, ist eine gute Theorie-Ausbildung, insbesondere aber ein gutes und elaboriertes praktisches Training erforderlich.
- *Modellbildung und Verstehen*
  KOP hat Strategien zur therapeutischen Informationsverarbeitung entwickelt, mit deren Hilfe Therapeuten in der Lage sind, schnell und effektiv Klienten zu verstehen und valide Klienten-Modelle zu bilden. Dazu dienen u. a. therapeutische Verarbeitungs- und Handlungsheuristiken (Sachse, 2016a; Becker & Sachse, 1998; Sachse, 1988a–b, 1992a, 1993b–c, 2003a, 2006h, 2006i; Weinrich & Sachse, 1992).
- *Mikroebene*
  Die Verarbeitung und Handlung konzentriert sich stark auf die *Mikroebene von Psychotherapie*: Im Rahmen übergreifender Strategien verarbeiten und intervenieren Therapeuten stark auf der Mikroebene, um Klientenprozesse sehr fein und sehr gezielt zu steuern (soweit dies bei Klientenprozessen überhaupt möglich ist; Sachse, 1992a, 2000c, 2003a).
- *Wirkprinzipien*
  KOP realisiert alle von Grawe (1998; Grawe, Donati & Bernauer, 1994) beschriebenen Wirkprinzipien:
  – Beziehungsgestaltung
  – Klärung
  – Problemaktualisierung
  – Ressourcen-Aktivierung
  – Bewältigung
  KOP realisiert diese Wirkprinzipien in einer sehr integrierten und systematischen Weise (Sachse, 2003a–b, 2005a, 2006b, 2007a).
- *Beziehungsgestaltung*
  KOP enthält Konzepte und spezifizierte Strategien zur allgemeinen und (vor allem) zur komplementären Beziehungsgestaltung: Mit Hilfe dieser Strategien können Therapeuten schnell und effektiv eine vertrauensvolle Beziehung zu Klienten aufbauen (Sachse, 1992a, 1996b, 2000d, 2003a, 2006c, 2016a).
- *Klärung*
  KOP entwickelt spezifische therapeutische Strategien zur Klärung: Zur Klärung relevanter Schemata, relevanter Motive und Ziele, zur Klärung affektiver Prozesse etc. Die Strategien der Therapeuten steuern die Klärungsprozesse von Klienten effektiv und konstruktiv und führen zu einer validen Repräsentation von „tiefen“ und komplexen Schema-Strukturen, an denen dann eine Veränderung ansetzen kann (Sachse,

1984, 1985, 1986a–c, 1991a, 1992a–b, 2000c, 2003a, 2005a, 2008b; Sachse, Breil & Fasbender, 2009; Sachse & Fasbender, 2010; Sachse, Fasbender & Breil, 2009).

- *Schema-Bearbeitung*
  KOP definiert therapeutische Strategien, mit deren Hilfe kognitive und auch affektive Schemata systematisch therapeutisch bearbeitet und verändert werden können: Dazu wird das „Ein-Personen-Rollenspiel" als Rahmenkonzept verwendet, innerhalb dessen kognitive, motivationale und affektive Techniken realisiert werden können (Breil & Sachse, 2009; Sachse, 1983, 2003a, 2006j, 2013b; Sachse, Püschel et al., 2008).
- *Motivierung von Klienten*
  KOP impliziert spezielle therapeutische Techniken, mit deren Hilfe Klienten systematisch motiviert werden können, mit deren Hilfe Änderungsmotivation entwickelt und verstärkt werden kann, durch die Klienten Änderungsentscheidungen treffen und mit deren Hilfe sie Änderungskonflikte bearbeiten können (Sachse, 2003a, 2009a; Sachse, Langens & Sachse, 2012; Sachse & Langens, 2015).
- *Emotionen und Affekte*
  KOP enthält spezifische Strategien zur Klärung von „Implikationen von Emotionen", zur Emotionsbearbeitung und Emotionskontrolle. KOP impliziert ebenfalls Strategien zur Klärung affektiver Verarbeitungsprozesse und zur Bearbeitung affektiver Schemata (Langens & Sachse, 2014; Neumann & Sachse, 1992; Püschel & Sachse, 2009; Sachse, 2014b, 2014f, 2014g, 2014h; Sachse, Atrops, Wilke & Maus, 1992; Sachse & Fasbender, 2014b; Sachse & Langens, 2014a, 2014b, 2014c, 2014d, 2014e). Und im Rahmen der KOP wurde die Methode des Focusing zur Entwicklung einer Repräsentation affektiver Bedeutungen weiterentwickelt, empirisch erforscht und integriert (vgl. Sachse, 1985; Sachse & Fasbender, 2014a).
- *Schwierige Interaktionssituationen*
  In der KOP wurden spezielle Strategien zum Umgang mit „schwierigen Interaktionssituationen von Klienten" entwickelt: Interaktionelle Tests, Images und Appelle, interaktionelle Spielstrukturen etc., mit denen Therapeuten solche Probleme gut und konstruktiv bewältigen können (Sachse, 1999b, 2001b, 2002, 2004b–d, 2006d–e, 2007c, 2008a; Sachse & Fasbender, 2013a, 2013b; Sachse, Sachse & Fasbender, 2010, 2011).
- *Umgang mit Vermeidung*
  Die KOP hat Strategien zur Analyse von Vermeidung entwickelt, zum Erkennen von Vermeidungsstrategien bei Klienten und zum konstruktiven therapeutischen Umgang mit Vermeidung (Sachse, 1995a, 1996b, 2003a, 2006a; Sachse, Fasbender & Sachse, 2011a–c).
- *Störungsspezifität*
  Klärungsorientierte Psychotherapie ist hochgradig störungsspezifisch: Es wird davon ausgegangen, dass Klienten mit unterschiedlichen psychischen Störungen unterschiedliche psychologische „Funktionsweisen" und unterschiedliche therapeutische Eingangsvoraussetzungen aufweisen, sodass der Therapeut sich in der Beziehungsgestaltung, in der Anregung von Klärungsprozessen und der Integration von Schemata hochgradig an die Klienten anpassen muss. Für eine Vielzahl psychischer Störungen sind in der Klärungsorientierten Psychotherapie bereits störungsspezifische Therapiekonzepte entwickelt worden, so z. B. für

- Persönlichkeitsstörungen (PD; vgl. Sachse, 1997a, 2001a, 2001b, 2004b, 2006b, 2013a; Sachse, Sachse & Fasbender, 2010) und da vor allem für
- narzisstische PD (vgl. Döring & Sachse, 2008a; Sachse, 2001a, 2004a, 2006c, 2008a, 2014c, 2014d; Sachse, Sachse & Fasbender, 2011);
- histrionische PD (vgl. Döring & Sachse, 2008a; Sachse, 2001a, 2004a, 2008a; Sachse, Fasbender, Breil & Sachse, 2012);
- dependente PD (vgl. Sachse, 2014a; Sachse, Breil, Sachse & Fasbender, 2013);
- selbstunsichere PD (vgl. Sachse, Sachse & Fasbender, 2014);
- zwanghafte PD (vgl. Sachse, Kiszkenow-Bäker & Schirm, 2015);
- schizoide PD (vgl. Sachse, 2014b);
- Borderline-PD (vgl. Breil & Sachse, 2011, in Vorbereitung);
- psychosomatische Störungen (vgl. Sachse, 1997b, 1997c, 1998, 2006a, 2007a; Sachse & Schirm, 2015a);
- Depressionen (vgl. Kiszkenow-Bäker, 2015; Sachse, 2000e; Sachse & Kiszkenow-Bäker, 2014; Sachse & Schirm, 2015b);
- Abhängigkeiten (vgl. Schlebusch & Kiszkenow, 2011; Schlebusch et al., 2006);
- Trauma-Folge-Störungen (vgl. Schirm & Sachse, 2015).

- *Paartherapie*
  Die KOP hat ein Konzept von Paartherapie entwickelt, bei dem es um die Klärung und Bearbeitung von Konflikten und um den Aufbau von gegenseitigem Verstehen geht (Sachse, Breil & Fasbender, 2013).
- *Konflikt-Bearbeitung*
  Grundlegende Aspekte und Vorgehensweisen der KOP wurden auch verwendet, um Strategien der Konfliktbearbeitung und Konflikt-Moderation zu entwickeln (Sachse, 2016b).
- *Empirie*
  Im Rahmen der KOP wurde eine große Zahl von *Prozessstudien* durchgeführt, um die Wirkungen von Interventionen auf Klientenprozesse zu erforschen. Dadurch sind sehr viele Strategien der KOP sehr gut empirisch untermauert (Atrops & Sachse, 1994; Frohburg & Sachse, 1992; Sachse, 1990a–b, 1990d–e, 1991a–c, 1992a, 1992d, 1993b; Sachse & Maus, 1987, 1991; Sachse & Neumann, 1986, 1987a–b; Sachse & Takens, 2004).
  Es wurden störungsspezifische Untersuchungen durchgeführt, um Störungsprozesse zu erforschen. Dadurch sind viele Störungsannahmen der KOP empirisch gut abgesichert (Atrops & Sachse, 1994; Sachse, 1990c, 1991d, 1994a, 1995a, 1997a, 1998; Sachse & Atrops, 1991; Sachse & Rudolph, 1992a–b). Und es wurden Effektivitätsuntersuchungen durchgeführt, um die Effektivität von KOP im Allgemeinen, der Effektivität von KOP bei Klienten mit psychosomatischen Störungen und bei Klienten mit Persönlichkeitsstörungen zu erforschen (Sachse, 2006d; Sachse, Schülken et al., 2011).
  Dabei zeigte KOP sehr gute Effekte, sodass sie als gut empirisch basiert angesehen werden kann.

Prinzipien der KOP können auch außerhalb des therapeutischen Settings erfolgreich angewandt werden, z. B. im Bereich Coaching (Collatz & Sachse, 2011), im Bereich Management (Sachse & Collatz, 2012) und der Karriereplanung (Sachse & Collatz, 2015).

## 1.2 Teilbereiche der Klärungsorientierten Psychotherapie

Entsprechend der verschiedenen Ziele setzt sich die KOP aus mehreren Teilbereichen zusammen, die unterschiedliche Aufgaben an den Therapeuten stellen und damit in verschiedenen Bereichen Expertise vom Therapeuten fordern.

### *1.2.1 Fundierung in der Psychologie*

Klärungsorientierte Psychotherapie ist sehr stark in der Psychologie verankert (vgl. Sachse, 1992a): In der Emotions- und Motivationspsychologie (vgl. Kuhl, 2001), in der Kognitionspsychologie (vgl. Dalgleish & Power, 1999), in der Sprach- und Wissenspsychologie (vgl. Herrmann, 1982, 1984; Herrmann & Grabowski, 1994; Hörmann, 1976; Sachse, 1992a). Damit ist KOP auch keineswegs ausschließlich, ja nicht einmal überwiegend in der Lernpsychologie verankert, denn schematheoretische Überlegungen, Konzepte der Alienation, der affektiven Verarbeitungsprozesse, der Repräsentation, der Selbstregulation, sind von zentralerer Bedeutung als einfache Lernprozesse. Alle diese Prozesse sind jedoch heute in der wissenschaftlichen Psychologie sehr gut konzipiert und empirisch abgesichert, sodass KOP in sehr hohem Maße in der wissenschaftlichen Psychologie verankert ist.

### *1.2.2 Menschenbild*

Das *Menschenbild* der KOP geht davon aus, dass Menschen selbstorganisierende, autonome Personen sind, die Entscheidungen treffen und treffen können sollten, die auf ihren Motiven basieren, und die in der Lage sein sollten, ihre Ziele anzustreben, ohne dabei wesentlich von kostenintensiven, dysfunktionalen Schemata gestört zu werden (Kuhl, 1983a, 1983b, 1988, 1992, 1994, 1995, 1996, 1998, 2000, 2001). Werden sie durch dysfunktionale Schemata beeinträchtigt oder haben sie keinen Zugang zu ihren Motiven, dann ist ihre Selbstregulation entscheidend gestört. Ziel der KOP ist es damit, die Selbstregulation der Personen wiederherzustellen und damit Kosten zu reduzieren und „Symptome“ abzubauen (Baumann & Kuhl, 2003; Beckmann, 1997, 2006; Kuhl & Beckmann, 1994; Kuhl & Kaschel, 2004; Kuhl & Kazen, 1994).

Wesentliche *Ziele der KOP* sind, Klienten durch die Psychotherapie zu befähigen,
- ihre eigenen, zentralen Motive, Ziele und Präferenzen zu klären, zu kennen und zu repräsentieren, sodass sie wissen, was sie möchten und nicht möchten (Brunstein, 1993, 2001, 2006; Brunstein et al., 1995, 1996, 1998);
- Entscheidungen zu treffen und in der Realität umzusetzen, um sowohl den eigenen Präferenzen als auch den Anforderungen der „Realität“ gerecht zu werden (Heckhausen et al., 1987);
- ein hohes Ausmaß an Autonomie zu entwickeln, sodass die Person sowohl verantwortungsbewusst als auch selbstbestimmt handeln kann;
- gute, funktionierende „Modelle der Realität“ zu schaffen, solche Modelle zu prüfen und zu modifizieren;

- dysfunktionale Schemata, die Klienten an konstruktiven Verarbeitungen und Handlungen hindern, zu identifizieren, zu klären und zu bearbeiten; damit soll die Person befähigt werden, störende Schemata weitgehend zu hemmen und neue, funktionale Schemata aufzubauen, um damit sowohl motiv-kongruent als auch realitätsorientiert handeln zu können;
- störende Emotionen zu klären und zu bearbeiten;
- relevante Affekte zu klären und zu bearbeiten;
- sowohl autonom zu sein, eigene Entscheidungen zu fällen, als auch sozialen Normen zu folgen und sinnvoll zwischen diesen Polen abzuwägen und zu entscheiden.

Das Ziel der Therapie ist damit *sekundär* schon, Symptome zum Verschwinden zu bringen, *primär* ist es jedoch, die *Selbstregulation* zu stärken, sodass die Person autonom *und* sozial sein kann (Deci, 1975, 1980; Deci & Ryan, 1980, 1985a, 1985b, 1991, 2000, 2008; Ryan & Deci, 1999, 2000, 2006; Ryan et al., 1995; Ryan, Sheldon et al., 1996; Ryan, Huta & Deci, 2008). Die Therapie will Klienten damit *emanzipieren*, sie aber auch in die Lage versetzen, sich anzupassen, soweit sie dies wollen und es ihren Zielen dient, ihnen also die Möglichkeit zu geben, die Balance zwischen „sozial sein" und „autonom sein" zu finden.

Die KOP resultiert sicher in einer deutlichen Reduktion von „Symptomen", aber das ist die *Folge*, nicht das Ziel des Vorgehens. Eine reine Symptomreduktion wird in der KOP als nicht ausreichendes Therapieziel angesehen: Für derartige Ziele sind andere Therapieformen angemessener.

Wir möchten, außer unter kassenrechtlicher Perspektive, bei der das bedauerlicherweise die Vorgabe des Gesetzgebers ist, psychische Probleme auch nicht als „Krankheiten" bezeichnen: Denn es sind keine „Krankheiten", denen ein „Patient" (von „patiens": geduldig) passiv ausgeliefert ist (in der KOP soll ein Klient auch nicht nur geduldig, sondern *aktiv* sein!), sondern es sind psychische Probleme, die psychologisch funktionieren und die „Klienten" („Auftraggeber") mit Hilfe von Psychotherapie *aktiv* angehen können: Diese Probleme sind weder „medizinisch", noch „krank", noch sind die Betroffenen ihnen „unterworfen", noch sind sie passiv: *Die medizinische Begrifflichkeit ist im Grunde hochgradig unangemessen* und passt auch nicht in die „psychologische Identität" einer *Psycho*therapie.

Wir halten es vielmehr für angemessen, eine genuin *psychologische* Begrifflichkeit zu entwickeln und zu versuchen, diese auch durchzusetzen. Man muss sich darüber im Klaren sein, dass die Definition als Krankheit unter Krankenkassen-Perspektive eine rein rechtliche Definition ist und uns unter psychologischer Perspektive nicht zwingt, juristische Termini in unser Fach aufzunehmen und uns theoretisch juristischen Vorstellungen anzupassen; vielmehr sollten wir darauf hinwirken, dass die Juristen sich einer psychotherapeutischen Perspektive (langfristig) anpassen. Als Psychotherapeuten sollten wir uns darüber im Klaren sein, dass Psychotherapie eine Disziplin der Psychologie ist und bleibt, und das hat weitreichende theoretische und praktische Implikationen.

Da in der KOP psychische Störungen nicht als „pathologisch" aufgefasst werden, werden die Ratsuchenden auch als „Klienten" und nicht als „Patienten" bezeichnet; sie werden auch nicht als „pathologisch", „krank" betrachtet oder als Personen, die man abwerten, bevormunden, „behandeln“ muss, sondern als Klienten, die einen Experten aufsuchen, der die Klienten respektvoll behandelt, aber der auch gezielt seine Expertise zur Verfügung stellt, um den Klienten bei der Lösung von Problemen zu helfen. Der Therapeut hat damit die Funktion und die Rolle eines Experten, der, gemeinsam mit dem Klienten, an der Analyse und Lösung von Problemen arbeitet. Er ist weder „Bevormunder“, „Bewerter“, noch ist er „Retter“, „Erlöser“ oder „Heiler“; er ist aber auch nicht bloß ein „guter Mensch“ oder eine „Person im Kontakt mit einer anderen Person“.

Therapeut und Klient bilden ein Team, ein *Team*, das eng zusammenarbeitet und in dem jeder der Beteiligten eine spezifische *Expertise* einbringt.

*Der Therapeut ist Experte für den Prozess*, dafür, wie man Probleme analysiert und wie man sie angehen kann, dafür, wie man konstruktive Prozesse beim Klienten anregt und steuert.

*Der Klient ist Experte für seine Inhalte*, dafür, diese Inhalte mit Hilfe des Therapeuten zu klären, Entscheidungen zu treffen und Veränderungen in seinem Leben zu initiieren.

Diese beiden Experten stehen in einem kontinuierlichen Austausch-Prozess und müssen Konsens darüber finden, was man bearbeiten will, welche Ziele man verfolgen will und mit welchen Mitteln man sie verfolgen will. Dabei „berät“ der Therapeut den Klienten darüber, durch welche psychologischen Maßnahmen man welche Probleme lösen und welche Ziele erreichen kann (und welche nicht); der Klient aber entscheidet, ob er den Angeboten des Therapeuten folgen will, ob er sich auf Prozesse einlassen will oder nicht. Der Therapeut „beeinflusst“ also immer offen und transparent, und er kann immer nur dann beeinflussen, wenn der Klient das zulässt.

### *1.2.3 Bearbeitung zentraler Probleme*

Da in der KOP an zentralen Schemata zentraler Probleme gearbeitet wird und effektiv gearbeitet werden kann, werden auch relevante Lebensprobleme Thema der Therapie: Wesentliche Konflikte von Personen, existentielle Fragen, Lebensziele, persönliche Krisen, zentrale Entscheidungen. In der KOP geht es um Probleme tiefer persönlicher Dimensionen, die Personen „im Kern“ existentiell betreffen und belasten. Klienten in der KOP klären und verändern zentrale Schemata und verändern damit tiefgreifend ihr Leben und ihre Lebensqualität.

### *1.2.4 Modellbildung*

Ein Therapeut muss, von Beginn der Therapie an, ein Modell über den Klienten entwickeln, das als Basis seines Verstehens und als Basis seines Handelns dienen kann. Zur therapeutischen Modellbildung siehe Becker & Sachse, 1998; Gäßler & Sachse, 1992a,

1992b; Raum & Sachse, 1992; Sachse, 1992c, 1994b, 1996c, 1996d, 2006c, 2011, 2016c; Weinrich & Sachse, 1992.

Das Klienten-Modell muss Angaben darüber enthalten,

- was die relevanten Probleme des Klienten sind,
- was der jeweilige Erkenntnisstand über die Klärung (oder Bearbeitung) der den Problemen zugrunde liegenden Schemata ist,
- welchen Fragestellungen man nun folgen sollte, um den Klärungsstand zu verbessern,
- welche langfristigen, mittel- und kurzfristigen Ziele angestrebt werden können und sollen,
- wie der Klient die Beziehung zum Therapeuten gestaltet,
- wie der Klient auf die Beziehungsgestaltung durch den Therapeuten reagiert,
- wie der Klient seine Probleme bearbeitet,
- wie der Klient auf die Bearbeitungsangebote des Therapeuten reagiert.

Therapeuten müssen die entsprechenden Fertigkeiten so gelernt haben, dass sie sie sicher und schnell in Handlung umsetzen können: Therapeuten können kein „Manual abarbeiten", und es reicht auch keineswegs, die Prinzipien theoretisch zu kennen.

In der KOP orientiert sich ein Therapeut bei seiner Modellbildung zwar an Theorien der Psychologie und der Psychotherapie sowie an Heuristiken, die es dem Therapeuten gestatten, spezifisch nach Informationen zu suchen. Dennoch bildet der Therapeut in jedem Einzelfall ein hochgradig klientenzentriertes, hochgradig idiosynkratisches Modell über diesen speziellen Klienten (Sachse, 1986a, 1992a, 1996a, 2003a).

Der Therapeut geht zwar davon aus, dass dysfunktionale Schemata immer eine bestimmte Struktur aufweisen und dass bestimmte Motive mit sehr hoher Wahrscheinlichkeit beteiligt sind (Sachse, 2003a, 2005b); aber was genau in den jeweiligen Schemata des jeweiligen Klienten genau steht, kann der Therapeut nur im jeweiligen Klärungsprozess mit dem Klienten bestimmen! Die Struktur und die groben, allgemeinen Inhalte von Schemata sind wahrscheinlich generell und sie lassen sich auch vorhersagen, sodass es möglich ist, aus der Theorie allgemeine Suchheuristiken für Therapeuten abzuleiten; was aber die Schemata des *jeweiligen Klienten genau sind*, was genau in den jeweils relevanten Schemata steht, das ist hochgradig idiosynkratisch *und kann daher immer nur durch den individuellen Klärungsprozess determiniert werden!*

Ein Therapeut muss immer beides tun: Er sollte und kann sich einerseits an allgemeinen Heuristiken orientieren, die ihm wichtige Hinweise für die Hypothesenbildung geben; andererseits muss er aber immer mit dem jeweiligen Klienten ein individuelles Modell erarbeiten darüber, was genau die Probleme *dieses* Klienten sind und was genau in den Schemata *dieses* Klienten steht!

Der Therapeut kann nie eine Theorie einfach „auf den Klienten anwenden", denn dann würde er dem Klienten etwas „überstülpen" und das hieße, den Klienten praktisch gar nicht mehr zu verstehen!

Andererseits kann sich der Therapeut in seinem Verstehensprozess aber an allgemeinem Wissen und therapeutischen Heuristiken orientieren, um zu rekonstruieren, was ein Klient meint und wie seine Schemata aussehen (Becker & Sachse, 1998; Gäßler & Sachse, 1992a, 1992b; Sachse, 1988a, 1993c, 1996d, 2000d, 2007e, 2011; Sachse, Breil & Fasbender, 2011; Sachse & Sachse, 2011).

Daher muss sich der Therapeut ein Modell über den jeweils spezifischen Klienten machen und er muss die Veränderungen der Schemata auch hoch individuell an den jeweiligen Schemata des Klienten ansetzen! KOP impliziert deshalb eine Kombination aus allgemeinem, theoriegeleitetem *und* idiosynkratischem Vorgehen.

Therapeuten in der KOP sind Prozessexperten: Sie sind Experten dafür, den Klienten aktiv durch Interventionen und Strategien in der Klärung und Bearbeitung zentraler dysfunktionaler Schemata zu unterstützen. Damit weisen Therapeuten in der KOP eine sehr hohe Expertise auf und werden auch daraufhin systematisch ausgebildet (Sachse, 2006i).

### *1.2.5 Rekursiver Therapieprozess*

Der therapeutische Klärungsprozess wird nicht als ein linearer, planbarer oder vorausbestimmbarer Prozess betrachtet, sondern vielmehr als ein rekursiver, von heuristischen Regeln bestimmter Prozess, der immer wieder vom Therapeuten neu rekonstruiert und gesteuert werden muss (vgl. Grawe, 1988, 1998). Welche Schemata beim Klienten wann und wodurch aktiviert werden, zugänglich und bearbeitbar werden, welche Informationen ein Klient wann bereit ist, dem Therapeuten zu geben, das alles kann zwar durch therapeutische Interventionen *beeinflusst, jedoch nicht sicher vorhergesagt werden*. Therapeuten müssen daher flexibel handeln können und können auch Therapien nie sicher langfristig planen. Folgt ein Therapeut dann jedoch einer „Klärungsspur", dann sollte er diese auch (eine ganze Zeit lang) konsequent verfolgen.

### *1.2.6 Beziehungsgestaltung*

Ein Expertise-Bereich der KOP bezieht sich auf Vorgehensweisen des Therapeuten zu einer aktiven, gezielten Beziehungsgestaltung. Dabei kann ein Therapeut Strategien der „Allgemeinen Beziehungsgestaltung" oder Strategien der „Komplementären Beziehungsgestaltung" realisieren. Der Therapeut baut durch diese Strategien eine vertrauensvolle Therapeut-Klient-Beziehung auf, die die Grundlage für alle weiteren Klärungs- und Bearbeitungsprozesse ist (Sachse, 1987a, 1987b, 1996a, 1997b, 1999a, 1999b, 2001a, 2004b, 2006b, 2013a, 2013b; 2016a).

### *1.2.7 Strategien zur Klärung*

Bei manchen Klienten können Klärungsprozesse nicht gleich zu Therapiebeginn einsetzen: Vielmehr müssen erst *Voraussetzungen* für Klärungsprozesse geschaffen werden, d. h. der Therapeut muss erst Strategien verwenden, durch die solche Voraussetzungen geschaffen werden und Klärung erst ermöglicht wird. Klienten mit bestimmten Störungen weisen nämlich im Therapieprozess ein stark dysfunktionales Bearbeitungs- oder Beziehungsverhalten auf, das eine effektive Klärung dysfunktionaler Schemata unmöglich macht.

So weisen Klienten mit psychosomatischen Störungen ein hohes bis extrem hohes Ausmaß an kognitiver Vermeidung auf: Sie beschäftigen sich gezielt nicht mit Problemen oder Problem-Aspekten und weichen entsprechenden Interventionen des Therapeuten aus. Dadurch ist es aber nicht möglich, dysfunktionale Schemata zu aktivieren oder zu klären (vgl. Kramer & Sachse, 2010, 2013; Sachse, 1986c, 1992a, 1995a, 1996a, 1999a; Sachse & Atrops, 1989; Sachse, Breil & Fasbender, 2009; Sachse & Fasbender, 2010, 2011; Sachse, Fasbender & Breil, 2009; Sachse & Sachse, 2009).

Die KOP hat nun spezielle Strategien konzipiert, wie Therapeuten mit starkem Vermeidungsverhalten von Klienten umgehen: Diese Strategien der „Bearbeitung der Bearbeitung" sind in der Lage, die Vermeidungen der Klienten effektiv zu reduzieren, sodass eine konstruktive inhaltliche Arbeit möglich wird (Atrops & Sachse, 1994; Sachse, 1995b, 1995c, 1997c, 1998, 1999c, 2006b; Sachse, Fasbender & Sachse, 2011b–c).

Klienten mit spezifischen Persönlichkeitsstörungen bringen dysfunktionale Interaktionsmuster (sog. „Interaktionsspiele") in die Therapie ein, wodurch sie versuchen, den Therapeuten dazu zu bringen, ihr dysfunktionales System zu stabilisieren und abzusichern (manipulatives Verhalten); an einer Veränderung ihrer Schemata oder Handlungsstrategien sind die Klienten zunächst nicht interessiert, ihnen ist gar nicht bewusst, dass sie Teil des Problems sind („ich-syntone Störung"; vgl. Sachse, 1999b, 2000a, 2001a, 2001b, 2002, 2004a, 2004b, 2005a, 2006c, 2006d). Die „Interaktionsspiele" wurden von den Klienten in der Biographie als Notlösung und einzige Möglichkeit gelernt, primäre Bedürfnisse befriedigt zu bekommen. Im Erwachsenenalter sind sie oft hochautomatisiert, dysfunktional und bereiten den Klienten häufig große Schwierigkeiten in sozialen Beziehungen, werden von den Klienten aber nicht als problemdeterminierend erkannt. In der Therapie ist es daher von großer Wichtigkeit, dass dem Klienten genau dies deutlich wird. Die KOP hat auch Strategien entwickelt, um mit dem dysfunktionalen Interaktionsverhalten persönlichkeitsgestörter Klienten effektiv umzugehen: Therapeuten bearbeiten durch komplementäre Beziehungsgestaltung und einem adäquaten Umgang mit Images und Appellen einerseits und durch gezielte konfrontative Strategien andererseits die manipulativen Interaktionsstrategien der Klienten, sodass die Klienten diese als dysfunktional erkennen und eine Änderungsmotivation im Hinblick auf ihre Schemata entwickeln (Sachse, 1999b, 2001a, 2001b, 2002, 2004a, 2004b, 2005a, 2006c, 2006d).

### *1.2.8 Klärungsprozesse*

Auch zur Klärung von Schemata und Motiven sind spezielle Techniken notwendig. Die KOP hat hoch effektive therapeutische Vorgehensweisen entwickelt, mit deren Hilfe Therapeuten bei Klienten effektive Klärungsprozesse initiieren und steuern können. Mit Hilfe dieser Strategien gelingt es Klienten, ihre dysfunktionalen Schemata valide zu repräsentieren und sie so bearbeitbar zu machen (Sachse, 1992a, 1996a, 2003a, 2003b, 2005b, 2006e, 2008b).

Mit Hilfe spezieller Strategien gelingt es Klienten auch, ihre Motive und Bedürfnisse zu repräsentieren und damit als Grundlage von Entscheidungen zu nutzen (Sachse, 2005b, 2006b, 2006e). Klärung ist damit eine Hauptaufgabe im Therapieprozess und eine Kernkompetenz Klärungsorientierter Psychotherapeuten.

### *1.2.9 Bearbeitung von Schemata: Ein-Personen-Rollenspiel*

In der Regel ändern sich Schemata, wenn sie repräsentiert sind, nicht von selbst, sondern sie müssen im Therapieprozess *aktiv bearbeitet werden*: Sie müssen hinterfragt, geprüft, widerlegt werden, es müssen zu den Schemata kognitive und affektive Alternativen entwickelt werden; außerdem müssen Klienten speziell motiviert werden, gegen ihre dysfunktionalen Schemata anzugehen und alternative Schemata zu entwickeln.

In der KOP wurde eine spezielle *Rahmentechnik* zur Bearbeitung von Schemata entwickelt, das Ein-Personen-Rollenspiel (EPR; Breil & Sachse, 2009; Sachse, 1983, 2006c, 2013c, 2014a, 2015a; Sachse & Fasbender, 2013a; Sachse, Fasbender, Breil & Sachse, 2011; Sachse, Püschel, Fasbender & Breil, 2008).

Das EPR ist kein rein kognitives Verfahren, sondern es nutzt Strategien der Schema-Aktivierung, der Klärung, der kognitiven Umstrukturierung, der affektive Umstrukturierung, des „Working with Emotions" von Greenberg (Greenberg, 2004; Greenberg & v. Balen, 1998; Greenberg et al., 1993; Watson, Greenberg & Lietaer, 1998), der Ressourcen-Aktivierung und der Motivierung (Sachse, 1983, 2000b, 2003a, 2006b, 2006c, 2006f, 2013b, 2015a; Sachse, Püschel, Fasbender & Breil, 2008).

Das EPR ist eine Zwei-Stuhl-Technik, bei der der Therapeut den Klienten anleitet, sein eigener Therapeut zu sein. Das EPR wird günstigerweise eingesetzt, wenn ein dysfunktionales Schema bereits weitgehend geklärt ist. Entsprechend geht dem EPR in der Regel ein Klärungsprozess voraus. Klient und Therapeut definieren ein Problem, das zugrundeliegende Schema wird aktiviert und geklärt. Das dysfunktionale Schema ist jetzt in Form einer Annahme explizit repräsentiert. Struktur und der Ablauf des EPR sehen dann wie folgt aus:

Der Therapeut zieht einen dritten Stuhl heran, stellt ihn dem Klienten frontal gegenüber, so dass der Klient auf den leeren Stuhl blickt. Der Therapeut bittet ihn nun, die Position zu wechseln und sich auf den dritten Stuhl zu setzen. Sitzt der Klient auf der neuen Position, gibt der Therapeut folgende Instruktion: „Sie sind jetzt Ihr eigener Therapeut und Sie sind völlig anderer Meinung als Ihr Klient. Ihre Aufgabe hier ist es, etwas zu finden, was Ihrem Klienten hilft. Ich bin Ihr Supervisor, wir können Möglichkeiten zusammen diskutieren und ich werde Ihnen helfen. Ihr Klient sagt: … *(dysfunktionale Annahme wiederholen)* … Was könnte ihm helfen?" Der Klient-Therapeut und der Therapeut-Supervisor diskutieren jetzt mögliche Gegenargumente und -strategien und einigen sich auf ein Argument. Dieses sagt der Klient-Therapeut jetzt laut zu dem leeren Stuhl des Klient-Klienten. Im Anschluss bittet der Therapeut-Supervisor den Klient-Therapeuten den Stuhl wieder zu wechseln.

Sitzt der Klient wieder auf der Klienten-Position, sagt der Therapeut: „Sie sind jetzt wieder Klient. Ihr Therapeut sagt: … *(Gegenstrategie des Therapeut-Klienten wiederholen)* … Lassen Sie das mal auf sich wirken." Dann klären Therapeut und Klient, was den Klienten (bzw. sein Schema) von dem Gegenargument überzeugt. Wenn dies ausführlich getan wurde, klärt der Therapeut mit dem Klienten, was diesen noch nicht überzeugt. Hierdurch wird eine neue Schemaannahme bzw. ein neuer Schemaaspekt formuliert/expliziert und der Therapeut fordert den Klienten erneut auf, auf die Klient-Therapeuten-Position zu wechseln, sich zu distanzieren und eine Gegenstrategie zu entwickeln.

Die entwickelte Gegenstrategie kann einen von drei Inhaltsbereichen betreffen.

Der erste Bereich betrifft die kognitiven Schemaanteile, die mittels kognitiver Strategien disputiert werden. Zudem wird ein neues, funktionales Schema mit realitätsangemessenen Alternativannahmen etabliert. Die kognitiven Disputationstechniken werden in der Regel zu Beginn des EPR eingesetzt. Ist der Klient inhaltlich, logisch davon überzeugt, dass die Schemaannahmen nicht stimmen, müssen die affektiven Schemaanteile (zweiter Bereich) durch affektive Strategien bearbeitet werden. Hierzu ist es wichtig, den negativen Affekt auf der Klienten-Position zu aktivieren und einen positiven Gegenaffekt auf der Therapeuten-Position zu evozieren. An dieser Stelle spielt Ressourcenaktivierung eine entscheidende Rolle. Der dritte Bereich bezieht sich auf die Motivierung des Klienten, seine dysfunktionalen Schemata aktiv anzugehen, indem Kosten salient gemacht werden und der Klient-Therapeuten gegen sein Schema „aufgehetzt", d. h. wütend gemacht wird. Die motivationalen Strategien können an unterschiedlichen Stellen des Prozesses eingesetzt werden.

## 1.3 Übersicht über relevante Publikationen

Die Klärungsorientierte Psychotherapie ist in einer Reihe grundlegender Publikationen dargestellt worden. Hier sollen die wichtigsten aufgeführt werden:

- Rainer Sachse: Therapeutische Beziehungsgestaltung (2016e)
- Rainer Sachse: Verstehen und Modellbildung im Psychotherapieprozess (2016c)
- Rainer Sachse: Klärungsprozesse in der Klärungsorientierten Psychotherapie
- Rainer Sachse, Oliver Püschel, Jana Fasbender und Janine Breil: Klärungsorientierte Schema-Bearbeitung (2008)
- Rainer Sachse und Thomas A. Langens: Emotionen und Effekte in der Psychotherapie (2014c)
- Rainer Sachse: Persönlichkeitsstörungen (2013b)
- Rainer Sachse, Meike Sachse und Jana Fasbender: Klärungsorientierte Psychotherapie von Persönlichkeitsstörungen (2010)
- Rainer Sachse, Meike Sachse und Jana Fasbender: Klärungsorientierte Psychotherapie der narzisstischen Persönlichkeitsstörung (2011)
- Rainer Sachse, Jana Fasbender, Janine Breil und Meike Sachse: Klärungsorientierte Psychotherapie der histrionischen Persönlichkeitsstörung (2012)
- Rainer Sachse, Janine Breil, Meike Sachse und Jana Fasbender: Klärungsorientierte Psychotherapie der dependenten Persönlichkeitsstörung (2013)
- Rainer Sachse, Jana Fasbender und Meike Sachse: Klärungsorientierte Psychotherapie der selbstunsicheren Persönlichkeitsstörung (2014)
- Rainer Sachse, Stefanie Kiszkenow-Bäker und Sandra Schirm: Klärungsorientierte Psychotherapie der zwanghaften Persönlichkeitsstörung (2015)
- Janine Breil und Rainer Sachse: Klärungsorientierte Psychotherapie der Schema-Borderline-Störung (2011, 2016)
- Rainer Sachse: Psychologische Psychotherapie bei chronisch-entzündlichen Darmerkrankungen (2006a)
- Rainer Sachse, Janine Breil und Jana Fasbender: Klärungsorientierte Paartherapie (2013)

## 1.4 Vorteile von KOP für Therapeut und Klient

### *1.4.1 Was bietet KOP den Therapeuten?*

- KOP bietet den Therapeuten einen sehr konsistenten, in sich hochgradig stimmigen Ansatz, der sehr gut psychologisch fundiert ist und der viele andere Therapiekonzepte integriert und integrieren kann und der mit vielen anderen Ansätzen kompatibel ist. Daher gelingt es KOP-Therapeuten, sich stark mit dem Ansatz zu identifizieren und ihren eigenen Stil zu entwickeln.
- KOP vermittelt Therapeuten eine *hohe therapeutische Expertise*: Therapeuten müssen psychologisches und therapeutisches Wissen anwenden, werden in Prozessen hochgradig gefordert und entwickeln hohe Kompetenzen: Dadurch bleibt die therapeutische Arbeit immer herausfordernd, fundiert und fördert Entwicklung und schafft ein hohes Maß an Zufriedenheit.
- KOP gibt den Therapeuten allgemeines psychotherapeutisches Wissen an die Hand wie Heuristiken, Störungs- und Interventionswissen etc.; KOP macht es jedoch auch erforderlich, mit jedem einzelnen Klienten idiosynkratische Schemata zu klären und zu bearbeiten: Auf diese Weise bleibt die therapeutische Arbeit für Therapeuten immer spannend und herausfordernd.
- KOP als Therapieansatz
  - ist stark personenzentriert, indem das Verstehen der Person im Vordergrund steht und bei allen Analysen von Schemata etc. es zentral darum geht, die Lebensqualität der Person zu verbessern;
  - ist damit auch nicht defizitorientiert, sondern ebenso *problem- wie ressourcen-orientiert*; es geht darum, Probleme von Klienten zu verstehen und auf Grundlage des Verstandenen zu lösen und dabei die Ressourcen der Person so stark wie möglich einzubeziehen;
  - geht von einem Menschenbild aus, in dem ein Mensch als selbstbestimmt und selbstorganisiert gesehen wird; es geht in der Therapie in hohem Maße darum, diese Selbstorganisation wieder zu ermöglichen; daher geht es nur sekundär um „Symptom-Reduktion“, primär aber um eine Erhöhung der Lebensqualität.
- KOP ermöglicht es den Therapeuten, sich einerseits stark auf den Klienten einzustellen, sehr flexibel auf Inhalte und Interaktionen zu reagieren, andererseits aber auch stark steuernd, „straight“ und prozessdirektiv zu sein, je nachdem, was der Therapieprozess erforderlich macht.
- KOP ermöglicht es den Therapeuten, mit Klienten an sehr vielen, sehr vielfältigen und sehr komplexen Problemen zu arbeiten: Daher kann ein KOP-Therapeut von „einfachen“ Ängsten bis zu komplexen Persönlichkeitsstörungen ein äußerst weites Spektrum an Klienten-Problemen abdecken.
- KOP ermöglicht es Therapeuten, mit Klienten an sehr persönlichen, *existentiell bedeutsamen Themen und Problemen zu arbeiten*; auf diese Weise bleibt die therapeutische Arbeit für Therapeuten immer hoch relevant, hoch engagierend und zufriedenstellend.

### *1.4.2 Was bietet KOP den Klienten?*

KOP bietet als Therapieform den Klienten sehr viel:
- KOP holt die Klienten dort ab, wo sie sind: Die KOP-Therapeuten analysieren die individuellen Klienten-Probleme und erarbeiten, welche Probleme relevant sind und an welchen Problemen Klienten wirklich arbeiten wollen; daher erhalten Klienten auch wirklich *die* Therapie, die sie tatsächlich brauchen und wollen.
- Die KOP-Therapeuten bieten den Klienten eine gute Beziehungsgestaltung: Auf diese Weise können Klienten eine vertrauensvolle Beziehung zu Therapeuten entwickeln, sie können sich öffnen und auf diese Weise auch belastende und unangenehme Probleme bearbeiten.
- Klienten können in der KOP auch schwerwiegende, persönlich-existentielle Probleme bearbeiten und alles zur Sprache bringen, was sie belastet; sie werden dabei nicht „in Schubladen" gesteckt und es werden ihnen auch keine therapeutischen Maßnahmen nahegelegt, die sie nicht wollen.
- Klienten erhalten durch die KOP effektive therapeutische Hilfe; KOP ist auch bei komplexen Problemen sehr effektiv und hilft auch nicht nur bei akuten Problemen, sondern vermittelt den Klienten auch Kompetenzen, Probleme in Zukunft effektiv zu lösen.
- KOP erzeugt bei Klienten eine hohe Zufriedenheit: Die Klienten fühlen sich von Therapeuten sehr gut behandelt, sehr gut „abgeholt", sehr gut im Prozess gesteuert und begleitet, aber auch gut konfrontiert, gefordert, motiviert; sie haben den Eindruck, sehr gut von KOP zu profitieren, sie fühlen sich weder „gegängelt", noch „bevormundet" und haben auch nicht den Eindruck, ihre Probleme würden „reduziert" oder „ignoriert".

### *1.4.3 Was sind die Vorteile von KOP im Vergleich zu anderen Therapieformen?*

#### *1.4.3.1 Klassische Verhaltenstherapie*

Von „Klassischer" Verhaltenstherapie unterscheidet sich KOP in hohem Maße (Sachse, 1990f, 1994a; Sachse & Takens, 2004):
- In der KOP spielen „Situationen" nur als Auslöser, als „Trigger" relevanter, dysfunktionaler Schemata eine Rolle.
- Verstanden und analysiert werden dagegen vor allem aktuell ablaufende, durch die Aktualisierung von Schemata zustande gekommene *Verarbeitungsprozesse*, also *internale* Prozesse wie Kognitionen, Affekte, Emotionen und Handlungsimpulse und von dort aus die relevanten Schemata selbst.
- Verändert werden auch Schemata, nicht Verhalten direkt.
- KOP verfolgt keinen linearen Erklärungsansatz wie S-R-C, sondern einen system-theoretischen Ansatz, in dem psychologische Variablen in *komplexer* Weise interagieren und in dem *zentrale Systemvariablen* verändert werden müssen, um periphere Variablen (wie z. B. „Symptome") zu verändern.
- KOP fokalisiert die Expertise im Therapeuten, nicht in Manualen; der Therapieprozess wird als rekursiv, nicht als linear aufgefasst; Planung in der KOP ist nur begrenzt möglich, der Therapeut muss Fragestellungen zwar „straight" verfolgen, auf der Mikro-Ebene jedoch hoch flexibel reagieren können.

- Diagnostik ist in der KOP ein komplexer Vorgang, bei dem es vor allem um das Verstehen psychologischer Zusammenhänge und nicht von (DSM-)Oberflächenmerkmalen geht; die Indikation wird auch aufgrund von Störungstheorie und Klienten-Modell, nicht aufgrund von DSM-Diagnosen gestellt (vgl. Sachse, 2006g, 2006h).
- Therapeutische Ziele entwickeln sich im Therapieprozess, wenn Therapeuten aufgrund der sich entwickelnden Therapeut-Klient-Beziehung und der sich verbessernden Bearbeitung valide Informationen über Probleme und Schemata des Klienten erhalten; Ziele können meist *nicht* zu Therapiebeginn festgesetzt werden (vgl. Püschel, 2006; Sachse, 2006g, 2006h).

Insgesamt stehen die KOP und die Verhaltenstherapie gerade wegen dieser Unterschiede in einem Ergänzungsverhältnis. Nach einer erfolgreichen Schemabearbeitung geht es auch in der KOP um einen Transfer in den Alltag des Klienten und um eine Veränderung von Verhaltensweisen. An dieser Stelle können verhaltenstherapeutische Veränderungstechniken und Trainingsmethoden eingesetzt werden, um den Klienten zu unterstützen.

#### *1.4.3.2 Kognitive Therapie*

KOP integriert sowohl in der Theorie als auch in der Praxis viele Aspekte Kognitiver Therapie (KT), vor allem bei der Bearbeitung von Schemata (Sachse, 1992a, 2003a). Dennoch unterscheidet sich KOP auch deutlich von KT.

- KOP integriert in der Theorie auch viele Aspekte von Emotions- und Motivationstheorie: Der theoretische Hintergrund von KOP ist damit deutlich breiter als der von KT.
- Damit geht KOP auch davon aus, dass dysfunktionale Schemata von Klienten zwar kognitive Anteile aufweisen, darüber hinaus aber in aller Regel auch hohe affektive Anteile.
- Damit weisen auch die auf die Aktualisierung von Schemata zurückgehenden aktuellen Verarbeitungsprozesse nicht nur Kognitionen („automatische Gedanken") auf, sondern in hohem Maße Affekte, Emotionen, Handlungsimpulse.
- In der KOP wird angenommen, dass es affektive Verarbeitungen gibt, die nicht „post-kognitiv" sind, sondern aus einem parallelen Verarbeitungssystem resultieren.
- Daher werden in der KOP sowohl bei Klärungsprozessen als auch bei der Veränderung von Schemata neben kognitiven in hohem Maße auch affektive Prozesse berücksichtigt.
- KOP entwickelt damit spezielle therapeutische Strategien der Motivierung von Klienten und der *affektiven Umstrukturierung*.

#### *1.4.3.3 Klassische Gesprächspsychotherapie*

Mit der Gesprächspsychotherapie (GT) hat KOP die allgemeine Beziehungsgestaltung gemeinsam sowie eine generelle Klientenzentrierung. Dennoch gibt es gravierende Unterschiede (Sachse, 1999c, 2005b, 2005c):

- KOP ist in hohem Maße prozessdirektiv und keineswegs „nondirektiv". Therapeuten verstehen sich als Prozessexperten, die die Klienten-Prozesse in sehr hohem Maße steuern.
- KOP ist auf Klärung konzentriert; Beziehungsgestaltung ist kein Selbstzweck oder gar der zentrale Motor der Therapie, sondern dient im Wesentlichen dazu, effektive Klärungsprozesse zu ermöglichen.
- KOP ist idiosynkratisch *und* theoriegeleitet und Therapeuten bilden Modelle über ihre Klienten; „Verstehen" ist wichtig, weil es die Grundlage effektiver Modellbildung der Therapeuten ist (Sachse, 1988a, 1989, 1996c).
- KOP geht davon aus, dass weder Beziehung noch Klärung allein in der Regel ausreichen, um effektiv eine Therapie zu ermöglichen: Neben effektiver Beziehungsgestaltung *und* effektiver Klärung müssen Therapeuten auch gezielt an der Veränderung dysfunktionaler Schemata arbeiten.

#### *1.4.3.4 Schema-Therapie*

KOP weist deutlich ausgearbeitete und differenzierte Vorgehensweisen der Beziehungsgestaltung auf als Schema-Therapie (vgl. Schirm & Sachse, 2015). KOP spezifiziert Strategien der allgemeinen und komplementären Beziehungsgestaltung: Schema-Therapie bietet nichts dergleichen.

KOP ermöglicht eine sehr viel genauere, tiefere und „breitere" Analyse relevanter Schemata als Schema-Therapie (ST), auf der Basis einer guten Beziehungsgestaltung. Eine Klärung, wie sie in der KOP vorgenommen wird, wird in der Schema-Therapie *nicht einmal ansatzweise* realisiert: Strategien der Klärung, wie sie in der KOP entwickelt und empirisch erprobt wurden, fehlen in der Schema-Therapie völlig.

Die Interventionen und Strategien zur Klärung sind bei KOP einzigartig und erlauben auch die Klärung „tiefer" Schema-Strukturen und die Klärung affektiver Schemata. KOP hat sehr elaborierte Strategien zur Schema-Bearbeitung entwickelt, die in der Schema-Therapie fehlen.

KOP weist auch elaboriertere und systematischere Schema-Konzepte auf als ST und trainiert Therapeuten besser im Hinblick auf Informationsverarbeitung und Modellbildung und im Hinblick auf Interventionen auf Mikro-Ebene.

KOP hat elaboriertere Modelle zur Erklärung und Therapie von Persönlichkeitsstörungen als Schema-Therapie. KOP weist psychologische Modelle und Interventionsstrategien speziell für jede einzelne Persönlichkeitsstörung auf. KOP hat auch deutlich elaboriertere Vorgehensweisen für Klienten mit psychosomatischen Störungen.

#### *1.4.3.5 Emotionsfokussierte Therapie*

Der Ansatz der Emotionsfokussierten Therapie (EFT; vgl. Greenberg, 2002) hat zum Ziel, dysfunktionales emotionales Erleben zu verändern und adaptive Emotionen nutzbar zu machen. Ähnlich wie die KOP handelt es sich auch bei der EFT um einen prozessorientierten Ansatz, der individuelle Verarbeitungs- und Erlebensprozesse anstelle eines manualisierten Vorgehens in den Fokus stellt und eine internale Perspektive des Klienten im Therapieprozess fördert. Ebenfalls wird in beiden Ansätzen die Bedeutung der therapeutischen Beziehung als Grundlage für jede inhaltliche Arbeit und in diesem Zusammenhang die Relevanz von empathischen Verstehensprozessen betont.

Im Detail finden sich jedoch eine Reihe von Unterschieden zwischen der EFT und der KOP. Beide Verfahren evozieren emotionales Erleben im Klienten, die EFT vernachlässigt jedoch eine Phase der Klärung entsprechender dysfunktionaler Schemata und begibt sich direkt in die Phase deren Veränderung, insbesondere durch die wiederholte Arbeit mit (leeren) Stühlen.

Bei Stuhl-Arbeiten im Sinne der KOP (siehe das Ein-Personen-Rollenspiel) geht es um eine gezielte Veränderung zuvor möglichst umfassend geklärter und repräsentierter kognitiver sowie affektiver Schemata. Das EPR wird also in der Regel relativ spät im Therapieprozess eingesetzt, wohingegen die Stuhl-Arbeit im EFT (z. B. als Arbeit mit „dem inneren Kritiker" oder als Ausdruck einer „unfinished business") ohne vorangegangene Klärung zu jeder Zeit der Therapie genutzt wird. Da weder Therapeut noch Klient zu diesem Zeitpunkt das dysfunktionale Erleben spezifisch herausdifferenziert bzw. als separates Schema kognitiv geklärt haben, aktiviert die Stuhlarbeit im EFT häufig nicht einzelne Bestandteile von Erlebens- und Überzeugungsnetzwerken, sondern eher das gesamte Netzwerk, was mitunter zu sehr starker emotionaler Aktivierung führt, aber eben nicht unbedingt zu spezifischer Repräsentation.

Im EPR wird der Klient als sein eigener Therapeut gezielt dazu angeleitet, funktionale Affektregulation zu betreiben, Ressourcen zu aktivieren und sich kognitiv wie emotional von dysfunktionalen Schemata zu distanzieren. Diese zielorientierte Art der Steuerung fehlt im EFT weitgehend. Wiederholte Stuhlwechsel und Emotionsausdruck fördern zwar die Möglichkeit einer emotionalen Veränderung (z. B. durch gesteigerte Eigenempathie oder funktionale Wut), es wird aber vor allem darauf vertraut, dass der Klient sein Erleben im Sinne der Selbstaktualisierungstendenz über den Zeitverlauf von selbst verändern und sich funktionaler organisieren wird.

Im EPR hingegen unterstützt der Therapeut dessen Ressourcenaktivierung und Distanzierung aktiv und beugt so vor, dass der Veränderungsprozess stagniert oder ein Klient sich zu stark in einen Prozess des Sich-selbst-Abwertens oder ungünstigen Niedermachens eines Kritikers begibt. Somit dürfte die KOP durch eine insgesamt stärkere Prozess-Steuerung und Zielorientierung des Therapeuten unserer Erfahrung nach besser für Klienten geeignet sein, die zu destruktiveren affektiven Prozessen neigen, z. B. für Klienten mit ausgeprägten Persönlichkeitsstörungen, die sehr verhärtete dysfunktionale Schemata aufweisen (vgl. Bischkopf, 2013).

# 2 Der Klärungsprozess in der Klärungsorientierten Psychotherapie

Die Klärung relevanter Schemata und unklarer Motive ist ein Kernbereich der Klärungsorientierten Psychotherapie.

Der vom Klienten zu durchlaufende Klärungsprozess wurde in der KOP genau konzipiert und es wurden spezifische therapeutische Strategien entwickelt, den Prozess der Klienten gezielt zu fördern; diese wurden empirisch aufwändig evaluiert.

## 2.1 Der Klärungsprozess des Klienten

### *2.1.1 Wozu dient der Klärungsprozess?*

Der Klärungsprozess dient einerseits der Aufhebung von Alienation, also dem Wieder-zugänglich-Machen eigener Motive und Bedürfnisse, andererseits – und vor allem – dazu, *dysfunktionale Schemata zu repräsentieren*. Ein wesentliches Ziel des Klärungsprozesses ist es somit, Schemata, die die Probleme des Klienten (mit-)determinieren, die zu ungünstigen Verarbeitungen, Affekten, Emotionen oder Handlungen des Klienten führen und dem Klienten so „Kosten" verursachen, zu *klären*, also *valide kognitive Repräsentationen dieser Schemata zu schaffen*.

Dysfunktionale Schemata enthalten kognitive und affektive Elemente, sie werden meist automatisch aktiviert und sie beeinflussen exekutive Funktionen (Sachse, 1992a, 2003a): Die Informationsverarbeitung des Klienten, die affektive und emotionale Regulation und die Handlungsregulation. Sehr oft tun sie das, ohne dass es dem den Klienten bewusst ist. Die Klienten können die wirksamen Schemata nicht beschreiben und verstehen sie nicht; die Schemata sind nicht kognitiv repräsentiert oder kognitiv identifiziert.

Sind die Schemata aber nicht kognitiv repräsentiert und nicht kognitiv identifiziert, dann können sie auch nicht therapeutisch bearbeitet werden. Weder Klient noch Therapeut verstehen die relevanten Schemata; damit ist nicht klar, wo überhaupt therapeutisch angesetzt werden soll. „Klärung ergibt sich aber auch nicht von selbst". Vielmehr zeigen empirische Analysen, dass Klärungsprozesse *sehr schwierig* sind, spezielle therapeutische Vorgehensweisen benötigen und zeitaufwendig sind.

Der Klärungsprozess zielt nun darauf, diese „internalen Determinanten des Problems", *die dysfunktionalen Schemata, valide kognitiv zu repräsentieren*. Durch diesen Klärungsprozess wird klar, was inhaltlich „in den Schemata steht", welche Annahmen, Kontingenzannahmen, Bewertungen das Schema tatsächlich enthält (oder der Klärungsprozess führt dazu, ein affektives Schema zu identifizieren und seine Funktion zu bestimmen). Und damit kann nun therapeutisch gezielt an diesen Annahmen usw. gearbeitet werden. Jetzt ist es möglich, sie im Ein-Personen-Rollenspiel zu hinterfragen, zu prüfen und tragfähige Alternativen dazu zu entwickeln.

Psychologisch gesehen ist der Klärungsprozess somit ein Prozess, durch den ein *valides Modell über das relevante Schema* aufgebaut wird, das als Grundlage weiterer therapeutischer Bearbeitung dienen kann (Sachse, 1992a, 2003a).

### 2.1.2 Wie verläuft ein Klärungsprozess?

Ganz allgemein kann man sagen, dass ein Klärungsprozess ähnlich verläuft *wie ein wissenschaftlicher Forschungsprozess*: Man definiert eine Problemstellung und von dort aus definiert man eine Fragestellung. Diese Fragestellung führt dazu, dass man Erkenntnisse gewinnt, die einen augenblicklichen *Erkenntnisstand* definieren. Dieser Erkenntnisstand muss gut belegbar, er muss validiert sein. Von diesem validen Erkenntnisstand ausgehend definiert man eine weiterführende, in der Regel vertiefende Fragestellung, die dann zu einem neuen Erkenntnisstand führt. Und dies tut man so lange, bis der Erkenntnisstand, den man erreicht hat, das Ausgangsproblem hinreichend erklären kann: Man weiß, wie das Problem funktioniert, man kann es hinreichend verstehen. Diese „hinreichende Erklärung" wird dann durch ein herausgearbeitetes Schema bereitgestellt, das nun als Basis weiterer therapeutischer Bearbeitungs-(Veränderungs-)Prozesse dienen kann.

In der Therapie beginnt man mit einem „Problem" des Klienten: Es ist daher nötig, zunächst *eine psychologisch sinnvolle Problemdefinition zu erarbeiten*. Der nächste Schritt ist, dass man verstehen will, wie das Problem „psychologisch funktioniert": Auf welche Verarbeitungsprozesse geht das Problem zurück und auf welche Schemata gehen die Verarbeitungsprozesse zurück? Dies ist die Frage, die man letztlich beantworten will.

Um dies zu können, definiert man zunächst das Problem des Klienten so präzise wie möglich: Das Problem ist zum Beispiel ein bestimmtes Verhalten in einer bestimmten Situation, das bestimmte Kosten aufwirft, die der Klient nicht will, d. h. die gegen Motive, Werte, Ziele des Klienten „verstoßen". Da man davon ausgeht, dass diese Situation das dysfunktionale Schema „triggert", entwickelt man die erste Fragestellung: „Was löst diese Situation beim Klienten an Kognitionen, Affekten, Emotionen und/oder Handlungsimpulsen aus?" Folgt man der Frage, dann werden entsprechende Kognitionen, Affekte, Emotionen oder Handlungsimpulse deutlich. Damit hat man einen neuen Erkenntnisstand gewonnen, den man mit dem Klienten validieren muss. Ist dieser Erkenntnisstand validiert, dann benutzt man ihn als Ausgangspunkt für eine weiterführende Fragestellung. Folgt man dieser, dann werden neue „Daten" sichtbar, die einen neuen Erkenntnisstand definieren, der, ist er validiert, den Ausgangspunkt für eine neue Fragestellung bildet.

Und dieses Verfahren führt man weiter bis ein Erkenntnisstand *als hinreichende psychologische Erklärung für das Problem des Klienten gelten kann*: Dann hat man das Schema identifiziert, das als Erklärung für das problematische Denken, Fühlen und Handeln des Klienten angesehen werden kann.

Dieses Schema kann dann als Basis für eine weitere therapeutische Bearbeitung dienen, da man davon ausgehen kann, dass sich das Problem *grundlegend* verändert, wenn man das Schema verändert.

### 2.1.3 Was erfordert ein konstruktiver Klärungsprozess?

Zunächst einmal setzt ein funktionierender Klärungsprozess voraus, dass ein Klient *bereit ist, sich mit problematischen eigenen Inhalten auseinander zusetzen*: Er darf nicht stark eine solche Auseinandersetzung vermeiden, ansonsten stagniert der Klärungsprozess. Ein gewisses Ausmaß an Vermeidung wird bei negativen Inhalten immer stattfinden; dies muss aber therapeutisch „handhabbar" sein, damit ein Klärungsprozess voranschreiten kann. Liegt, wie oft bei psychosomatischen Klienten, ein extrem hohes Ausmaß an Vermeidung vor, dann muss diese zunächst durch spezielle therapeutische Strategien, der sogenannten „Bearbeitung der Bearbeitung" reduziert werden, damit die Voraussetzung für einen konstruktiven Klärungsprozess geschaffen werden kann (vgl. Sachse, 2006b).

Da die Prozesse schwierig sind, muss der Klient auch *bereit und in der Lage sein, seine Aufmerksamkeit auf die Aufgabe zu fokalisieren*: Er muss alle Ressourcen bündeln, sich voll auf die Klärungsaufgabe konzentrieren, um eine Repräsentation leisten zu können.

*Der Klient muss seine Perspektive internalisieren* und über längere Zeit internal halten: Er muss sich damit beschäftigen, was er (in Problemsituationen) denkt, fühlt, will; er muss Interpretationen nachgehen, Affekten nachspüren, sich fragen, was er eigentlich will usw. All dies kann er aber nur dann, wenn er seine Aufmerksamkeit auf eigene Verarbeitungsprozesse, auf internal ablaufende Prozesse lenkt.

*Der Klient muss einer Fragestellung folgen*: Diese wird meist vom Therapeuten vorgeschlagen, aber der Klient muss sie übernehmen. Er muss wissen, was er wissen will, er muss wissen, wonach er sucht, welchen „Spuren" er folgen muss, um im Erkenntnisprozess voran zu schreiten.

Der Klient muss *bereit sein, den Interventionen des Therapeuten zu folgen*: Er muss sich in seinem Prozess vom Therapeuten steuern lassen, denn der Therapeut ist der Experte für den Klärungsprozess. Der Klient muss die Interventionen des Therapeuten umsetzen, also den jeweiligen „Bearbeitungsangeboten" des Therapeuten folgen.

Der Klient *muss Schemata aktivieren*: Nur aktivierte Schemata lassen sich klären und bearbeiten. Also muss der Klient im Klärungsprozess bereit und in der Lage sein, relevante Schemata zu aktivieren.

Ein Klärungsprozess setzt auch voraus, dass der Klient *bereit ist, sich zu öffnen*: Er muss dem Therapeuten unangenehme Inhalte mitteilen, sich „in die Karten gucken lassen", denn nur so kann der Therapeut verstehen, welche Prozesse beim Klienten ablaufen, und nur so kann der Therapeut relevante Fragestellungen entwickeln. Diese Voraussetzung wird in der Regel durch das Schaffen einer vertrauensvollen Therapeut-Klient-Beziehung hergestellt (vgl. Sachse, 2006a).

Klärungsprozesse sind für Klienten schwierig: Daher muss ein Klient *hinreichend motiviert sein*, sich diesen Prozessen zu stellen, Anstrengung aufzuwenden, um Inhalte zu klären, Frustrationen auf sich zu nehmen, wenn es nicht gleich gelingt, „am Ball zu bleiben", es immer wieder zu versuchen. Daher ist es sehr wesentlich, dass Therapeuten den Klienten immer erneut zur Klärung motivieren und „die Annäherungstendenz des Klienten steigern" (vgl. Sachse, 1992a, 2003a).

Der Klient *muss die Inhalte, die er erkennt oder spürt, in Kognitionen und letztlich in Sprache umsetzen oder „übersetzen" können*, denn sonst kann er die relevanten Inhalte weder selbst verstehen, noch kann er sie dem Therapeuten mitteilen.

### 2.1.4 Aufgaben des Therapeuten im Klärungsprozess

Der Therapeut ist *Experte für den Klärungsprozess*: Dementsprechend muss der Therapeut diesen Prozess durch gezielte und konstruktive Interventionen in sehr hohem Maße steuern.

Im Einzelnen muss der Therapeut Folgendes tun:

Der Therapeut muss dem Klienten *Zutrauen vermitteln*, dass der Klient sich unangenehmen Inhalten stellen, dass er „dem Drachen ins Auge schauen" kann: Dass der Klient dies aushält, nicht von negativen Gefühlen „überschwemmt wird", diese angemessen bearbeiten kann.

Der Therapeut muss außerdem *angemessen mit Vermeidung des Klienten umgehen* können, den Klienten zu einem konstruktiven Bearbeitungsprozess zurückführen.

Der Therapeut muss durch die *Schaffung einer vertrauensvollen Therapeut-Klient-Beziehung* dafür sorgen, dass der Klient gute Bedingungen für eine Selbstöffnung vorfindet, dass er dem Therapeuten auch peinliche und unangenehme Inhalte mitteilt.

Ein Therapeut muss den Klienten immer und immer wieder dazu *motivieren*, sich mit problematischen Inhalten zu beschäftigen und diese zu klären: Er muss dem Klienten deutlich machen, dass dies die einzige Möglichkeit ist, das eigene Erleben und Handeln konstruktiv zu verändern und dass es sich dafür lohnt, auch Phasen der Therapie durchzustehen, in denen der Klient sich entmutigt, „von Problem erdrückt" u. a. fühlt.

Der Therapeut muss die Aufmerksamkeit des Klienten *in hohem Ausmaß steuern*: Er muss mit Interventionen dafür sorgen, dass der Klient sich auf bestimmte Inhalte konzentriert (und andere ausblendet) und seine Aufmerksamkeit über längere Zeit auf bestimmte Aspekte fokussiert hält.

Der Therapeut muss die *Perspektive des Klienten internalisieren* und über lange Zeit internal halten: Durch Fragen, Verbalisierungen, Explikationen u. Ä. lenkt der Therapeut die Perspektive des Klienten immer wieder auf Kognitionen, Affekte, Emotionen und/oder Handlungsimpulse.

Es ist im Wesentlichen der Therapeut, der *Fragestellungen entwickelt*, sie dem Klienten vorschlägt und der den Klienten durch entsprechende Interventionen an diesen Fragestellungen hält. Genau wie in der Wissenschaft, so sind auch im Klärungsprozess *Fragestellungen der Motor des Klärungsprozesses*: Sie strukturieren den Suchprozess, sie definieren, was man sucht, sie definieren, welche Spuren relevant sind und welchen man folgen sollte. Ohne Fragestellungen funktioniert kein Klärungsprozess.

In aller Regel sind Klienten aber nicht in der Lage, Fragestellungen zu entwickeln, und wenn doch, dann verfolgen sie sie nicht gradlinig und konsequent. Daher muss der Therapeut diese Aufgaben übernehmen.

Der Therapeut *muss Interventionen so gestalten, dass der Klient sie verstehen, befolgen kann und dass der Klient sie als sinnvoll erleben kann*, sodass er motiviert ist, sie umzusetzen. Manchmal sollten Therapeuten erläutern, warum sie etwas fragen oder warum der Klient einer Intervention folgen sollte, um die Compliance des Klienten zu erhöhen.

Therapeuten sollten *Interventionen realisieren, die in der Lage sind, relevante Schemata beim Klienten zu aktivieren*. Die Aktivierung kognitiver Schema-Anteile zeigt sich dabei darin, dass dem Klienten „automatische Gedanken" durch den Kopf gehen; die Aktivierung affektiver Schema-Anteile zeigt sich im Entstehen von Affekten oder Emotionen. Therapeuten müssen sich klar darüber sein, dass sie Schemata nur dann valide klären können, wenn sie die Schemata auch aktivieren können. Ansonsten haben die Klienten ja gar keinen Zugang zu ihrem Schema und dann neigen sie dazu, über Schema-Inhalte zu spekulieren. Was dabei herauskommt, ist aber eine vollkommen invalide Theorie über die Schemata, etwas was Sachse und Maus (1991) eine „Intellektualisierung" genannt haben.

Der Therapeut muss dem Klienten aktiv dabei *helfen, Inhalte, die er erkennt, Schema-Aspekte, auf die er stößt, in Sprache zu übersetzen*. Dazu dienen sog. Explizierungen (Sachse & Sachse, 2011): Dabei versteht der Therapeut aufgrund seines Wissens und seines Klienten-Modells, was ein Klient jeweils meint, selbst wenn es dem Klienten im Augenblick nicht angemessen gelingt, das Gemeinte in Worte zu fassen. Da der Therapeut das Gemeinte aber (belegbar und nicht aufgrund von Spekulationen!) versteht, kann er dies stellvertretend für den Klienten in Worte fassen. Fühlt der Klient sich vom Therapeuten dabei verstanden, ist das dadurch initiierte Erkenntnisniveau äquivalent mit dem Niveau, das man (mit sehr viel mehr Mühe und viel mehr Zeit) erreicht hätte, wäre der Klient „von selbst" darauf gekommen.

Explizierungen helfen damit dem Klienten in sehr hohem Maße, Schema-Elemente, die der Klient noch nicht klar benennen kann, effektiv zu verstehen und zu kommunizieren: Explizierungen erzeugen damit im Therapieprozess einen *qualitativen Sprung nach vorne*.

### *2.1.5 Klärung zur Beseitigung von Alienation*

Ziel der Therapie ist es neben einer Bearbeitung dysfunktionaler Schemata auch, Alienationen, Inkongruenzen und internale Konflikte zu beseitigen. Klienten können oft ihre Motive, Ziele, Wünsche nicht repräsentieren und „leben damit an diesen vorbei", wobei sie eine Alienation (Entfremdung vom eigenen Motivsystem) erzeugen (vgl. Kuhl & Beckmann, 1994), wodurch massive Unzufriedenheiten und Symptomentwicklungen entstehen (vgl. Brunstein, 1993; Brunstein et al., 1995). Siehe zum genaueren Verständnis der Alienationsproblematik auch Beckmann (2006).

Klienten können auch massive Konflikte zwischen Motiven und Schemata aufweisen, die nicht bearbeitet sind und z. T. wegen mangelnder Repräsentation auch nicht bearbeitet werden können: Auch hier ist das zentrale Ziel die Bearbeitung und Reduktion der Konflikte und die Herstellung von Kongruenzen im System der Motive und Schemata (vgl. Grawe, 1988, 1992a, 1995, 1998).

### 2.1.6 Klärungsorientierte Psychotherapie ist ein Expertise-System

Die Forschung zeigt, dass Therapeuten den Klärungs- und Bearbeitungsprozess in sehr hohem Ausmaß steuern und dass sie ihn in sehr hohem und sehr konstruktivem Ausmaß steuern *müssen*, damit Klienten in Klärungsprozessen effektiv sind. Empirische wie theoretische Analysen zeigen aber auch, wie komplex die vom Therapeuten auszuführenden Verarbeitungs- und Handlungsprozesse sind, die nötig sind, damit Klienten wirklich konstruktiv gefördert werden (Sachse, 1992a; Sachse & Sachse, 2009).

Daraus ergibt sich: Therapeuten müssen, um KOP effektiv umsetzen zu können, ein hohes Maß an Verarbeitungs- und Handlungskompetenzen aufweisen, d. h. sie müssen *Experten* sein (Sachse, 2006c, 2009b; Sachse, Fasbender & Hammelstein, 2012).

Dabei sind sie *Prozessexperten*, d. h. sie sind Experten für die Anregung und Steuerung von Klärungs- und Bearbeitungsprozessen bei Klienten (Sachse, 2006i).

Als Prozessexperte hat der Therapeut eine Reihe von Aufgaben:

- Er muss aufgrund dieser Information auf der Basis seines Wissens ein Klienten-Modell bilden, es prüfen, elaborieren und fortlaufend anpassen.
- Er muss kontinuierlich die vom Klienten einlaufende Information auf der Basis seines Wissens und seines Klienten-Modells verarbeiten.
- Er muss Informationen auf Inhaltsebene, Bearbeitungsebene und Beziehungsebene verarbeiten und integrieren.
- Er muss in der Lage sein, hoch komplexe Verarbeitungsprozesse *in Realzeit* durchzuführen.
- Er muss auf der Basis seines Klienten-Modells und seines Interventionswissens langfristige, mittel- und kurzfristige Ziele für den Klienten-Prozess entwickeln.
- Er muss Strategien und Interventionen entwickeln, die in der Lage sind, vom jeweiligen Ausgangszustand des Klienten aus die Ziele zu erreichen.
- Er muss Interventionen so realisieren, dass sie vom Klienten verstanden und umgesetzt werden können.
- Er muss die Wirkungen seiner Interventionen abschätzen und flexibel auf das Klienten-Handeln reagieren können.

Klärungsorientierte Psychotherapie ist ein System, das eine sehr hohe Expertise im Hinblick auf Klärungs-, Bearbeitungs- und Veränderungsprozesse von Schemata definiert. Es definiert therapeutische Regeln und Strategien, mit deren Hilfe Therapeuten in der Lage sind, die relevanten Klienten-Prozesse sehr gut und sehr konstruktiv zu steuern.

Deutlich wird aber auch: Das System der KOP ist *hoch komplex*: Therapeuten müssen in der Lage sein, sehr schnell und sehr effektiv Informationen zu verarbeiten, sie müssen mit hoch komplexen Regeln umgehen können, sie müssen über die Fähigkeit eines multi-tasking verfügen.

D. h. aber: *Therapeuten, die KOP effektiv umsetzen wollen, müssen einen hohen Expertise-Status aufweisen!* Und das bedeutet auch, dass Therapeuten sehr gut in Informationsverarbeitung, Modellbildung, Handlungsplanung und Interventionsbildung *trainiert* werden müssen, bevor sie das System der KOP effektiv anwenden können!

Klärungsorientierte Psychotherapeuten sind Prozessexperten: Sie sind Experten dafür, den Klienten aktiv durch Interventionen und Strategien in der Klärung und Bearbeitung zentraler dysfunktionaler Schemata zu unterstützen. Damit weisen Therapeuten in der KOP eine sehr hohe Expertise auf und werden daraufhin auch systematisch ausgebildet (Sachse, 2006i).

## 2.2 Mikro-Ebene von Psychotherapie

Nach Baumann (1984) kann man im Psychotherapie-Prozess eine Makro-Ebene und eine Mikro-Ebene unterscheiden. Betrachtet ein Therapeut die Makro-Ebene, dann analysiert er größere Teile oder übergreifendere Aspekte von Psychotherapie: Er analysiert z. B. Therapieziele, macht „Therapie-Planungen", realisiert Manuale oder therapeutische Strategien. Der aktuelle Prozess des Klienten steht dabei *nicht* im Fokus der Aufmerksamkeit.

Betrachtet ein Therapeut jedoch die Mikro-Ebene, dann analysiert er den Hier-und-Jetzt-Prozess: Er versteht, was der Klient *in diesem Augenblick* genau meint und wie sich der Inhaltsfokus des Klienten aktuell verändert; er analysiert, auf welcher Ebene des Explizierungsprozesses sich der Klient aktuell befindet; er entscheidet, was ein Klient aktuell tun sollte und realisiert eine Intervention, die bestimmte Prozesse beim Klienten anregen soll. Der Therapeut analysiert, wie der Klient aktuell seine Inhalte bearbeitet und er realisiert Interventionen, die die aktuelle Bearbeitung des Klienten verbessern sollen etc.

KOP ist sehr stark an der Mikro-Ebene von Psychotherapie ausgerichtet (vgl. Sachse, 1996b, 1999c, 2003a; Sachse & Takens, 2004): Therapeuten entwickeln natürlich übergreifende Modelle vom Klienten und sie entwickeln mittel- und langfristige Ziele für den Therapie-Prozess; sie orientieren sich jedoch sehr stark daran,

- was der Klient *jetzt aktuell* im Fokus seiner Aufmerksamkeit hat und verankern ihre Interventionen immer an den aktuellen Inhalten des Klienten;
- wie der Klient *jetzt aktuell* arbeitet und versuchen, die Bearbeitungsprozesse des Klienten im nächsten Schritt zu verbessern;
- was der *aktuelle Erkenntnisstand* des Klienten ist und welche Erkenntnisse der Klient von da aus als nächstes vollziehen kann;
- wie das *aktuelle Vermeidungsniveau* des Klienten ist und wo von dort an die „Kante des Möglichen" einer Bearbeitung ist;
- wie der *aktuelle Stand des „Beziehungskredits"* des Therapeuten ist und welche Konfrontationen sich der Therapeut deshalb aktuell erlauben kann.

Der zentrale Bearbeitungsfokus des Klienten ist damit das „Hier und Jetzt" des Therapieprozesses: Die aktuelle Mikro-Ebene der Therapie, bestehend aus aktuellem Klienten-Stand (KL1), der jeweils aktuellen Intervention des Therapeuten (TI) und dem durch die Intervention angezielten nächsten Klienten-Stand (KL2): KL1 → TI → KL2.

Der Therapeut fokalisiert seine Informationsverarbeitung deshalb auch in hohem Maße auf den aktuellen Prozessstand und entscheidet, welche Intervention *hier und jetzt* sinnvoll und zielführend ist: Natürlich immer eingebettet in sein übergreifendes Klienten-Modell und eingebettet in seine langfristigeren Prozessziele (Becker & Sachse, 1998).

Die Ausrichtung an der Mikro-Ebene ist für die KOP *essentiell*: Sie ist ein zentraler Bestandteil von Klärungsorientierter Psychotherapie.

Dafür gibt es eine Reihe psychologischer Gründe:

- Was ein Klient jeweils meint, hängt davon ab, auf welchen inhaltlichen Fokus er seine Aufmerksamkeit aktuell lenkt; der Aufmerksamkeitsfokus bleibt aber nicht konstant, sondern ändert sich ständig.
  Um einen Klienten zu verstehen, muss der Therapeut also *das jeweils in einem Augenblick vom Klienten Gemeinte verstehen.*
  Und der Therapeut muss die vom Klienten einlaufende Information „in Realzeit“ verstehen, also genauso schnell, wie sie vom Klienten geliefert wird.
  Und der Therapeut muss dem Wechsel des Aufmerksamkeitsfokus folgen und/oder erkennen, dass der Klient den Fokus wechselt.

Damit ist ein Verstehen immer ein Verstehen auf Mikro-Ebene.

- Der Klient realisiert einen Klärungsprozess immer auf einer bestimmten Ebene; und er wechselt ständig die Explizierungsebenen.

Ein Therapeut muss immer aktuell erkennen, auf welcher Ebene ein Klient aktuell arbeitet, und muss den Prozess konstruktiv steuern.

- Ein Klient kann aktuell vermeiden und er kann von einem Augenblick zum anderen mit Vermeidung beginnen: Das muss ein Therapeut erkennen und eventuell entsprechende Gegenmaßnahmen einleiten.
- Ein Klient kann einem Therapeuten vertrauen, er kann aber, aufgrund einer therapeutischen Intervention, dem Therapeuten aktuell „Beziehungskredit abbuchen“: Auch das muss ein Therapeut aktuell im Therapieprozess erkennen und schnell darauf reagieren.
- Der Klient folgt seinen eigenen Inhalten im Prozess: Dabei kann er auf neue Inhalte stoßen, Emotionen und Affekte realisieren, seine Bearbeitung ändern etc.
  *Das Denken und Handeln des Klienten ist zum Teil vom Therapeuten steuerbar: Sehr viele Aspekte des Denkens, Fühlens und Handelns vom Klienten sind aber nicht vorhersehbar!*

Nach Chaos- und Systemtheorie (Haken & Schiepek, 2010; Schiepek, 1991; Strunk & Schiepek, 2014; Tretter, 2005) kann im Therapieprozess sehr viel passieren, was nicht vorhersehbar ist, was nicht steuerbar ist und was daher auch prinzipiell nicht planbar ist.

Dafür gibt es sehr viele psychologische Gründe, hier seien nur einige davon genannt:

- Ein Klient kann in einer Stunde eine bestimmte Stimmung aufweisen („positive Affekte“), die ihm eine Klärung erleichtert; in der nächsten Stunde kann die Stimmung aber völlig anders sein.
- Ein Klient kann in einer Stunde motiviert sein, Aspekte von Schemata zu klären und in der nächsten Stunde (z. B. aufgrund außer-therapeutischer Ereignisse) eine starke Vermeidung aufweisen.
- Ein Therapeut kann durch eine stark konfrontative Intervention die Therapeut-Klient-Beziehung belasten, was den aktuellen Therapieprozess (stark) beeinflussen kann.

- Ein Klient kann im Klärungsprozess auf Inhalte stoßen, die spontan starke Affekte, starke Emotionen und/oder starke Vermeidung auslösen, sodass der Prozess nicht wie angenommen fortgesetzt werden kann.
- Ein Klient kann im Prozess auf neue Fragestellungen stoßen, sodass sich der Prozess völlig ändern kann.
  Therapeuten müssen daher immer wieder entscheiden,
  - ob sie einer bisherigen Fragestellung und Strategie weiter folgen wollen (was für eine effektive Klärung und Bearbeitung des jeweiligen Problems förderlich ist!) *oder*
  - ob sie einer *neuen* Fragestellung folgen wollen, weil sich diese nun als relevanter erweist oder dem Klienten nun wichtiger ist.

  Dadurch kann die Therapie immer wieder eine (unerwartete), aber hoch relevante Wendung machen. Und ein Therapeut sollte hier auf den Klienten eingehen und nicht „ein Manual oder eine Planung durchpeitschen".
- Ein Therapeut kann nie wirklich vorhersagen, wann genau der Beziehungskredit ausreichend sein wird, wann genau ein Klient hinreichend motiviert sein wird usw. Ein Therapeut kann das immer nur aktuell „testen" und sich dann nach den Ergebnissen dieser Tests richten.
- Es können jederzeit außer-therapeutische Ereignisse eintreten, die die Motivation des Klienten stärken, aber auch massiv beeinträchtigen, die beim Klienten zu wesentlichen Erkenntnissen führen oder auch massive Vermeidung auslösen etc.

Man kann und sollte daher als Therapeut versuchen, eine grobe Planung des Prozesses vorzunehmen, aber man kann niemals
- einen Prozess exakt planen,
- einen Prozess zeitlich weit vorausplanen.

Der Therapeut sollte daher „niemals einen Plan durchpeitschen", sondern immer verarbeiten, wie ein Klient aktuell mit Interventionen umgeht und sich der aktuellen Lage des Klienten anpassen!

Genau dazu benötigt ein Therapeut allerdings eine hohe Expertise!

Ein Therapeut kann einen Therapieprozess planen, d. h. sich vornehmen, bestimmte Prozessziele zu erreichen. Der Therapeut sollte dabei aber
- immer prüfen, ob der Klient bereit und in der Lage ist, zu kooperieren;
- immer prüfen, ob beim Klienten Hindernisse, Vermeidungen, Affekte oder Emotionen etc. auftauchen, die vorrangig bearbeitet werden müssen;
- prüfen, ob neue oder relevantere Themen auftauchen, deren Verfolgung sich lohnen könnte.

Dies kann man nur dann, wenn man als Therapeut bereit ist, alle unvorhergesehenen Aspekte, Themen etc. des Klienten völlig zu ignorieren und bereit ist, den Klienten „durch ein Manual zu prügeln": *Natürlich kann man als Therapeut genau das tun*; mit hoher Wahrscheinlichkeit wird sich ein Klient nicht dagegen wehren und er kann oft auch gar nicht beurteilen, was therapeutisch sinnvoll ist und wird schon aus diesem Grunde dem Therapeuten folgen.

Aus unserer Sicht ist dies aber nicht psychotherapeutisch, denn das macht den Klienten zu einem „Therapie-Objekt", selbst, wenn eine strikte Manualbefolgung die therapierten *Ängste* effektiv reduziert, ist die Frage, ob die Klienten wirklich genau das von der Therapie wollen oder ob sie nicht nur deshalb kooperieren, weil ihnen keine konstruktive Alternative angeboten wird. Dass „Manual-Treue" die Effektivität einer spezifischen Symptombehandlung erhöht, ist aus unserer Sicht kein ausreichendes Argument, denn Psychotherapie kann sehr viel mehr sein und dem Klienten sehr viel mehr bieten als „Angstreduktion". Und wenn einem Klienten im Verlauf der Therapie klar wird, dass andere Probleme relevanter sind, dann sollten diese auch therapiert werden.

Daher muss ein Therapeut immer

- aktuell analysieren, was im Klienten gerade vorgeht,
- dies mit seinem Modell abgleichen,
- Entscheidungen treffen, was zu tun ist,
- entsprechend handeln.

*Und das alles kann der Therapeut nur, wenn er seinen Fokus auf die Mikro-Ebene von Psychotherapie richtet.*

# 3 Basiskonzepte Klärungsorientierter Psychotherapie

In diesem Kapitel sollen zentrale Konzepte der KOP erläutert werden: Das Drei-Ebenen-Modell, die therapeutische Arbeit auf Inhalts-, Beziehungs- und Bearbeitungsebene, die Prinzipien allgemeiner und komplementärer Beziehungsgestaltung.

## 3.1 Das Modell der drei therapeutischen Ebenen

Das Konzept der drei therapeutischen Ebenen ist fundamental in der Klärungsorientierten Psychotherapie. Das Konzept stammt von Sachse (1986a) und Sachse & Maus (1991); siehe auch Sachse, 1992a, 2003a.

*Es besagt, dass der Therapieprozess sich immer aus drei unterschiedlichen Perspektiven betrachten lässt und dass jede Perspektive eine Analyse-Ebene ergibt, auf der man das therapeutische Geschehen betrachten kann.*

Die drei Ebenen sind:

- Inhaltsebene,
- Bearbeitungsebene,
- Beziehungsebene.

Jede dieser drei „Betrachtungsebenen“ definiert spezifische Analyse-Aspekte, unter denen das therapeutische Geschehen betrachtet werden kann. *Jede Ebene macht damit eine spezifische Perspektive auf, jede Ebene stellt andere Arten von Fragen an das Therapiegeschehen. Damit werden auch unter jeder Perspektive andere Aspekte des Therapiegeschehens sichtbar.* Alle drei ergänzen sich: um das therapeutische Geschehen zu verstehen ist es daher nötig, alle drei Ebenen zu berücksichtigen.

Die drei Ebenen sind jedoch nicht nur Analyse-Ebenen, es sind auch konzeptuelle Ebenen: man kann theoretisch annehmen, dass sich der Therapieprozess auf diesen Ebenen abspielen kann, und dass er sich zu einem gegebenen Zeitpunkt schwerpunktmäßig auf einer dieser Ebenen abspielt. Das Drei-Ebenen-Modell erhält damit den Status eines theoretischen Konstruktes und, da es z. B. Prozesse wie Interaktionsschwierigkeiten zwischen Therapeuten und Klienten erklären kann, den Status eines explikativen Konstruktes im Sinne von Herrmann (1969).

*Man kann annehmen, dass ein Klient je nach Art seiner Problematik überwiegend auf Inhalts-, Bearbeitungs- oder Beziehungsebene „arbeitet" oder „agiert".*

Je nachdem, welche Arten von Schemata aktiv sind und die aktuelle Verarbeitung und das aktuelle Handeln bestimmen, ist das Verhalten des Klienten entweder überwiegend auf bestimmte Inhalte (Problemaspekte) zentriert oder es ist auf Bearbeitungsaspekte zentriert (z. B. darauf, die Konfrontation mit bestimmten Selbstaspekten zu vermeiden) oder es ist zentriert auf Beziehungsaspekte (z. B. darauf, den Therapeuten zu bestimmten Handlungen zu bewegen). Man kann damit sagen: ein Klient bewegt sich zu einem gegebenen Zeitpunkt aufgrund der Aktivierung bestimmter Schemata (schwerpunktmäßig) auf einer dieser Ebenen.

Das gleiche gilt für den Therapeuten: je nach Art seiner Annahmen und Hypothesen seines Klienten-Modells realisiert der Therapeut überwiegend Interventionen, die auf eine Klärung, Bearbeitung und Veränderung von Inhaltsaspekten, Problembearbeitungsstrategien oder Beziehungsgestaltungshandlungen abzielen.

Auch der Therapeut bewegt sich somit zu einem gegebenen Zeitpunkt (schwerpunktmäßig) auf einer dieser Ebenen.

Die drei Ebenen können daher nicht nur aufgefasst werden als drei mögliche Analyseperspektiven, sondern als drei mögliche Handlungs- und Verarbeitungsebenen, auf denen das therapeutische Geschehen schwerpunktmäßig stattfindet (wobei ein Wechsel der Ebenen jederzeit stattfinden kann!).

## 3.2 Inhaltsebene

Betrachtet man die Schemata eines Klienten, die die Interaktion der Person mit der Umwelt bestimmen bzw. die Selbstregulation eines Klienten bzw. betrachtet man das daraus resultierende Handeln, Erleben oder die relevanten Verarbeitungsprozesse, dann bewegt man sich auf der *Inhaltsebene* der Psychotherapie. Bezüglich der relevanten „internalen Determinanten" geht es hier z. B. um relevante Motive, Werte, Ziele, Überzeugungssysteme, Selbstkonzepte usw. der Person. Diese bestimmen, wie eine Person eine Situation auffasst, bewertet, wie sie empfindet und handelt.

Auf der Inhaltsebene kommunizieren Therapeuten und Klienten z. B. über bestimmte Probleme und Problemaspekte des Klienten, darüber, welche Gefühle eine Situation beim Klienten auslöst, wie der Klient sich selbst und seine Fähigkeiten einschätzt usw. Therapeuten und Klienten können auch über die Ressourcen des Klienten sprechen, über Lösungen und Lösungsansätze, über den Transfer von Lösungen in den Alltag usw. Therapeuten und Klienten bewegen sich auf der Inhaltsebene, wenn über derartige Aspekte gesprochen wird, ohne dass der Klient (oder der Therapeut!) mit Vermeidungsstrategien beschäftigt ist und ohne dass intransparent-manipulative Interaktionen ablaufen: die therapeutische Kommunikation ist auf Inhalte fokalisiert und kann auf Inhalte fokalisiert sein (es gibt keine Aspekte in der Interaktion, die dies massiv erschweren oder unmöglich machen).

Bewegt sich der therapeutische Prozess auf der Inhaltsebene (oder wird der Prozess unter dem Aspekt der Inhaltsebene analysiert) dann geht es darum, *worüber* gesprochen wird.

Die Inhaltsebene bezieht sich daher auf Fragen wie:

- Welche Probleme hat der Klient?
- Wie sieht (konstruiert) der Klient seine Probleme?
- Was sind die relevanten Schemata des Klienten?
- Was möchte er in welcher Richtung verändern (Ziele)?

Bewegen sich Therapeut und Klient auf der Inhaltsebene, dann sind *Explizierungsprozesse* möglich: der Klient kann, mit aktiver Unterstützung durch den Therapeuten, eigene relevante Motive, Ziele, affektive Schemata klären, explizit bewusst machen, mit anderen Erfahrungen integrieren und verändern. Der Therapeut kann diese Prozesse durch entsprechende Interventionen, z. B. auch durch Focusing, unterstützen. Explizierungsprozesse im Sinne einer Motivklärung sind jedoch *nur dann* möglich, *wenn* sich die Therapie auf der Inhaltsebene bewegt. Sind Bearbeitungs- oder Beziehungsebene relevant, erweisen sich diese Prozesse als sehr stark erschwert oder nicht möglich (vgl. Sachse, Atrops, Wilke & Maus, 1992).

Nur wenn die Beziehungsebene in Ordnung ist, wenn Therapeut und Klient eine vertrauensvolle Beziehung haben, kann die Beziehungsebene „in den Hintergrund treten“: Und nur dann wird eine gute Bearbeitung auf der Inhaltsebene überhaupt möglich!

## 3.3 Bearbeitungsebene

Betrachtet man die Schemata eines Klienten, die die Problembearbeitung determinieren bzw. betrachtet man die daraus resultierende Problembearbeitung, dann bewegt man sich auf der Bearbeitungsebene von Psychotherapie.

Auf der Bearbeitungsebene steht der *Umgang mit dem Inhalt im Focus der Betrachtung*: wie geht der Klient mit Problemen, Lösungen usw. um? Möchte er einen Inhalt klären oder hält er ihn für nicht klärungsbedürftig? Betrachtet er eigene Motive und Handlungen oder betrachtet er externale Situationskomponenten? Wie geht der Klient mit den Interventionen des Therapeuten um? Folgt er ihnen oder bemüht er sich, diese umzusetzen? Falls nicht: Was macht er stattdessen? Zeigt der Klient Vermeidung? Falls ja: In welchem Ausmaß?

Die Frage ist hier, wie sich der Klient Problemen annähert, welche Strategien der Klient anwendet, um mit den Problemen umzugehen. Die Frage ist auch, ob diese Strategien funktional sind, zu einer Lösung führen können oder ob sie dysfunktional sind, also eine Lösung eher behindern oder verhindern.

Die Bearbeitungsebene bezieht sich daher auf Fragen wie:

- Wie geht ein Klient selbst mit seinen Problemen um?
- Ist der Umgang mit eigenen Problemen funktional oder dysfunktional?
- Trägt der eigene Umgang mit Problemen zur Problemstabilisierung bei?

Die Bearbeitungsebene umfasst weiterhin Fragen wie:

- Nimmt der Klient bei der Betrachtung eigener Probleme eine internale oder externale Perspektive ein?
- Nimmt der Klient eigene Gefühle als wichtige Informationsquelle wahr und ernst?
- Vermeidet der Klient die Konfrontation mit unangenehmen Selbstaspekten?
- Hat der Klient selbst Fragestellungen in Bezug auf eigene Problemaspekte?

Ein wesentliches Beispiel für die Relevanz der Bearbeitungsebene sind Klienten mit psychosomatischen Störungen. Diese Klienten zeigen eine dysfunktionale Problembearbeitung in einem so hohen Ausmaß, dass eine Bearbeitung relevanter Motive, Selbstaspekte usw. zunächst im Therapieprozess gar nicht möglich ist. Die Klienten vermeiden systematisch eine Konfrontation mit negativen Selbstaspekten, so dass diese gar nicht fokalisiert und geklärt werden können. Daher ist es in der ersten Phase der Therapie notwendig, die dysfunktionale Problembearbeitung selbst zum Gegenstand der Therapie zu machen. Der Therapeut verarbeitet und handelt damit primär auf der Bearbeitungsebene. Diese therapeutische Vorgehensweise erweist sich bei psychosomatischen Klienten als hoch effektiv (vgl. Sachse & Atrops, 1991; Sachse, 1990f, 1993c, 1994c, 1995a–c).

Im Therapieprozess ist es sehr wesentlich, dass ein Therapeut versteht, wie ein Klient mit seinen Problemen umgeht:

- Zeigt er bereits konstruktive Ansätze, die in der Therapie genutzt oder weiter ausgebaut werden können?
- Stabilisiert er durch ungünstige Problembearbeitungen sein Problem?
- Ist die Problembearbeitung so ungünstig, dass sie selbst verändert werden muss, bevor das (inhaltlich definierbare) Problem angegangen werden kann?

## 3.4 Beziehungsebene

Betrachtet man die Schemata eines Klienten, die speziell die Beziehungsgestaltung und Interaktion mit anderen Personen determinieren bzw. das daraus resultierende Interaktionsverhalten, dann bewegt man sich auf der Beziehungsebene von Psychotherapie (vgl. Sachse, 2016a). Der Focus liegt hier auf der Frage, wie der Klient Beziehungen, auch die Beziehung zum Therapeuten, gestaltet. Dabei kann und sollte man hier zwei Arten von Beziehungsaspekten unterscheiden:

1. den Aspekt der therapeutischen *Arbeitsbeziehung*: dieser Aspekt tangiert die Grundlage der therapeutischen Arbeit, er tangiert jedoch noch nicht (notwendigerweise) problematisches Interaktionsverhalten des Klienten selbst;
2. den Aspekt des *Interaktionsspiels*: hier trägt der Klient problematische Interaktionsmuster in die Therapie hinein, die mit der therapeutischen Arbeitsbeziehung nichts zu tun haben: hier werden vielmehr interaktionelle Schemata (oder „Pläne“, vgl. Caspar,

1984, 1986, 1989; Caspar & Grawe, 1982a, 1982b; Grawe, 1982, 1992b; Grawe & Caspar, 1984) des Klienten in der therapeutischen Interaktion aktiviert, die den Klienten dazu führen, Verhaltensweisen dem Therapeuten gegenüber zu realisieren, die er auch anderen Personen gegenüber realisiert.

### *3.4.1 Arbeitsbeziehung*

Bezüglich der Arbeitsbeziehung wird einmal die Frage erörtert, durch welche Handlungen ein Therapeut zum Aufbau einer tragfähigen Therapeut-Klient-Beziehung beitragen kann. Zum anderen wird bezüglich des Klienten analysiert, ob dieser eine Arbeitsbeziehung zum Therapeuten aufnimmt und, falls nicht, was dem im Wege steht, bzw. was die Beziehungsaufnahme-Probleme bedeuten.

Bei der therapeutischen Beziehung oder „Arbeitsbeziehung“ zwischen Therapeut und Klient geht es um Fragen wie:

- Besteht eine vertrauensvolle Beziehung zwischen Therapeut und Klient?
- Schätzt der Klient den Therapeuten als kompetent ein?
- Nimmt der Klient eine Klientenrolle ein? u. Ä.

Die Arbeitsbeziehung zwischen Therapeut und Klient kann als eine Grundlage therapeutischer Arbeit angesehen werden. Jede Selbstöffnung des Klienten, jeder Explizierungsprozess setzt voraus, dass der Klient eine vertrauensvolle, „tragfähige“ Beziehung zum Therapeuten hat: andernfalls lässt sich der Klient auf einen solchen Prozess gar nicht ein (Sachse & Neumann, 1987a; Sachse, Atrops, Wilke & Maus, 1992). Die therapeutische Beziehung in diesem Sinne ist der fundamentalste Faktor von Psychotherapie, ohne den praktisch keine erfolgreiche Therapie möglich ist (vgl. Orlinsky, Grawe & Parks, 1994).

### *3.4.2 Interaktionsspiele*

Wie ausgeführt, können Klienten Schemata (Strukturen) aufweisen, nach denen sie Beziehungen in manipulativer, intransparenter Weise gestalten. Diese Schemata wenden sie auf sehr unterschiedliche Interaktionssituationen und Interaktionspartner an. Sie wenden sie auch auf den „Interaktionspartner Therapeut“ an: sie realisieren damit diese intransparenten Interaktionsmuster auch in der Therapie (vgl. Sachse, 1987a, 1999b, 2000c, 2000e, 2001a, 2004c; Sachse & Fasbender, 2013b).

Damit entstehen für den Therapeuten massive Probleme:

- der Therapeut kann nicht mehr mit dem Klienten über ein Problem sprechen: das Problem wird nicht thematisiert, es passiert.
- der Therapeut wird hier von einem Supervisor, der gemeinsam mit den Klienten an dessen Problemen arbeitet, zu einem Teil des Problems: er wird in das Problem involviert, ob er will oder nicht, und benötigt daher meist dringend selbst einen Supervisor, um den Prozess zu verstehen.

Derartige Interaktionsmuster sind typisch für Klienten mit Persönlichkeitsstörungen: diese Klienten bringen bestimmte Interaktionsmuster in die Therapie mit; damit bewegen sich diese Klienten ausschließlich auf Beziehungsebene. Will der Therapeut den Prozess verstehen und beeinflussen, muss er sich ebenfalls auf Beziehungsebene bewegen: Er muss seine Verarbeitung darauf ausrichten, was nun aktuell zwischen ihm und dem Klienten geschieht und muss seine Interventionen darauf ausrichten, dies transparent zu machen (vgl. Sachse, 1987a, 1987b, 1992a, 2000e).

## 3.5 Die therapeutische Arbeit auf der Inhaltsebene

Die therapeutische Arbeit auf der Inhaltsebene bezieht sich vorwiegend auf die Repräsentation (Klärung), Integration und Umstrukturierung kognitiver und affektiver Schemata, der sogenannten „internalen Determinanten" der von Klienten bearbeiteten Probleme.

### *3.5.1 Schemata*

Theoretisch wird in der Klärungsorientierten Psychotherapie davon ausgegangen, dass affektive und kognitive Schemata die zentralen Determinanten komplexer Klientenprobleme sind (vgl. Sachse, 1992a, 2001a, 2004b, 2014a; Sachse, Fasbender & Breil, 2009; Sachse, Fasbender, Breil & Sachse, 2011; Sachse, Püschel, Fasbender & Breil, 2008).

Diese „internalen Determinanten" bestimmen,

- wie eine Person eine Situation auffasst und verarbeitet;
- welche Kognitionen, Emotionen und Affekte bei einer Person ausgelöst werden;
- wie eine Person handelt.

Die jeweils aktivierten Schemata determinieren den jeweiligen „state of mind" der Person; sie bestimmen,

- in welcher Stimmung die Person sich befindet;
- welche Gedächtnisbestände aktiviert oder leicht aktivierbar sind;
- was eine Person zentral im Bewusstsein hat.

Daher stehen *aktuelle Verarbeitungsprozesse* und die denen zugrundeliegenden *Schemata* im Zentrum der therapeutischen Arbeit in der Klärungsorientierten Therapie. Anders als in der Verhaltenstherapie wird den Situationen selbst nicht so viel Aufmerksamkeit geschenkt; Situationen spielen insofern eine Rolle, als sie Schemata aktivieren. Das Zentrum der therapeutischen Arbeit liegt dann aber bei den Verarbeitungsprozessen und Schemata.

Psychologisch kann man davon ausgehen, dass eine Person eine Situation in für sie spezifischer, idiosynkratischer Weise verarbeitet. Dass sie eine Situation als ängstigend, als herausfordernd, als kränkend usw. erlebt, hängt im Wesentlichen davon ab, was die Person in die Situation mitbringt: verschiedene Personen (mit unterschiedlichen Voraussetzungen) verarbeiten die gleiche Situation auf völlig andere Weise. Daher können Interpretationen und Reaktionen nicht nur auf die Situation zurückgehen: sie müssen spezifisch mit der Person zu tun haben und zwar mit ihren Schemata.

Wie eine Person eine bestimmte Situation interpretiert, hängt wesentlich von Schemata ab. Eine Person bringt somit psychische Komponenten in die Situation mit, die Verarbeitung, Erleben und Handeln ganz wesentlich determinieren: sie weist daher „internale Determinanten" der Verarbeitung, des Erlebens und Handelns auf. Diese internalen Determinanten gehen (weitgehend) auf spezifische Erfahrungen der Person zurück, sie sind theoretisch als (kognitive oder affektive) Schemata konzipierbar (Beck & Freeman, 1993; Sachse, 1992a).

Schemata sind organisierte Wissensstrukturen (vgl. Bartlett, 1932; Piaget, 1936, 1976; Schank & Abelson, 1977) oder motivational-affektive Netzwerke (Kuhl, 1983a, 1983b), die durch Erfahrung gebildet werden: spezifische Erfahrungen mit bestimmten Situationen, Personen, eigenen Handlungen usw. „kondensieren" zu Strukturen, die von der Person, sind sie einmal vorhanden, auf entsprechende Situationen wieder angewandt werden. Macht eine Person permanent die Erfahrung zu versagen, zu scheitern, keine Kontrolle zu haben und ähnliches, dann bildet sich beispielsweise ein Selbstschema eigener Inkompetenz (vgl. Beck et al., 1981).

Schemata werden hier also aufgefasst als „kondensierte Erfahrungen" oder besser: als „kondensierte Schlussfolgerungen aus Erfahrungen". Schemata enthalten *Annahmen* oder Überzeugungen: von sich selbst, über die Umwelt, über Kontingenzen. Schemata enthalten dabei diese Annahmen in eng miteinander verbundener, organisierter Form; Schemata weisen damit eine *Struktur* auf. Schemata bestehen somit aus einem „Bündel" zusammenhängender, organisierter Annahmen über einen (mehr oder weniger) spezifischen Inhaltsbereich: z. B. „sich selbst", „eigene Fähigkeiten", „enge Beziehungen", „Leistung" o. Ä.

Schemata sind „exekutive Strukturen", sie beeinflussen, wenn sie aktiviert sind, aktiv, allerdings meist hoch automatisiert, die Informationsverarbeitung und die Handlungsregulation.

Schemata werden dann von entsprechenden situationalen Auslösern aktiviert: dabei kann ein Schema sehr spezifisch sein (z. B. nur durch eine ganz bestimmte Situation ausgelöst werden, etwa ein Schema „ich bin unattraktiv für Frauen", das nur in Interaktionen aktiviert wird, in denen es um Partnerschaft geht), oder es kann sehr generalisiert sein (z. B. ein Schema „ich bin ein Versager", das durch praktisch jede Art von Anforderungssituation ausgelöst werden kann).

Ist ein Schema einmal aktiviert, dann determiniert es

- die weitere Situationsverarbeitung,
- das emotionale Empfinden,
- die Handlung.

Die Verarbeitung wird *„voreingenommen"* (Beck & Emery, 1981; Beck et al., 1981; Sachse & Musial, 1981): die Situation wird schema-konform interpretiert (z. B. als überfordernde Situation, in der man scheitern kann usw.); andere Aspekte der Situation werden ignoriert (z. B. dass man Erfolg haben und sich beweisen kann) oder systematisch verzerrt. Schemata erzeugen damit in hohem Maße Interpretationen, die das Schema stützen oder bestätigen oder Handlungen, die selbsterfüllende Prophezeiungen produzieren.

Die Anwendung von Schemata ist der Person auch nicht bewusst repräsentiert: die Person bemerkt selbst nicht, dass sie ein Schema auf die Situation anwendet und so bestimmte Konstruktionen erzeugt: sie hält ihre Interpretation für „die Realität" und ihr Erleben und Handeln für zwangsläufig. Auch ist die Anwendung des Schemas meist hoch automatisiert, schnell und fast kapazitätsfrei: die Person nimmt Interpretationen unbewusst (im Sinne „automatischer Gedanken“ von Beck et al., 1981), sehr schnell und ohne weitere Überlegungen vor, so dass sie das, was in ihr passiert, nur schwer selbst betrachten kann (vgl. auch Frederiksen, 1972, 1975a, 1975b; Langer & Abelson, 1974; Pichert & Anderson, 1977; Spiro, 1977, 1980).

Auch ist das Schema selbst den Personen in aller Regel unklar: sie wissen nicht, auf welche Erfahrungen, Annahmen, Motive usw. diese Interpretationen und Handlungen zurückgehen.

Und genau dies sind die Ansatzpunkte klärungsorientierter Therapie: die relevanten Schemata müssen deautomatisiert werden, die Person muss erkennen, dass sie Situationen aufgrund solcher Schemata verarbeitet und handelt, und sie muss das Schema bewusst repräsentieren, mit anderen Erfahrungen integrieren und verändern.

### *3.5.2 Repräsentation von Schemata*

Eine wesentliche theoretische Annahme ist die, dass affektive Schemata in einem anderen Repräsentations-Code gespeichert sind als kognitive Schemata. Während kognitive Schemata in einem kognitiven Code vorliegen, sind affektive Schemata in einem „sensumotorischen“ (Piaget, 1936) oder „perzeptuellen“ Code (Perrig et al., 1993) gespeichert. Die Tatsache der unterschiedlichen Codes hat z. B. zur Folge,

- dass affektive und kognitive Schemata nicht direkt miteinander „kommunizieren“ können;
- dass affektive Schemata sich nicht unmittelbar in kognitive Schemata integrieren lassen (so lässt sich ein problematisches affektives Schema (z. B. „ich bin hilflos“) nicht ohne weiteres mit einem kognitiven Ressourcen-Schema (z. B. „ich bin kompetent“) verbinden);
- dass ein (biographisch altes) affektives Schema keine neue kognitive Information anlagert: so wird eine neue, „positive Erfahrung“ nicht an das Schema assimiliert, d. h. es wird aufgrund der neuen, positiven Erfahrung nicht angepasst und wirkt sich damit gar nicht korrigierend aus;
- dass ein affektives Schema hoch automatisiert aktiviert wird und den „state of mind“ determinieren kann, ohne dass es unter direkte kognitive Kontrolle gebracht werden kann.

Klienten weisen daher oft ein „doppeltes Überzeugungssystem“ (Beck & Greenberg, 1979) auf:

- „Ich weiß, dass ich kompetent bin und keine Angst haben muss, aber in Situation x habe ich sie trotzdem“.
- „Ich weiß, dass ich mich wehren kann, aber in Situation Y fühle ich mich hilflos“.
- „Ich weiß, dass mir dieses Verhalten schadet, aber in Situation Z kann ich es nicht unterdrücken“.

  *usw.*

Die Personen haben hier

- ein kognitives (in der Regel) funktionales Schema von Kompetenz, Handlungsmöglichkeiten usw., dieses wird in bestimmten Situationen aktiviert und führt zu funktionalem Handeln;

- ein affektives und dysfunktionales Schema, das durch andere Situationsaspekte aktiviert wird, das bei der Aktivierung den state of mind determiniert, das (funktionale) kognitive Schemata hemmt und zu ungünstigem Verhalten führt.

### *3.5.3 Explizierung*

Liegen relevante, problemdeterminierende Schemata in einer nicht oder wenig repräsentierten Form vor, dann besteht eine zentrale therapeutische Aufgabe darin, an einer Repräsentation dieser Schemata zu arbeiten.

Eine solche „Repräsentationsbildung“ wird in der Klärungsorientierten Psychotherapie als *Explizierungsprozess* bezeichnet. Klienten müssen im Therapieprozess schrittweise psychologische Voraussetzungen für einen solchen Prozess schaffen, wie z. B. die Einnahme einer internalen Perspektive, die Aktivierung relevanter Schemata oder das Aufwerfen klärender Fragestellungen. Danach müssen sie den Prozess der Repräsentationsbildung durchlaufen, bei dem sie die Schemata letztlich in einen bewusstseinsfähigen, meist sprachlichen Code umsetzen.

Ist eine solche Übersetzung gelungen, dann verbinden die Klienten die problematischen Schemata mit positiven Ressourcen-Schemata, nehmen also einen Integrationsprozess vor. In der Klärungsorientierten Therapie wird (auch aufgrund empirischer Ergebnisse, s. Kapitel 11) davon ausgegangen, dass Klienten in der Regel diese Prozesse nicht von selbst vornehmen und vornehmen können; Therapeuten müssen vielmehr in sehr hohem Ausmaß diese Prozesse anregen und steuern. Um bei Klienten konstruktive Bearbeitungsprozesse anzuregen, müssen die Therapeuten daher in hohem Maße *prozessdirektiv* sein.

## 3.6 Therapeutische Arbeit auf der Bearbeitungsebene

### *3.6.1 Dysfunktionale Bearbeitung*

Es wird davon ausgegangen, dass Klienten, die in eine Therapie kommen, sich gerade dadurch auszeichnen, dass sie *keine* konstruktive Problembearbeitung oder Problemlösung vornehmen können.

Diese Schwierigkeiten sind bei verschiedenen Klienten ganz unterschiedlich groß; jedoch werden selbst Klienten, die keine ausgesprochen dysfunktionalen Problembearbeitungsstrategien aufweisen, nicht ohne weiteres ihre Probleme optimal bearbeiten können. Daher, so wird angenommen, ist es notwendig, dass Therapeuten den Klienten im Bearbeitungsprozess gezielt unterstützen, und zwar umso mehr, je mehr Schwierigkeiten der Klient aufweist. Diese Unterstützung des Klienten durch den Therapeuten kann z. B. reichen von gelegentlichen Hilfestellungen, eine internale Perspektive einzunehmen, bis zur überwiegenden „Bearbeitung der Bearbeitung“ (vgl. Sachse, 1992a, 1995a).

Es gibt verschiedene Gründe, die zu der Annahme führen, dass Klienten bei einer konstruktiven Problembearbeitung Schwierigkeiten haben werden.

### *3.6.2 Gründe für dysfunktionale Verarbeitung*

Der erste dieser Gründe betrifft die Ambivalenz der Klärungsprozesse selbst. Klienten, die sich über eigenes Verhalten oder Erleben wundern, die selbst besser verstehen möchten, warum sie tun, was sie tun usw., weisen eine starke Annäherungstendenz an relevante internale Determinanten auf. Sie sind motiviert, das eigene Erleben und Handeln besser zu verstehen, zu verändern usw. Das aber ist in aller Regel nicht alles: Klienten weisen meist gleichzeitig eine (mehr oder weniger) starke Vermeidungstendenz auf (vgl. Martin, 1972): sie haben oft Angst, auf unangenehme Selbstaspekte zu stoßen, denen sie dann nicht mehr ausweichen können; sie haben Angst, im Zuge der therapeutischen Arbeit ihre bisherige Struktur, ihre Identität zu verlieren, ohne schon eine neue zu haben usw. Alle diese Befürchtungen lassen sie davor zurückschrecken, sich unangenehmen Selbstaspekten zu stellen und diese zu klären. Die Klienten befinden sich daher oft in einem Klärungskonflikt: sie weisen Annäherungs- und Vermeidungstendenzen gleichzeitig auf. Und: die Vermeidungstendenzen werden umso ausgeprägter, je stärker sich die Klienten den unangenehmen Selbstaspekten nähern.

Daher ist es nötig, dass Therapeuten die Annäherungstendenzen der Klienten gezielt fördern: Therapeuten müssen die Klienten ermuntern und ermutigen, sich den zu klärenden Aspekten zu stellen, sie anzuschauen und nicht zu vermeiden. Die Therapeuten müssen den steigenden Vermeidungstendenzen der Klienten auch gezielt entgegenwirken. Wird der Klient vom Therapeuten nicht gezielt „angehalten“, dann „startet er durch“ und verlässt den „heißen Bereich“.

#### *3.6.2.1 Habituell dysfunktionale Bearbeitungen*

Es wird angenommen, dass Klienten in ihrer Biographie ungünstige Problembearbeitungsstrategien gelernt haben: sie wenden diese Strategien weiterhin an, wodurch „die Lösung zum Problem wird“ (Watzlawick et al., 1974). Klienten sitzen also, so muss man annehmen, oft in ungünstigen Bearbeitungen fest:

- Sie stellen immer wieder die gleichen Fragen und geben die gleichen Antworten.
- Sie nehmen immer wieder die gleiche Perspektive ein usw.

Der Therapeut muss hier somit die Rolle eines Bearbeitungs-Supervisors einnehmen, der Klienten auf ungünstige Bearbeitungen aufmerksam macht und der günstige Bearbeitungsweisen anregt.

#### *3.6.2.2 Fehlendes prozedurales Wissen*

Manchmal kann das Problem auch an fehlendem Wissen liegen: die Klienten wissen nicht, was sie tun sollen, um ein persönliches Problem konstruktiv zu bearbeiten. Sie fühlen sich eigenen Problemen gegenüber hilflos. Hier muss der Therapeut dem Klienten Anregungen geben, was der Klient tun kann: der Therapeut kann den Klienten durch konkrete Bearbeitungsangebote unterstützen.

#### *3.6.2.3 Mangelnde kognitive Ressourcen*

Es ist bekannt, dass ein Klärungsprozess für Klienten sehr schwierig ist (Sachse & Maus, 1991). Um Schemata zu aktivieren, zu klären und zu verändern, müssen sich Klienten vollständig auf diese Prozesse konzentrieren. Sie müssen alle verfügbaren Ressourcen nutzen, um diesen Prozess auszuführen. Damit hat ein Klient aber nicht mehr genug Ressourcen übrig, um auf einer Meta-Ebene therapeutische Strategien zu planen und seine eigene Bearbeitung auch noch zu supervidieren: der Klient kann nicht auch noch beurteilen, ob seine Art der Bearbeitung günstig ist, ob das jetzt eine angemessene Fragestellung ist usw. Ein Klient kann nicht gleichzeitig einen Klärungsprozess durchführen und diesen Prozess steuern und supervidieren. Diese Aufgaben müssen daher notwendigerweise auf zwei Personen übertragen werden: auf den Klienten als denjenigen, der den Klärungsprozess durchführt und den Therapeuten, der diesen Prozess überwacht und steuert.

#### *3.6.2.4 Der Therapeut als Prozessexperte*

Aus all diesen Gründen muss *der Therapeut die Rolle des Prozessexperten* übernehmen: der Therapeut muss verstehen, wie der Klient arbeitet, er muss den Bearbeitungsprozess des Klienten supervidieren und entscheiden, ob der Klient gefördert werden muss oder nicht. Der Therapeut ist Experte dafür, den Bearbeitungsprozess zu beurteilen und zu verbessern. Er muss den Klienten immer, wenn es nötig ist, durch Bearbeitungsangebote gezielt fördern. Damit steuert der Therapeut den Bearbeitungsprozess des Klienten in hohem Maße: der Therapeut ist prozessdirektiv (vgl. Becker & Sachse, 1998; Gäßler, 1994; Gäßler & Sachse, 1992a, 1992b; Raum & Sachse, 1992).

## 3.7 Therapeutische Arbeit auf der Beziehungsebene

Beziehungsgestaltung ist eine der zentralen Aufgaben eines Psychotherapeuten. Beziehungsgestaltung kann man in zwei Bereiche unterteilen:
1. den Aufbau einer therapeutischen Allianz,
2. die komplementäre oder differentielle Beziehungsgestaltung.

Beziehungs-Bearbeitung bedeutet, dass Beziehung zum Thema der Therapie gemacht wird.

### *3.7.1 Arbeitsbeziehung*

Wie ausgeführt, wird auch in der Klärungsorientierten Psychotherapie davon ausgegangen, *dass die therapeutische Beziehung die zentrale Grundlage der Therapie ist* (Orlinsky, Grawe & Parks, 1994; Orlinsky & Howard, 1986). Man muss davon ausgehen, dass Therapeut und Klient eine vertrauensvolle Beziehung aufgebaut haben müssen,

- bevor der Klient sich bestimmten, bisher vermiedenen Schemata überhaupt nähert;
- bevor ein Klient peinliche, unangenehme Inhalte anspricht;
- bevor der Klient beginnt, sich zu öffnen;
- bevor sich der Klient auf Klärungsprozesse einlässt.

### *3.7.2 Allgemeine Beziehungsgestaltung*

Es wird davon ausgegangen, dass die therapeutischen Basishandlungen der Gesprächspsychotherapie eine sehr gute therapeutische Strategie zum Aufbau einer vertrauensvollen therapeutischen Allianz sind. Betrachtet werden hier die Strategien Empathie, Akzeptierung, Echtheit und Transparenz.

#### *3.7.2.1 Empathie*

Empathie ist ein komplexer Begriff (vgl. Bohart & Greenberg, 1997a, 1997b; Feshbach, 1997; Greenberg & Elliott, 1997). In der Klärungsorientierten Therapie spielt der Prozess des *empathischen Verstehens* eine große Rolle: dies soll als ein komplexer, sprachpsychologisch konzipierter Verarbeitungsprozess des Therapeuten aufgefasst werden (vgl. Kapitel 5). „Empathisches Verstehen" in diesem Sinne betrifft auch eher die kognitive Verarbeitung des Therapeuten, die für eine Modellbildung des Klienten absolut zentral ist.

Der Begriff der „Empathie" meint dagegen noch etwas anderes als ein kognitives empathisches Verstehen. Empathie ist eher eine, sich in konkreten Handlungen des Therapeuten ausdrückende Grundhaltung des Therapeuten (Sachse, 1988b, 1993b, 1996b, 2000b). Es ist die Haltung,

- sich auf einen Klienten als Person einzustellen und einzulassen;
- zu versuchen, den Klienten „aus dessen Voraussetzungen heraus zu verstehen";
- zu versuchen zu verstehen, was ein Klient meint, was in einem Klienten vorgeht;
- den Klienten dort abzuholen, wo er gerade ist;
- dem Klienten nichts aufzudrängen.

Empathie umfasst auch die Fähigkeit, „sich in den Klienten hineinzuversetzen", zu denken, wie der Klient denkt, sich in die Schemata des Klienten zu begeben und die Welt mit den Augen des Klienten zu sehen (Truax & Mitchell, 1971). Auch „nachzufühlen", wie der Klient fühlt, zu spüren, wie es ihm in bestimmten Situationen oder mit bestimmten Personen geht. Diese Grundhaltung hat enorme Beziehungskonsequenzen. Denn wenn der Therapeut dem Klienten all das deutlich macht, es dem Klienten mitteilt, dann bemerkt der Klient,

- dass der Therapeut sich um ihn bemüht;
- dass der Therapeut sich auf ihn einstellt, ihm entgegenkommt;
- dass der Therapeut sich intensiv bemüht, ihn zu verstehen;
- dass der Therapeut sein Denken und Fühlen nachvollziehen kann;
- dass der Therapeut dem Klienten entgegenkommt, nahe kommt.

Dieses Verhalten des Therapeuten führt dazu,
- dass der Klient sich beim Therapeuten aufgehoben und angenommen fühlt;
- dass der Klient sieht, dass der Therapeut sich auf ihn einstellen kann;
- dass der Klient dem Therapeuten vertraut.

Dies schafft in sehr hohem Maße „Beziehungskredit", d. h., der Therapeut erhält vom Klienten einen „Vertrauensbonus", mit dem er arbeiten kann.

#### *3.7.2.2 Akzeptierung*

Die Haltung der Akzeptierung bedeutet im Wesentlichen, dass es dem Therapeuten gelingt, seine eigenen Bewertungen zurückzustellen, d. h., den Klienten *nicht* nach seinen Motiven und Schemata zu bewerten (Truax & Mitchell, 1971). Der Therapeut muss keineswegs alles gut finden, was der Klient sagt; das Entscheidende ist, *dass er es gar nicht findet*, d. h., dass er es weder positiv noch negativ wertet. Der Therapeut orientiert sich vielmehr an den Wertungen des Klienten: wenn der Klient sein Verhalten ablehnt, wird es bearbeitet und an einer Änderung gearbeitet; wenn der Klient sein Verhalten gut findet, dann kann auch der Therapeut den Klienten loben und auf Fortschritte aufmerksam machen. Diese „*Bewertungsabstinenz*" ist die Voraussetzung dafür, dass der Klient sich ohne Angst vor Ablehnung öffnen kann, und es ist die Voraussetzung dafür, dass der Therapeut dem Klienten gegenüber neutral bleiben kann. Macht ein Klient dagegen die Erfahrung, dass seine Inhalte oder seine Person negativ bewertet werden, dann „macht er dicht", rechtfertigt sich, zensiert seine Inhalte u. Ä. Dies hätte verheerende Konsequenzen für eine Klärungsarbeit.

#### *3.7.2.3 Echtheit/Transparenz*

Echtheit bedeutet, dass der Therapeut dem Klienten keine Fassade vorspielt: denn wenn der Klient *diesen* Eindruck gewinnt, dann kann er dem Therapeuten nicht mehr vertrauen. Daher sollte der Therapeut nicht versuchen, dem Klienten etwas vorzumachen: aufgrund von Kanaldiskrepanzen (also Diskrepanzen zwischen dem verbalen und dem nonverbalen Kommunikationskanal) besteht eine hohe Wahrscheinlichkeit, dass der Klient die Unechtheit des Verhaltens bemerkt: der Schaden für die Beziehung ist dann oft nicht mehr zu reparieren. Daher ist es wichtig, dass ein Therapeut authentisch ist: außerdem ist der Therapeut damit auch ein *Modell* für authentisches Verhalten.

Transparenz bedeutet, dass der Klient alle therapeutischen Ziele und Strategien durchschauen darf; geht man, wie in der Klärungsorientierten Therapie, davon aus, dass es ein wesentliches Therapieziel ist, dem Klienten neue und effektivere Strategien der Problemlösung zu vermitteln, dann sollte der Klient den Therapieprozess aber nicht nur verstehen dürfen, er sollte ihn in jedem Fall verstehen. Daher machen Therapeuten viele kurze (!) Meta-Statements, in denen sie erläutern,
- was das Ziel ihres Handelns ist;
- was sie jetzt tun;
- warum sie es für sinnvoll halten.

Der Klient, der solche Statements erhält, erfährt,

- dass in der Therapie nichts passiert, was er nicht verstehen kann bzw., was er nicht akzeptiert;
- dass der Therapeut völlig offen ist;
- dass der Therapeut den Klienten ernst nimmt;
- dass der Therapeut den Klienten nicht manipuliert;
- dass der Therapeut auf Kooperation des Klienten Wert legt.

Auch diese Botschaften schaffen Beziehungskredit.

#### *3.7.2.4 Kompetenz*

Therapeuten bauen aber nicht nur über die „Basisvariablen" eine therapeutische Allianz auf. Sie fördern die Allianz auch dadurch, dass sie sich als kompetent erweisen. Die Vermittlung von Kompetenz dient vor allem zur Etablierung einer „Besserungserwartung" beim Klienten (vgl. Grawe, 1998, S. 25ff). Dies tun sie z. B. dadurch, dass sie

- es schaffen, einen Teil der Erwartungen des Klienten (zunächst einmal) zu erfüllen;
- dem Klienten den Eindruck vermitteln, dass sie wissen, „wo's langgeht";
- deutlich ihren Anteil an der Prozessverantwortung übernehmen;
- dem Klienten Strategien anbieten, die der Klient als nachvollziehbar und als hilfreich empfindet;
- in der Lage sind, Fragen des Klienten kompetent zu beantworten und dem Klienten kurz und verständlich erläutern können, was Psychotherapie ist, kann und tut;
- positive Erfolgserwartungen beim Klienten induzieren.

Therapeuten bauen auch dadurch Kompetenzeinschätzungen beim Klienten auf, dass sie es schaffen, beim Klienten Hoffnung auf Besserung zu erwecken; dem Klienten in Aussicht zu stellen, dass sich sein Zustand durch Therapie verbessern wird. Diese Erwartungsinduktion sollte allerdings von der Größenordnung und von der Dauer der Prozesse her *realistisch* sein, und sie sollte auch betonen, dass die Mitarbeit des Klienten von Nützen ist.

(An dieser Stelle endet übrigens das Methodeninventar der „Klassischen" Gesprächspsychotherapie auch schon; alles, was noch kommt, geht über dieses Therapiekonzept hinaus; dies ist insbesondere aufgrund der Tatsache relevant, dass die Realisierung der Basisvariablen in der Regel knapp 16 % (!) der Erfolgsvarianz von Therapien aufklärt!)

### *3.7.3 Komplementäre Beziehungsgestaltung*

#### *3.7.3.1 Zentrale Beziehungsmotive*

Bei der Analyse des Interaktionsverhaltens von Klienten mit Persönlichkeitsstörungen entwickelte Sachse (1997c, 2000a, 2001a, 2001b, 2006a, 2006b) das Konzept der Beziehungsmotive, das auch gerade bei der Behandlung von Klienten mit Persönlichkeitsstörungen relevant ist (Sachse, Fasbender, Breil & Sachse, 2012; Sachse, Sachse & Fasbender, 2010, 2011; siehe hier vor allem Sachse, 2016a).

Dabei wird angenommen, dass Personen *im Hinblick auf die Beziehung zu anderen Personen bestimmte Motive haben*, die sie in der Interaktion mit relevanten Partnern befriedigen möchten. Dabei möchten sie, dass andere durch ihr Beziehungsverhalten ihnen motivrelevante Informationen geben.

Man kann sechs zentrale Beziehungsmotive unterscheiden:

- Anerkennung
- Wichtigkeit
- Verlässlichkeit
- Solidarität
- Autonomie
- Grenzen/Territorialität

Jeweils zwei Beziehungsmotive sind ähnlich:

- Anerkennung und Wichtigkeit beziehen sich darauf, von anderen Personen relevante Informationen über die eigene Person zu bekommen.
- Verlässlichkeit und Solidarität beziehen sich darauf, von anderen Personen Informationen über die Qualität der Beziehung zu erhalten.
- Autonomie und Grenzen beziehen sich darauf, Informationen über das Ausmaß von Selbstbestimmung zu erhalten, das in einer Beziehung möglich ist.

Bei den Motiven wird davon gesprochen, dass Personen bestimmte „Informationen“ möchten. Das darf man nicht missverstehen.

Die Personen wollen vom Interaktionspartner bestimmte Inhalte explizit (verbal) oder implizit (nonverbal) mitgeteilt bekommen, aber eigentlich sind diese Informationen aus motivationstheoretischer Sicht „Futter“.

Würde es sich um reine „Informationen“ handeln, dann hätte eine ständige Wiederholung der Inhalte durch den Partner bald keinen „Informationswert“ mehr und wäre überflüssig und würde irrelevant. Aus motivationstheoretischer Sicht bedeutet die Mitteilung relevanter Informationen aber eine Motivbefriedigung und wird damit weder „redundant“ noch irrelevant: Ähnlich wie man heute auch wieder Nahrung braucht, obwohl man gestern schon gegessen hat und auch lägst weiß, wie die Lebensmittel schmecken, so ist auch der Inhalt einer „Anerkennungsbotschaft“ heute wieder gut zu hören, obwohl man sie gestern schon bekommen hat und obwohl man ihre Inhalte im Prinzip längst kennt.

Daher sind alle motivrelevanten Botschaften nicht „Informationen“ im informationstheoretischen Sinne, sondern *Futter* im motivationstheoretischen Sinne: Dies muss man im Bewusstsein behalten, auch wenn hier oft von „Informationen“ die Rede ist.

Motivationstheoretisch gesehen definieren wir hier „echte“ Motive, also psychologische Strukturen, die eher auf einem impliziten Niveau funktionieren und deren daraus abgeleitete Ziele *Annäherungsziele* sind, also Ziele, deren Erreichung mit positiven Affekten verbunden ist (vgl. Ebner & Freund, 2009; Elliot, 1999).

Aus diesem Grund definieren wir z. B. auch „Kontrolle“ nicht als Beziehungsmotiv, denn Kontrolle ist, motivationstheoretisch gesehen, ein *Vermeidungsziel*, also ein Ziel, dessen Erreichung zum Wegfall negativer Affekte oder Emotionen führt.

Zum Verhältnis der sechs Beziehungsmotive zu den drei „klassischen“ Motiven der Motivationspsychologie Leistung, Anschluss und Macht siehe Langens (2009).

Im Einzelnen kann man die Motive folgendermaßen definieren (vgl. Sachse, 2006a):

*(1) Anerkennung*
Das Motiv nach Anerkennung bedeutet, dass die Person von Interaktionspartnern *positives Feedback über die eigene Person erhalten möchte.*

Sie möchte Information darüber erhalten,

- dass sie als Person ok ist,
- dass sie als Person akzeptabel und liebenswert ist,
- dass sie als Person positive Eigenschaften aufweist.

Dabei legen unterschiedliche Personen unterschiedlich großen Wert auf bestimmte Arten von Eigenschaften. In unserer Kultur geht es dabei primär um zwei Arten von Eigenschaften:

- Fähigkeiten
- Attraktivität

Will eine Person positives Feedback über eigene Fähigkeiten erhalten, dann will sie Information darüber, dass sie z. B.

- intelligent ist,
- kompetent ist,
- leistungsfähig ist,
- erfolgreich ist

oder sie möchte Informationen, die alle möglichen Varianten dieses Themas betreffen.

Möchte eine Person positives Feedback über eigene Attraktivität, dann möchte sie z. B. Informationen darüber,

- dass sie gut aussieht,
- dass sie (besonders) männlich oder weiblich erscheint,
- dass sie eine (besondere) Ausstrahlung hat,
- dass sie auf andere anziehend wirkt

oder Informationen über andere Varianten des Themas.

Bei Anerkennung geht es damit um eine Art von „absolutem Feedback“: Es geht darum, als Person absolut beurteilt zu werden, Feedback darüber zu erhalten, „wie man (an sich) ist“. Die zentrale Frage ist also: Wie bin ich?

Und die Person, die dieses Feedback will, schätzt es als umso wertvoller und relevanter ein, je mehr sie glaubt, dass der Feedback-Geber die eingeschätzten Eigenschaften wirklich valide beurteilen kann: Feedback über intellektuelle Fähigkeiten, das von einem Professor kommt, ist mehr wert als das, welches von einem „Peer“ kommt.

Was eine Person mit hohem Anerkennungsmotiv gar nicht möchte, sind alle Formen von persönlicher Abwertung, also Botschaften von:

- Du bist nicht ok.
- Du bist nicht liebenswert.
- Du bist ein Versager.
- Du bist inkompetent.
- Du bist unattraktiv.
- Du bist abstoßend.

Du bist minderwertig u. Ä. Derartige Botschaften frustrieren das Beziehungsmotiv Anerkennung und lösen bei der Person negative Affekte und Emotionen aus.

*(2) Wichtigkeit*

Das Motiv nach Wichtigkeit bedeutet, dass eine Person Feedback darüber möchte, *dass sie im Leben eines Interaktionspartners eine wichtige Rolle spielt.*

Sie möchte damit Informationen über ihre persönliche Bedeutung, die sie *für andere* hat.

Andere Personen sollen ein Feedback geben der Art:

- Ich verbringe gerne Zeit mit Dir.
- Ich möchte mit Dir zusammen sein.
- Ich vermisse Dich.
- Du bist eine Bereicherung für mein Leben.
- Ohne Dich kann ich nicht leben und ähnliche Botschaften.

Wichtigkeit drückt sich in einer Reihe interaktioneller Ziele aus, d. h. wenn man wichtig sein will, dann bedeutet das in konkreten Situationen z. B., dass

- man Aufmerksamkeit erhalten möchte,
- man gehört werden will, dass andere einem zuhören,
- man wahrgenommen werden will,
- man respektiert wird,
- man ernst genommen wird,
- andere sich mit einem auseinandersetzen.

Wichtigkeit ist gewissermaßen „relational" definiert: Hier geht es nicht um ein Feedback über die Person an sich (wie bei Anerkennung), sondern um *ein Feedback über die Person in Relation zu einer anderen Person*: Die Person will eine Information darüber, wie andere zu ihr stehen, welchen Stellenwert sie als Person für andere hat. Die zentrale Frage ist: Was bedeute ich anderen?

Und das Feedback von Wichtigkeit ist besonders wesentlich von Personen, die der Person selbst wichtig sind: Das Feedback, wichtig zu sein, ist bedeutsamer von einem Partner, der der Person selbst sehr wichtig ist, als von einem Kollegen, der der Person selbst weit weniger wichtig ist.

Beziehungsbotschaften, die das Motiv Wichtigkeit frustrieren, sind z. B.:

- Ich gebe Dir keine Aufmerksamkeit.
- Ich ignoriere Dich.
- Du erzählst mir etwas und ich höre Dir gar nicht zu.
- Ich setze mich nicht mit Dir auseinander.
- Ich behandele Dich respektlos.
- Ich nehme Dich nicht ernst.
- Ich vergesse wichtige Dinge, die Du mir erzählt hast.
- Ich nehme keine Rücksicht auf Dich.
- Ich weiß nicht, was Dir wichtig ist.

*(3) Verlässlichkeit*

Das Motiv nach Verlässlichkeit bedeutet, dass die Person von einem Interaktionspartner Feedback darüber bekommt, dass *die Beziehung dieser Person zu ihr stabil, beständig und belastbar ist.*

Die Person möchte also Informationen der Art erhalten:

- Ich bleibe bei Dir.
- Ich werde die Beziehung nicht kündigen.

- Du kannst Dich auf die Stabilität der Beziehung verlassen.
- Ich bleibe bei Dir, auch wenn wir Probleme haben.
- Konflikte bedrohen die Beziehung nicht.
- Die Beziehung ist trotz Widrigkeiten stabil.

Viele dieser Botschaften werden von Interaktionspartnern gar nicht verbal/explizit vermittelt, sondern durch Handlungen:
- Der Partner signalisiert durch Geschenke, gemeinsame Aktivitäten usw., dass er gedenkt, die Beziehung fortzusetzen.
- Der Partner zeigt durch gemeinsame Planungen, gemeinsame Projekte, dass er eine gemeinsame Zukunft will.
- Der Partner ist nach einem Streit wieder zugewandt und nicht nachtragend.
- Der Partner stellt trotz Konflikten die Beziehung nicht in Frage.
- Auch in Auseinandersetzungen bleibt eine Verbundenheit. Und ähnliches.

Botschaften, die das Motiv Verlässlichkeit frustrieren, sind:
- Ich bin nach einem Streit nachtragend.
- Ich stelle nach einem Konflikt die Beziehung in Frage.
- Wenn ich verärgert bin, rede ich nicht mit Dir.
- Ich plane meine Zukunft zum Teil ohne Dich.
- Ich mache deutlich, dass ich auch ohne Dich leben kann.
- Ich interessiere mich für andere Frauen/Männer und ähnliches.

*(4) Solidarität*

Das Motiv nach Solidarität bedeutet, dass eine Person von einem Interaktionspartner Feedback darüber bekommt, *dass dieser an der Seite der Person steht und die Person unterstützen wird, wann immer diese es benötigt.*

Die Person möchte Information darüber, dass der Partner
- sie pflegen wird, wenn sie krank ist,
- sich um sie kümmern wird, wenn es ihr schlecht geht,
- sie unterstützen wird, wenn sie Hilfe braucht,
- sie verteidigen wird, wenn sie angegriffen wird,

sie trösten wird, wenn sie traurig ist u. Ä. Die Person möchte Gewissheit darüber haben, dass der Partner dem Satz zustimmt: „Wenn ich Dich brauche, dann kommst Du."

Solidarität wird vor allem durch Handlungen demonstriert: Der Partner gibt Solidaritätsbotschaften, in denen er *wirklich* kommt, wenn er gebraucht wird, indem er wirklich an der Seite des Partners steht, wenn dieser Probleme hat usw.

Botschaften, die das Motiv Solidarität frustrieren, sind z. B.:
- Du bist krank und ich mache die Dienstreise trotzdem.
- Du bist angeklagt und ich begleite Dich nicht zum Anwalt.
- Du liegst im Krankenhaus und ich besuche Dich nicht.
- Die Nachbarin beschuldigt Dich und ich gebe ihr Recht.
- Du bist in finanziellen Schwierigkeiten und ich leihe Dir kein Geld.
- Ich rede mit den Nachbarn über Deine sexuellen Probleme u. Ä.

*(5) Autonomie*
Das Motiv nach Autonomie bedeutet, dass eine Person von einem Interaktionspartner das Feedback bekommen möchte, *dass sie auch in der Beziehung eigene Entscheidungsbereiche haben kann, die der Partner uneingeschränkt akzeptiert.*

Die Person möchte eigene Bereiche definieren können, in denen sie selbst entscheiden kann, was sie tun will, wie sie Aspekte gestalten will u. Ä.

Beispielsweise will eine Person

- eigene Entscheidungen darüber fällen wollen, zu wem sie Freundschaften unterhält und wie sie diese Freundschaften gestaltet,
- wofür sie ihr eigenes Geld ausgibt, was sie sich davon anschafft und was nicht,
- wie sie sich kleidet,
- wie sie ihre eigene Zeit gestaltet,
- und ähnliches.

Autonomie bedeutet hier also *eine Selbstbestimmung im Sinne des Treffens eigener Entscheidungen* und damit „das Leben von Freiheitsgraden“: Die Person will damit Bereiche, in denen sie *nicht* vom Partner determiniert wird, in denen ihr keine Vorschriften gemacht werden, in die „keiner reinfummelt“.

Und sie möchte vom Partner Signale dahingehend, dass solche Bereiche „erlaubt“ werden, ok sind, Konsens sind.

Botschaften, die das Autonomie-Motiv frustrieren, sind z. B.:

- Du kaufst Dir von Deinem Geld ein neues Auto und ich bin sauer darüber und mache Dir Vorwürfe.
- Du willst Dich mit Deinen Freunden treffen und ich bekomme Migräne.
- Du hast Dir einen Pullover gekauft und ich nörgele an Deiner Wahl.
- Ich bin nicht damit einverstanden, dass Du allein in die Schweiz fährst u. Ä.

Nach der Reaktanz-Theorie von Brehm (1968, 1972; Gniech & Grabitz, 1984; Wicklund, 1974) erzeugt eine erlebte Einschränkung von Freiheit bei Personen Reaktanz, also eine „Gegen-Tendenz“, sich nun erst recht nicht einschränken zu lassen. Man kann annehmen, dass Personen, die ein hohes Autonomie-Motiv aufweisen, besonders empfindlich auf alle (erlebten) Einschränkungen von Autonomie reagieren sollten: Wir nennen solche Personen „reaktanz-empfindlich“. Diese Personen reagieren dann auch im Therapieprozess auf alle erlebten Einschränkungen ihrer Freiheitsgrade besonders stark reaktant: Und da Reaktanz das Gegenteil von Compliance ist, ist ein solches Klienten-Verhalten nicht besonders günstig für den Fortschritt der Therapie.

*(6) Grenzen/Territorialität*
Das Motiv nach Grenzen/Territorialität bedeutet, dass eine Person von einem Interaktionspartner das Feedback erhalten möchte, *dass die Person eine eigene Domäne definieren dar, die durch eine Grenze bestimmt wird und dass sie selbst bestimmen darf, wer über diese Grenze gehen und wer was im Territorium tun darf.*

Definiert man einen bestimmten Lebensbereich als „meine Domäne“ (z. B. „mein Zimmer“, „mein Auto“, „mein Schreibtisch“, „mein Körper“), dann weist diese Domäne immer ein bestimmtes (physikalisch definierbares) Territorium auf und sie weist immer eine bestimmbare Grenze auf.

Aus der Sicht einer Person können diese beiden Aspekte jedoch unterschiedlich wesentlich sein:

- Eine Person kann insbesondere den Aspekt der *Grenze* im Fokus haben: Es kann ihr wichtig sein, dass andere Grenzen respektieren und nicht unerlaubt über Grenzen gehen (wobei das Territorium nebensächlich ist).
- Eine Person kann aber auch den Aspekt des *Territoriums* im Fokus haben: Sie will nicht, dass jemand etwas in ihrer Domäne macht, etwas mitbekommt, etwas verändert, sich darin aufhält u. a. (wobei der Aspekt der Grenze nebensächlich ist).

Eine Person mit diesem Motiv möchte Botschaften wie:

- Ich respektiere Deine Grenzen.
- Ich überschreite Deine Grenze nur mit Erlaubnis.
- Ich gehe sorgsam mit Deinem Territorium um.
- Ich mache auf Deinem Territorium nur etwas mit Deiner Erlaubnis o. Ä.

Im Einzelfall kann es um Botschaften der Art gehen:

- Ich berühre Deinen Körper nur mit Deiner Erlaubnis.
- Ich komme Dir nur nahe, wenn Du das möchtest.
- Ich öffne Deine Post nicht ohne Deine Erlaubnis.
- Ich spioniere Dir nicht nach.
- Ich betrete Dein Zimmer nur auf Deine Einladung hin u. Ä.

Botschaften, die das Motiv Grenzen/Territorialität frustrieren, sind z. B.:

- Ich fasse Dich an, ohne Deine Erlaubnis einzuholen.
- Ich gehe einfach in Dein Zimmer und räume auf, obwohl Du deutlich gemacht hast, dass Du das nicht möchtest.
- Obwohl Du die Post als „meine Post“ bezeichnet hast, öffne ich Deine Briefe.
- Ich lese Dein Tagebuch, spioniere Dir nach, kontrolliere Dein Handy u. Ä.
- Ich öffne Deinen verschlossenen Schrank usw.

#### *3.7.3.2 Komplementarität zu Beziehungsmotiven im Therapieprozess*

Ein Therapeut kann sich nun im Therapieprozess zu den Beziehungsmotiven eines Klienten komplementär verhalten: Das bedeutet, dass er versucht, durch sein Interaktionsverhalten das jeweilige Beziehungsmotiv *im Rahmen der therapeutischen Regeln* so gut wie möglich zu „füttern“. Dies hat einige Implikationen.

*(1) Klientenmodell*
Während ein Therapeut im Therapieprozess Strategien einer allgemeinen Beziehungsgestaltung (wie Akzeptieren, Wärme, Signalkongruenz etc.) praktisch immer realisieren kann, d. h. auch dann, wenn er den Klienten noch gar nicht kennt, kann er sich erst dann komplementär zu einem Beziehungsmotiv verhalten, wenn er das relevante Beziehungsmodell des Klienten auch tatsächlich rekonstruiert hat. Da ein Therapeut sich immer gezielt und intentional zu dem zentralen Beziehungsmotiv des Klienten komplementär verhalten soll, muss der Therapeut dieses vorher aus der vom Klienten kommenden Information valide

erschlossen haben: Der Therapeut muss also bereits über ein *Modell vom Klienten* verfügen. Und die Rekonstruktion sollte zutreffend sein: Denn wenn ein Therapeut sich z. B. zum Anerkennungsmotiv komplementär verhält, der Klient jedoch ein zentrales Wichtigkeitsmotiv aufweist, dann wirkt das Therapeuten-Handeln nicht komplementär, d. h. der Therapeut baut keinen Beziehungskredit auf. Aus diesem Grund kann sich ein Therapeut somit auch nicht sofort komplementär verhalten, sondern erst, wenn er diesen Aspekt im Modell repräsentiert hat (was er aber manchmal schon in der ersten Stunde, meist aber bis zur dritten Stunde kann).

*(2) „Im Rahmen der therapeutischen Regeln."*
Komplementäres Handeln des Therapeuten ist kein Selbstzweck: Es dient dazu, beim Klienten Vertrauen zum Therapeuten aufzubauen, also „Beziehungskredit" zu schaffen.

Der Therapeut verfolgt parallel dazu noch weitere therapeutische Ziele wie Modellbildung, Klärung, Aufbau von Änderungsmotivation, Bearbeitung von Vermeidung etc. Und der Therapeut verfolgt weitere Ziele wie z. B. „Bearbeitung von Schemata".

Alle parallel verfolgten und alle späteren Prozessziele will der Therapeut durch sein Handeln nicht sabotieren, sondern er will ihre Verfolgung durch sein Handeln verbessern. Dadurch muss er die Komplementarität auch so realisieren, dass dies gewährleistet wird.

Ein wesentlicher Aspekt ist, dass trotz aller Komplementarität deutlich bleibt, dass die Beziehung zwischen Therapeut und Klient *eine therapeutische Beziehung ist und bleibt.*

Das Problem kann man besonders klar machen an einer Komplementarität zum Wichtigkeitsmotiv: Eine Klientin ist für den Therapeuten *als Klientin* wichtig und nicht als (potentielle) Partnerin: Also kann er der Klientin nur *solche* Wichtigkeitssignale geben, die *genau das* deutlich machen; er kann ihr aber nicht signalisieren: „Ich kann ohne Sie nicht leben." (zumindest sollte er das besser lassen, wenn er nicht in Probleme kommen will!). Das ist mit „Komplementarität innerhalb therapeutischer Regeln" gemeint: In der Therapie muss ein Therapeut bestimmte Inhalte der Komplementarität realisieren und kann bestimmte Inhalte *nicht* senden.

*(3) Manipulatives Handeln*
Bei der Konzeption von Persönlichkeitsstörungen hat Sachse (1997c) zwei Handlungsebenen unterschieden:

1. Die authentische Handlungsebene, auf der die Person so handelt, dass ein Partner die interaktionellen Ziele der Person durchschauen kann.
2. Die manipulative Handlungsebene, auf der die Person ihre tatsächlichen interaktionellen Ziele in ihrem Handeln verschleiert oder andere Ziele vorgibt, sodass der Partner die tatsächlichen Ziele nur schwer oder gar nicht erkennen kann.

Mit „manipulativen Handlungen" ist keine Abwertung gemeint, sondern nach der Theorie des „social impression management" (Tedeschi et al., 1973, 1985; Tedeschi & Norman, 1985; Tedeschi & Riess, 1981) ein (sozial kompetentes) normales Interaktionsverhalten, das im Grunde jeder realisiert, das aber Klienten mit Persönlichkeitsstörungen in einem so hohen Ausmaß zeigen, dass es interaktionelle

Kosten erzeugt. Und da es (potentiell) Kosten erzeugt, sollten Therapeuten dieses Verhalten eher transparent machen und mit dem Klienten an seiner Veränderung arbeiten; sie sollten dieses Verhalten aber möglichst nicht im therapeutischen Interaktionsprozess bekräftigen. Daher sollte sich ein Therapeut möglichst nicht zu manipulativen Handlungen des Klienten komplementär verhalten.

Aus diesem Grunde unterscheiden wir zwei Vorgehensweisen:

1. Therapeuten sollten sich zu den zentralen Beziehungsmotiven der Klienten komplementär verhalten, denn dadurch gewinnen sie in sehr hohem Maße Beziehungskredit.
2. Therapeuten sollten sich zu manipulativem Handeln des Klienten möglichst nicht komplementär verhalten, denn dadurch können sie ungünstiges Interaktionsverhalten verstärken.

Strategien zum Erkennen manipulativen Handelns stellen Sachse und Fasbender (2010) sowie Sachse (2014e) dar; sie diskutieren auch Ausnahmen von dieser allgemeinen Regel.

# 4 Therapeutischer Umgang mit Interaktionsproblemen bei Persönlichkeitsstörungen

In diesem Kapitel wird auf die Besonderheiten von KOP bei Persönlichkeitsstörungen eingegangen.

Klienten mit sog. „Persönlichkeitsstörungen" gelten in der therapeutischen Praxis als „schwierige Klienten" (vgl. Derksen, 1995; Millon, 1996).

In einer Befragung mit 100 praktisch tätigen Psychotherapeutinnen und Therapeuten (Scharmann, 1996) stellten wir fest, dass die Therapeuten angaben, dass im Durchschnitt 43 % ihrer Klienten eine Persönlichkeitsstörung in relevantem Ausmaß aufwiesen, und dass 58 % der Therapeuten Klienten mit Persönlichkeitsstörungen als schwierig und belastend einstufen.

Diese Störungsgruppe beanspruchte bei den Therapeuten durchschnittlich 59 % der Supervisionszeit. Von den befragten Therapeuten gaben 43 % an, durch ihre Ausbildung auf den Umgang mit diesen Klienten schlecht oder sehr schlecht vorbereitet worden zu sein. Die Belastungen durch das Interaktionsverhalten betrafen dabei zwei Aspekte:

- Handlungsschwierigkeiten: Die Therapeuten wissen zum großen Teil nicht, wie sie ganz konkret mit dem Verhalten der Klienten umgehen sollen, es fehlen ihnen Möglichkeiten der Analyse und Intervention.
- Persönliche Belastungen: Die Therapeuten fühlen sich durch das Klienten-Verhalten, aber auch durch die eigene Hilflosigkeit emotional stark belastet; sie zweifeln an ihrer Kompetenz, ärgern sich über Klienten, können schlecht abschalten usw.

Vergleicht man hier erfahrene und unerfahrene Therapeuten, dann weisen die erfahrenen Therapeuten zwar signifikant weniger Handlungsschwierigkeiten auf als die unerfahrenen; dennoch weisen sie absolut immer noch ein hohes Ausmaß an Handlungsschwierigkeiten auf (im Vergleich zu anderen Therapie-Situationen). Bezüglich der emotionalen Belastung besteht interessanterweise *kein* Unterschied zwischen erfahrenen und unerfahrenen Therapeuten: auch die erfahrenen Therapeuten fühlen sich durch Klienten mit Persönlichkeitsstörungen immer noch sehr hoch emotional belastet. Die hauptsächliche emotionale Belastung der Therapeuten besteht dabei in einer „persönlichen Verstrickung": die Therapeuten fühlen sich von den Klienten entweder „sabotiert", „angegriffen", „mattgesetzt" o. Ä.; und dies löst Gefühle wie Ärger, Ablehnung, Resignation u. Ä. aus. Dies bedeutet: die Therapeuten verlieren früher oder später (manchmal erst nach Phasen von Mitleid und Solidarisierung) ihre Akzeptierung und ihre Empathie. Sie verlieren die Fähigkeit, das Klienten-Handeln als Teil des Klientenproblems wahrzunehmen; sie verlieren aber auch ihre Fähigkeit, genau zu beachten, was in der

Interaktion passiert: sie verlieren hochgradig ihre therapeutische Distanz. Oder aber die Therapeuten fühlen sich von den Klienten „in das System eingebaut", als Stütze und Stabilisator des Klienten: auch hier haben sie die Distanz verloren, wenn auch (noch) nicht ihre Empathie. In aller Regel kippt dieser Zustand aber nach einiger Zeit in Ärger und Ablehnung gegenüber dem Klienten um.

Dies zeigt, dass es hoch relevant ist, Therapeuten Interventionsmöglichkeiten zu vermitteln, Möglichkeiten, um mit den spezifischen interaktionellen Schwierigkeiten von Klienten konstruktiv umgehen zu können. Dies soll in diesem Buch geschehen. Und eine ganz zentrale therapeutische Strategie, die hier vorgeschlagen wird, besteht darin, dem Therapeuten zuerst wieder Distanz zu ermöglichen, dem Therapeuten die Möglichkeit zu geben, das Problem wieder zu analysieren und zu verstehen und ihn dann, über diesen Weg, wieder für Empathie und Akzeptierung zu öffnen.

Die Klärungsorientierte Psychotherapie hat sehr elaborierte theoretische und therapeutische Konzepte zu Persönlichkeitsstörungen entwickelt:

- Zu Persönlichkeitsstörungen allgemein: Döring & Sachse, 2008a; Sachse, 1999b, 2000c, 2001a, 2001b, 2004c, 2005b, 2007b, 2007c, 2010; Sachse, Sachse & Fasbender, 2010.
- Zu den sogenannten „reinen Persönlichkeitsstörungen": Döring & Sachse, 2008b, 2008c; Sachse, 2001a, 2006d, 2013b.
- Zur narzisstischen Persönlichkeitsstörung: Sachse, 2002, 2004d, 2004e, 2006b, 2007d, 2008b, 2014d, 2014e, 2015b; Sachse & Fasbender, 2013b; Sachse, Sachse & Fasbender, 2011.
- Zur histrionischen Persönlichkeitsstörung: Sachse, 2002, 2004d, 2007d, 2008b; Sachse & Fasbender, 2013b; Sachse, Fasbender, Breil & Sachse, 2012.
- Zur selbstunsicheren Persönlichkeitsstörung: Sachse, Fasbender & Sachse, 2014; Sachse, Sachse & Fasbender, 2014.
- Zur zwanghaften Persönlichkeitsstörung: Sachse, Kiszkenow-Bäker & Schirm, 2015.
- Zur schizoiden Persönlichkeitsstörung: Sachse, 2014c.
- Zur Borderline-Persönlichkeitsstörung: Sachse & Breil, 2011.

Klienten mit Persönlichkeitsstörungen bringen von ihrer Motivation, Problemdefinition und Problembearbeitung her Eingangsvoraussetzungen in die Therapie mit, die „normale" therapeutische Strategien und Interventionen leicht aushebeln und Therapeuten hilflos machen. Dabei treten vielfältige therapeutische Probleme auf, von denen hier nur einige exemplarisch erwähnt werden sollen (sie werden dann im Folgenden genau beschrieben und analysiert):

1. Klienten mit Persönlichkeitsstörungen weisen meist keine „Änderungsmotivation", sondern eine „Stabilisierungsmotivation" auf: sie kommen in Therapie, um ihr System mit Hilfe des Therapeuten zu stabilisieren.
2. Therapeuten haben oft große Schwierigkeiten, dies zu erkennen; einerseits, weil es von den Klienten nicht explizit gemacht wird, und andererseits, weil die Therapeuten gar nicht wissen, wie man die Motivation der Klienten im Prozess analysieren kann.
3. Die Klienten sind aufgrund ihrer Stabilisierungsintention zwar zur Therapie motiviert: sie kommen in Therapie und „loben" den Therapeuten. Sie sind aber nicht motiviert, an der Veränderung ihrer Annahmen, Motive, Ziele usw. zu arbeiten.

4. Strebt der Therapeut eine solche Bearbeitung an, wird er vom Klienten blockiert: Klienten verfügen über eine Reihe von Strategien, um Bearbeitung systematisch zu vermeiden und Therapeuten systematisch zu blockieren.
5. Kennt und versteht ein Therapeut diese Strategien nicht, fühlt er sich mattgesetzt, hilflos und reagiert oft ärgerlich auf den Klienten; seine Interventionen verschlimmern dann in aller Regel das Problem.
6. Klienten thematisieren ihre Beziehungsprobleme meist nicht; der Therapeut kann sie daher oft nur schwer erkennen. Er versteht dann nicht, dass das Problem des Klienten eben nicht nur in „Panik" o. Ä. besteht, sondern dass es sich um ein massives Interaktionsproblem handelt.
7. Da ein Therapeut oft nicht erkennt, worum es sich bei dem Problem handelt und/ oder keine geeigneten Interventionen hat, um das Problem deutlich zu machen, ist er hilflos, blockiert und langfristig frustriert.
8. Therapeuten konzentrieren sich dann oft auf die Probleme und Ziele, die die Klienten explizit angeben: z. B. Panik, Abhängigkeiten, Somatisierungsstörungen usw.
9. Der Therapeut wendet dann spezifische Methoden zur Behandlung dieser Störungen an und stellt fest, dass diese nicht so wirken, wie sie „normalerweise" wirken (gar nicht; sie verschlimmern das Problem; es tauchen ständig neue Probleme auf; der Klient wendet die Methode gar nicht an usw.).
10. Der Therapeut, der nur ein eingeschränktes Modell vom Klientenproblem hat, versteht diese inner-therapeutischen Probleme nicht; er kann sich nicht auf den Klienten einstellen; manchmal fordert er vom Klienten, dass sich dieser auf den Therapeuten/die Therapie einstellt; dies ist jedoch meist wenig erfolgreich.
11. Selbst wenn ein Therapeut erkennt, dass der Klient eine Persönlichkeitsstörung aufweist, dann weiß er sehr oft *nicht*, welche therapeutischen Konsequenzen daraus resultieren sollen, da er kein spezifisches Analyse- und Handlungs-Wissen für diese Klienten besitzt.
12. Auf diese Weise kann diesen Klienten sehr oft nicht effektiv therapeutisch geholfen werden.

Klienten mit Persönlichkeitsstörungen sind jedoch nicht nur deshalb schwierige Klienten, weil sie einige Eingangsvoraussetzungen nicht mitbringen, die sich für die Therapie als hilfreich erweisen, diese Aspekte sind sogar für die Therapie insgesamt die weniger schwierigen. Das Hauptproblem für die Therapeuten besteht darin, dass die Klienten *Beziehungsprobleme* aufweisen und diese in der Beziehung zum Therapeuten aktuell in der Therapie „agieren": sie thematisieren oder bearbeiten diese Probleme nicht, sie „leben" diese Probleme in der Therapie.

Damit wird der Therapeut unvermittelt, ohne dass er dies verhindern kann und oft auch ohne dass er dies richtig versteht, von einem Partner in einem Therapieteam zu einem Teil des Problems:

1. Klienten mit Persönlichkeitsstörungen „verwickeln" ihre Therapeuten in dysfunktionale Interaktionen: die Therapeuten werden für die Ziele und Intentionen der Klienten funktionalisiert (der Therapeut soll trösten, bestätigen, Verantwortung übernehmen usw.).
2. Diese Arten von Interaktionen sind für Therapeuten z. T. nur schwer erkennbar. Sehr oft erkennen Therapeuten die Probleme zu spät, nämlich erst dann, wenn sie das Sys-

tem des Klienten bereits stabilisieren, wenn sie anfangen, sich über den Klienten zu ärgern u. Ä.

3. In vielen Fällen fühlen die Therapeuten sich gegenüber diesen Interaktionen hilflos: sie wissen nicht, wie sie damit umgehen sollen, wenn sie von Klienten massiv kritisiert, ausgefragt, kontrolliert werden.
4. Die Therapeuten haben daher bezüglich dieser Interaktionsprobleme
   - keine prozessdiagnostischen Methoden zur Verfügung, um festzustellen, was die Klienten tun und wo genau das Problem liegt;
   - sie haben keine Wissensbestände über Interaktionsprobleme, um den Klienten zu verstehen und relevante Modelle vom Klienten zu bilden;
   - sie haben (auf der Beziehungsebene) keine wirksamen Strategien oder Interventionen, um mit dem Problem konstruktiv umzugehen.
5. Aufgrund der Involvierung des Therapeuten in die Interaktionen des Klienten, des mangelnden Wissens über die Analyse dieser Prozesse und der mangelnden Kompetenzen, mit spezifischen Beziehungsproblemen *in* der Therapie umzugehen, verschlechtert sich (meist innerhalb kurzer Zeit) die Therapeut-Klient-Beziehung so stark, dass keine konstruktive Arbeit mehr stattfinden kann.
6. Auf diese Weise führt die spezifische Problematik des Klienten dazu, dass Therapeuten diesem Klienten nicht wirksam helfen können und dessen dysfunktionalen Interaktionsstil sogar stabilisieren.

Es ist daher bei der Entwicklung einer effektiven Therapiekonzeption für Klienten mit Persönlichkeitsstörungen von zentraler Bedeutung, *den Therapeuten Möglichkeiten zum Umgang mit den unmittelbar im Therapieprozess auftretenden Interaktionsproblemen* an die Hand zu geben. Eine effektive Therapie für diese Klienten muss daher in sehr hohem Ausmaß eine prozessorientierte, interaktionsorientierte Therapie sein.

Grundlage des hier vorgestellten störungstheoretischen Modells, das als „Modell der doppelten Handlungsregulation“ bezeichnet werden soll, ist die Grundannahme, dass Persönlichkeitsstörungen als *Beziehungs- oder Interaktionsstörungen* aufgefasst werden können. Zwar sind Persönlichkeitsstörungen komplexe Störungen, die Handeln, Denken, Fühlen, spezifische Formen der Informationsverarbeitung usw. einschließen; dennoch kann man annehmen, dass dysfunktionale Überzeugungen über Beziehungen, dysfunktionale interaktionelle Intentionen, dysfunktionale Arten der Beziehungsgestaltung *den Kern* der Störung bilden.

Fiedler (1994a) geht davon aus, dass es sich bei Persönlichkeitsstörungen „um komplexe Störungen des zwischenmenschlichen Beziehungsverhaltens“ handelt (vgl. Fiedler, 2000, S. 93). Auch Ecker (1996, S. 382) ist der Ansicht, dass den Persönlichkeitsstörungen gemeinsam ist, dass es sich immer auch um Störungen der zwischenmenschlichen Interaktion bzw. „Beziehungsstörungen“ mit „sozial unflexiblem und wenig angepassten Verhaltensauffälligkeiten“ handelt, die der betreffende als ich-synton, d. h., zu sich gehörig, erlebt (vgl. auch Fiedler, 1993, 1994b, 1994c, 1994d, 1995; Schmitz, 1996; Schmitz et al., 1996; Vaillant, 1987; Vaillant & Perry, 1988).

Die Auffassung, dass es sich bei Persönlichkeitsstörungen um Beziehungsstörungen handelt, setzt sich zunehmend durch.

# 5 Indikation zur Klärungsorientierten Psychotherapie

In diesem Kapitel werden Fragen der Indikation von KOP erörtert: Unter welchen Bedingungen und bei welchen Störungen ist KOP indiziert?

## 5.1 Einleitung

Die Frage nach der Indikation, also welche Behandlung für einen Patienten mit seinen spezifischen Problemen optimal ist, zählt zu den wichtigsten Fragen der Psychotherapie (Baumann, 1981; Baumann & von Wedel, 1981; Bommert, Henning & Wälte, 1990; Grawe, 1992a, 1992b; Margraf, 2000; Perrez, 1998; Schumacher & Brähler, 2000). Hier wird diskutiert, bei welchen Klienten, bei welchen psychischen Störungen und in welchen Situationen ein klärungsorientiertes Vorgehen sinnvoll sein kann.

Hierzu werden zunächst einige allgemeine Überlegungen zur Bedeutung von Indikationen dargestellt. Es wird ein Modell vorgeschlagen, das zwischen einer theoretischen und einer therapeutisch-praktischen Ebene unterscheidet. Im Folgenden wird zuerst auf die theoretische Ebene der KOP eingegangen: Im Rahmen der Störungstheorie werden die relevanten Problemdeterminanten und daran anschließend im Rahmen der Therapietheorie die den Ansatzpunkten zugeordneten Techniken der KOP dargestellt. Es folgen einige Hinweise auf das therapeutisch-praktische Vorgehen.

Aus der Darstellung der Problemdeterminanten ergibt sich, bei welchen psychischen Störungen KOP indiziert ist. Am Ende dieses Kapitels finden sich Hinweise auf eine sinnvolle (zeitliche) Reihenfolge der Bearbeitung der relevanten Ansatzpunkte und des damit verbundenen Einsatzes der verschiedenen Behandlungselemente innerhalb der Therapie.

## 5.2 Indikation zur KOP: Prinzipielle Überlegungen

Die Frage nach der Indikation soll beantworten, ob, und wenn ja, welche therapeutische Maßnahme wann für einen Klienten sinnvoll ist. Es gibt unterschiedliche Ansatzpunkte, die zur Indikationsstellung herangezogen werden können (Sachse, 2006c, 2006e, 2006f; Sachse & Breil, 2011; Sachse, Breil & Fasbender, 2011; Sachse, Fasbender & Sachse, 2011b).

In der Klärungsorientierten Psychotherapie wird empfohlen, dass sich Therapeuten nicht allein an Oberflächenmerkmalen wie Symptomen orientieren (Sachse, 2006a, 2006b), *son-*

*dern dass sie die den Symptomen zugrunde liegenden psychischen Prozesse berücksichtigen.* Entsprechend sollen die therapeutischen Maßnahmen auf die zugrunde liegenden psychischen Prozesse abzielen und diese in einer konstruktiven Weise verändern.

Zur Indikationsstellung ist eine Störungstheorie hilfreich. Die Störungstheorie definiert, welche psychischen Prozesse und Faktoren bei einer Störung relevant sind (= Problem-Determinanten). Es muss dann im Einzelfall festgestellt werden, ob die als relevant definierten psychischen Prozesse bei diesem Klienten auch tatsächlich vorliegen (= diagnostizierte Determinanten).

Darüber hinaus wird eine Therapietheorie benötigt, die konkrete Strategien und Interventionen spezifiziert, die auf bestimmte interne Problem-Determinanten abzielen (= Ansatzpunkte) und die bestimmte therapeutische Effekte zur Folge haben sollen (= Ziele). Diese Strategien müssen dann vom Therapeuten in der Interaktion mit einem spezifischen Klienten realisiert werden (= konkrete Strategien).

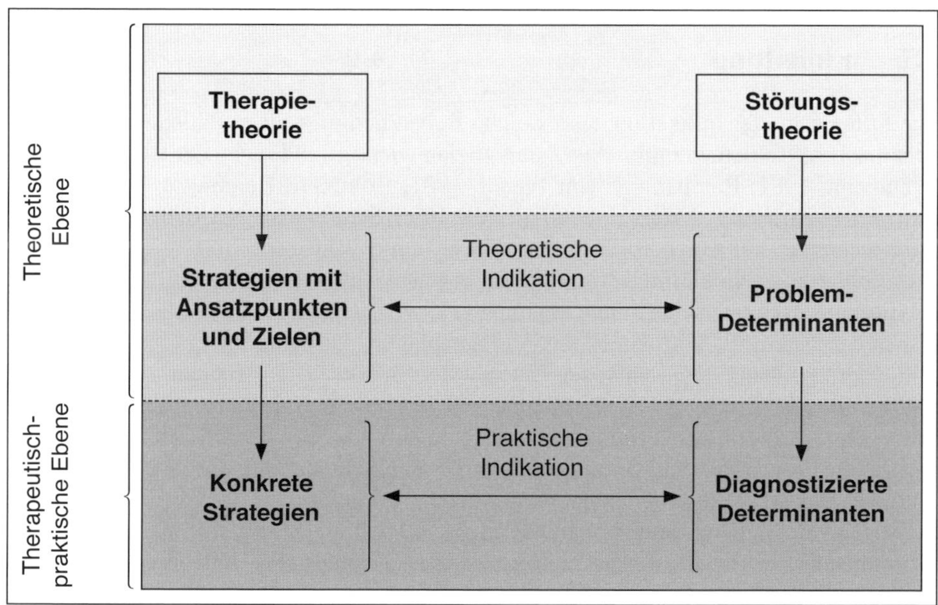


**Abbildung 1:** Therapie– und Störungstheorie

Auf der theoretischen Ebene ist es notwendig, dass die Therapietheorie und die Störungs-theorie aufeinander bezogen, also kompatibel sind:

Die Störungstheorie definiert *die* Problemdeterminanten, die auf Klienten-Seite *gegeben sein müssen*, damit die therapeutischen Strategien auf Therapieziele sinnvoll und effektiv angewandt werden können. Die Therapietheorie definiert genau *solche* Strategien, die geeignet sind, die relevanten, von der Störungstheorie spezifizierten internalen Determinanten zu beeinflussen.

Durch diese Kompatibilität von Störungstheorie und Therapietheorie besteht also auf dieser Ebene eine „Passung" zwischen Therapie- und Störungstheorie und damit eine theoretische Indikation.

Auf der praktisch-therapeutischen Ebene stellt sich dann die Frage, ob die (aus der Therapietheorie abgeleiteten) praktischen, vom Therapeuten durchgeführten Strategien voraussichtlich zu den tatsächlichen internalen Determinanten eines konkreten Klienten passen, ob es also auf dieser Ebene eine Indikation gibt (= praktische Indikation).

Hierbei müssen zwei Punkte berücksichtigt werden: Zum einen muss festgestellt werden, ob bei einem Klienten die relevanten Problem-Determinanten vorliegen. Falls ja, sind die Strategien in diesem Fall indiziert (selektive Indikation). Zum zweiten muss festgestellt werden, wie diese Determinanten bei diesem konkreten Klienten genau aussehen, damit die Strategien an den Klienten angepasst werden können (adaptive Indikation; vgl. Margraf, 2000; Schumacher & Brähler, 2000).

Auf der theoretischen Ebene stellt die KOP einerseits allgemeine und störungsspezifische Störungstheorien zur Verfügung, in denen spezifiziert wird, wie eine Störung „psychologisch funktioniert". D. h., dass spezifiziert wird, welche Arten internaler Determinanten (z. B. Schemata, Motive usw.) in welcher Weise interagieren, damit bestimmte Arten von Problemen entstehen. Andererseits wird in der Therapietheorie spezifiziert (vgl. Püschel & Sachse, 2009; Sachse, 1992a, 2003a; Sachse, Breil & Fasbender, 2009; Sachse, Fasbender & Breil, 2009; Sachse, Püschel et al., 2008), welche therapeutischen Strategien mit welchen therapeutischen Zielen und welchen therapeutischen Ansatzpunkten die KOP bietet.

Im Folgenden werden die in der KOP als relevant betrachteten internalen Determinanten dargestellt (= Störungstheorie). Diese finden sich dann als Ansatzpunkte für die dargestellten therapeutischen Strategien wieder (= Therapietheorie).

## 5.3 Störungstheorie: Relevante internale Determinanten

In der Störungstheorie der KOP spielen die folgenden internalen Determinanten als therapeutische Ansatzpunkte eine Rolle:

- *Unklare Motive*
  Von Bedeutung sind unklare Motive, also z. B. Beziehungsmotive von Klienten, die nicht repräsentiert sind und die in Entscheidungs- und Handlungsprozessen nicht berücksichtigt werden.
- *Alienation*
  Die Verallgemeinerung dieses Prozesses ist eine Alienation, d. h. ein mangelnder Zugang von Klienten zu ihrem Motivsystem.
- *Dysfunktionale Schemata*
  Von zentraler Bedeutung sind Schemata in Form von dysfunktionalen Selbst- oder Beziehungsschemata; dabei können die Schemata kognitiv und/oder affektiv sein.
- *Kompensatorische Schemata*
  Als Kompensation der dysfunktionalen Selbst- und Beziehungsschemata, deren Aktivierung mit sehr negativen Gefühlen verbunden ist, können sich Regel- oder Normschemata entwickeln, die den Klienten zusätzlich Kosten verursachen.
- *Dysfunktionales Interaktionsverhalten*
  Probleme von Klienten gehen oft auf problematisches Interaktionsverhalten, auf sogenannte manipulative oder intransparente „Spiele" zurück, die Klienten hohe inter-

aktionelle Kosten verursachen. Mit diesem manipulativen Verhalten kann sich auch der Therapeut in der Interaktion mit den Klienten konfrontiert sehen. Hierzu gehört auch eine Form der schwierigen Interaktionssituation, der Beziehungstest.

Der Problembereich des dysfunktionalen Interaktionsverhaltens verweist auf eine spezifische Schwierigkeit in der Psychotherapie. Die Klienten haben bestimmte Probleme, die sie im Alltag stören, wegen derer sie sich in Therapie begeben und die für eine Besserung der Symptomatik verändert werden sollten. *Diese Probleme können gleichzeitig einen großen Einfluss auf den therapeutischen Prozess haben.* Dies bedeutet für den Therapeuten, dass er mit diesen Problemen so umgehen muss, dass sie den Prozess nicht weiter behindern, um sie dann erst behandeln zu können. Dasselbe gilt auch für den Problembereich „Unbefriedigte Beziehungsmotive“: Zentrale Beziehungsmotive (wie Anerkennung und Wichtigkeit) können, wenn sie extrem hoch in der Motiv-Hierarchie stehen, Klienten Probleme verursachen. Außerdem führen sie dazu, dass der Klient in der Beziehung zum Therapeuten hauptsächlich das Ziel verfolgt, diese Motive befriedigt zu bekommen, und das inhaltliche Arbeiten in den Hintergrund tritt.

Hinzu kommen Schwierigkeiten und Prozesse, die sich v. a. in der therapeutischen Interaktion zeigen (und im alltäglichen Leben der Klienten weniger relevant sind) und die eine Bearbeitung der internalen Determinanten verhindern.

- *Mangelndes Vertrauen zum Therapeuten bzw. „mangelnder Beziehungskredit“*
  Für die therapeutische Arbeit selbst kann es problematisch sein, wenn Klienten (aus verschiedenen Gründen) (noch) kein Vertrauen zum Therapeuten aufbauen.
- *Fehlende Änderungsmotivation und fehlender Arbeitsauftrag*
  Die vielen Veränderungsprozessen inhärente Ambivalenz beinhaltet, dass sich Klienten nicht eindeutig für eine Veränderung entschließen. Dies kann den Therapieprozess zum Stocken bringen. Zudem kann bei Klienten ein Arbeitsauftrag bezüglich der relevanten internalen Determinanten fehlen, da sie selber nicht sehen können, wodurch ihr Problem bedingt ist. Dies ist v. a. bei ich-syntonen Störungen der Fall.
- *Hohe Vermeidungstendenzen*
  Die therapeutische Bearbeitung wird (sehr) stark beeinträchtigt, wenn Klienten ein sehr hohes Ausmaß an Vermeidung realisieren, d. h. starke Tendenzen, sich nicht mit relevanten Problemdeterminanten auseinanderzusetzen.

Im Folgenden werden die therapeutischen Strategien dargestellt, die zur Bearbeitung der genannte psychischen Faktoren und internalen Determinanten entwickelt wurden.

## 5.4 Therapietheorie: Was hat KOP an Strategien zu bieten?

Wie deutlich wurde, können drei Arten von Ansatzpunkten unterschieden werden:

1. Problembereiche, welche die Symptomatik und Schwierigkeiten des Klienten bedingen, jedoch kaum Einfluss auf den Therapieprozess haben;
2. Problembereiche, welche die Symptomatik und Schwierigkeiten des Klienten bedingen und zudem Einfluss auf den Therapieprozess haben;
3. Schwierigkeiten, die sich vor allem im Therapieprozess zeigen und die die Bearbeitung der problemdeterminierenden Faktoren behindern.

Es wird mit der Darstellung der Strategien für die internalen Determinanten begonnen, die es zu bearbeiten gilt, die jedoch kaum Einfluss auf den therapeutischen Prozess haben.

- Ansatzpunkt *Unklare Motive:* Die Techniken zur Explizierung und Klärung von Motiven zielen darauf ab, wesentliche Motive eines Klienten explizit kognitiv zu repräsentieren, damit der Klient sie bei Entscheidungen und Handlungen berücksichtigen kann (Sachse, 1992a; Sachse, Fasbender & Breil, 2009).
- Ansatzpunkt *Alienation:* Die Techniken zur Bearbeitung von Alienation zielen darauf ab, den Zugang zum Motivsystem und die Repräsentation relevanter Motive zu verbessern (Sachse, 2006c).
- Ansatzpunkt *Dysfunktionale Schemata:* Zur Veränderung dieser internalen Determinante sind zwei Schritte und damit auch zwei verschiedenen Arten von Techniken erforderlich:
  (1) Die Klärung von Schemata zielt darauf ab, Schemata explizit kognitiv zu repräsentieren, damit sie verstanden und weiter therapeutisch bearbeitet werden können (Sachse, 1982, 1984, 1986a, 1986b, 1996c, 1999b, 2003a; Sachse, Breil & Fasbender, 2009; Sachse, Fasbender & Breil, 2009; Sachse, Breil & Fasbender, 2009).
  (2) Die Bearbeitung von Schemata, insbesondere das „Ein-Personen-Rollenspiel", zielt darauf ab, kognitive sowie affektive Schemaanteile therapeutisch zu bearbeiten und zu „hemmen" und neue, alternative Schemata aufzubauen (Breil & Sachse, 2009; Sachse, 1983, 2006d; Sachse, Püschel et al., 2008).
- Ansatzpunkt *Kompensatorische Schemata:* Zur Veränderung dieser internalen Determinanten können ebenfalls Techniken der Klärung und Bearbeitung von Schemata verwendet werden, die in diesem Fall jedoch konfrontativeren Charakter haben.

Für die Problembereiche, die eine zweifache Bedeutung haben (Behinderung des Therapieprozesses, Mitbedingen der Symptomatik und Schwierigkeiten des Klienten), sind entsprechend auch zwei Arten von Interventionen notwendig (Umgang mit dem Problembereich im Therapieprozess, Bearbeitung des Problembereichs).

- Ansatzpunkt *Dysfunktionales Interaktionsverhalten*: Beim Umgang mit dysfunktionalem Interaktionsverhalten stehen dem Therapeuten neben der komplementären Beziehungsgestaltung, die durch die Befriedigung zentraler Motive dysfunktionales Interaktionsverhalten in der Therapie reduziert (Sachse, 1999a, 2000a, 2003a, 2006e), Techniken zum Umgang mit Images und Appellen und Nicht-Komplementarität zur Spiel-Ebene zur Verfügung. Zudem gibt es Techniken zum Umgang mit Beziehungstests.

  Die Techniken zur Bearbeitung interaktioneller Spiele zielen darauf ab, Klienten bewusst zu machen, dass sie manipulatives Verhalten realisieren und dass dies (hohe) Kosten hat (Konfrontationstechniken). Darüber hinaus wird an der Reduktion dieses Verhaltens gearbeitet und alternatives, authentisches Verhalten aufgebaut (Sachse, 1999a, 2001b, 2002, 2004a, 2004b, 2004c).
- Ansatzpunkt *Unbefriedigte Beziehungsmotive:* Beim Umgang mit den unbefriedigten Beziehungsmotiven kann sich der Therapeut der komplementären Beziehungsgestaltung bedienen. Diese hat den Effekt, dass wichtige Beziehungsmotive des Klienten befriedigt werden. Zur Bearbeitung können Strategien eingesetzt werden, die dem Klienten verdeutlichen, dass sein Verhalten bestimmte Motive nicht befriedigt und es können alternative Verhaltensweisen aufgebaut werden.

Die dritte Art von Schwierigkeiten umfasst die Problembereiche, die sich vor allem im Therapieprozess zeigen und die die Bearbeitung der problemdeterminierenden Faktoren behindern.

- Ansatzpunkt *Mangelndes Vertrauen zum Therapeuten bzw. „mangelnder Beziehungskredit“:* Zum Aufbau einer vertrauensvollen Arbeitsbeziehung zwischen Klient und Therapeut dienen Techniken der Beziehungsgestaltung. Unterschieden wird hier zwischen allgemeiner und komplementärer Beziehungsgestaltung.
- Ansatzpunkt *Fehlende Änderungsmotivation und fehlender Arbeitsauftrag:* Die Techniken zur Steigerung der Therapiemotivation zielen darauf ab, Klienten zu Veränderungsprozessen zu motivieren und sie dazu zu befähigen, sich wirklich zu Veränderungen zu *entschließen* (Sachse, 2009a; Sachse, Püschel et al., 2008.
  Konfrontationstechniken zielen darauf ab, Klienten Problemaspekte, Kosten, Verarbeitungsprozesse, Handlungen u. Ä. deutlich zu machen. Hierdurch wird auch eine ich-syntone Störung ich-dyston, und es kann Änderungsmotivation aufgebaut und ein Arbeitsauftrag herausgearbeitet werden (Sachse, Sachse & Fasbender, 2010).
- Ansatzpunkt *Hohe Vermeidungstendenzen:* Weisen Klienten ein extrem hohes Maß an Vermeidung auf, dann haben sie dadurch keinen Zugang zu eigenen Affekten, Kognitionen und Emotionen. Spezielle Techniken der KOP zielen darauf ab, die Vermeidung zu reduzieren, sodass Klienten eine internale Perspektive einnehmen und eigene Verarbeitungsprozesse rekonstruieren können.
  Hierzu gehören zwei Gruppen von Interventionsverfahren:
  a) Steuerung und
  b) Bearbeitung der Bearbeitung (Sachse, 1995a, 1995b, 2006c).

## 5.5 Von der theoretischen zur praktischen Indikation

Aus den bisherigen Ausführungen ergibt sich, dass es für eine Indikation in der Praxis wesentlich ist, bei einem konkreten Klienten festzustellen, ob die relevanten internalen Determinanten vorliegen oder nicht (= Diagnostik der Determinanten).

Das am weitesten verbreitete Diagnostikinstrument ist die Exploration. Für sie gilt ebenso wie die Testdiagnostik, dass Aspekte, die Klienten nicht explizit kognitiv repräsentiert sind, nicht valide erfasst werden können. Außerdem sind beide Zugangswege anfällig für Verzerrungen, die dadurch entstehen, dass Klienten mit Interaktionsschwierigkeiten die Intention haben, sich in bestimmter Weise darzustellen.

Deshalb ist es sinnvoll, zusätzlich Interaktionsdiagnostik zu betreiben. Zum einen brauchen Schemata, Motive und Spiele, um überhaupt erkennbar zu sein, entsprechende Aktivierung durch relevante auslösende Situationen; d. h. dass entsprechende Indikatoren meist nur in Interaktionssituationen auftreten. Zum anderen lassen sich mit entsprechenden Wissensstrukturen auf Seiten des Diagnostikers in der Interaktion relevante Determinanten, die der Klient nicht bewusst repräsentiert hat, erschließen. Hierfür kann ein längerer Therapieprozess erforderlich sein.

Wenn bei einem Klienten die beschriebenen Problemdeterminanten diagnostiziert werden, sind die dargestellten KOP-Strategien indiziert.

Sind diese Bedingungen nicht gegeben, d. h. *andere* als die genannten Gründe liegen einem Klientenproblem zugrunde, dann besteht *keine* Indikation für KOP. Dies ist insbesondere der Fall, wenn Probleme (z. B. ein Angstproblem) auf klassische Konditionierungsprozesse, auf Kompetenzdefizite oder auf neuropsychologische Funktionsdefizite zurückgehen. In diesen Fällen sind verhaltensnahe Techniken wie Reizkonfrontation oder Trainings indiziert. Diese können ggf. (z. B. wenn zusätzlich ein Schemaproblem vorliegt) mit Techniken der Klärungsorientierten Psychotherapie kombiniert werden.

Hieran schließt sich die Frage an, bei welchen psychischen Störungen die beschriebenen internalen Determinanten relevant sind und somit eine Indikation zur Klärungsorientierten Psychotherapie gegeben ist.

## 5.6 Indikation zur KOP bei verschiedenen psychischen Störungen

Bei folgenden Störungen besteht eine Indikation für KOP. Diese Auflistung hat keinen Anspruch auf Vollständigkeit, sondern betrachtet lediglich die häufigsten psychischen Störungen.

*(1) Persönlichkeitsstörungen*
Die reinen Persönlichkeitsstörungen sind histrionisch, narzisstisch, dependent, selbstunsicher, passiv-aggressiv, zwanghaft, paranoid und schizoid und können sinnvoll mit KOP behandelt werden. Auch wenn sich die Ausprägung der einzelnen Merkmale zwischen diesen Störungen unterschiedet, sind sie gekennzeichnet durch unbefriedigte Beziehungsmotive, dysfunktionale und kompensatorische Schemata, dysfunktionales Interaktionsverhalten, mangelndes Vertrauen zum Therapeuten.

Die Borderline-Persönlichkeitsstörung gehört zu den hybriden Störungen. Ein Teil der Störung lässt sich durch die bei den reinen Persönlichkeitsstörungen beschriebenen Merkmale erklären. Hierfür ist KOP indiziert. Hinzu kommt eine Emotionsregulationsstörung, die am besten durch ein Training im Rahmen einer dialektisch-behavioralen Therapie zu behandeln ist.

*(2) Psychosomatik*
Bei psychosomatischen Klienten (v. a. Herz-Kreislauf- und Magen-Darm-Erkrankungen) finden sich als Determinanten unklare Motive und Alienation, dysfunktionale Schemata und sehr starke Vermeidenstendenzen. Alle diese Ansatzpunkte sind durch KOP sehr gut therapierbar.

*(3) Abhängigkeitserkrankungen*
Bei Klienten mit Abhängigkeitserkrankungen finden sich dysfunktionale Schemata, Alienation, fehlende Motivation und Vermeidung. Zudem ist hier die hohe Komorbidität mit Persönlichkeitsstörungen relevant.

*(4) Depression*
Bei Depressionen spielen neben anderen Prozessen, die auch andere Interventionsformen erfordern, dysfunktionale Schemata eine Rolle. Auch hier ergeben sich sehr gute Ansatzpunkte für KOP.

*(5) Angststörungen*
Während bei der Spezifischen Phobie und der Panikstörung mit und ohne Agoraphobie die genannten Determinanten kaum eine Rolle spielen, sind gerade bei den „komplexeren" Angststörungen die zugrunde liegenden dysfunktionalen Schemata nicht zu vernachlässigen. Hierzu gehören die Soziale Phobie, die Zwangsstörung, die Generalisierte Angststörung und die Posttraumatische Belastungsstörung.

Zu prüfen ist auch bei jeder Angst, ob die sorgenvolle Beschäftigung mit bestimmten Themen nicht von anderen schmerzhafteren Themen ablenkt oder ein diffuses Gefühl (verursacht durch die Aktivierung) durch das Lenken der Aufmerksamkeit auf ein bestimmtes Ziel (z. B. der Möglichkeit, eine körperliche Erkrankung zu haben) vermeintlich kontrollierbar wird.

# 6 Ein Phasenmodell für die Klärungsorientierte Psychotherapie

In diesem Kapitel wird ein Therapie-Phasen-Modell für die KOP als Heuristik für Therapeuten vorgestellt.

Ein Phasen-Modell ist für ein Psychotherapie-Konzept hilfreich, denn es erlaubt Therapeuten eine Orientierung: Es ermöglicht eine Bestimmung, in welcher Phase ein Therapeut sich mit einem Klienten (bzw. mit einem Klienten-Thema) befindet, welche Arten von Interventionen nun möglich und notwendig sind und welche Interventionen noch nicht angezeigt sind.

Therapeuten sollten ein Phasen-Modell als eine *Heuristik* betrachten: Als eine nützliche Orientierung, als eine Art „Therapie-GPS".

Das Modell geht nicht davon aus, dass die Phasen von einem Klienten *linear* durchlaufen werden: Ein Klient macht rekursive Schleifen: Beim EPR kann z. B. deutlich werden, dass Schema-Aspekte noch nicht ausreichend geklärt sind. Dann muss der Therapeut in den Klärungsprozess zurückkehren und dann wieder ins EPR.

Beim Transfer kann deutlich werden, dass Schema-Aspekte noch nicht ausreichend bearbeitet sind; dann kehrt der Therapeut ins EPR zurück usw.

Ein Klient befindet sich oft auch nicht mit allen Problemen in der gleichen Phase: Ein Problem x kann für den Klienten relativ wenig selbstwertbelastend sein: Er schafft hier schnell Vertrauen zum Therapeuten und befindet sich unter Umständen damit schon in Phase 3; im Hinblick auf ein stark belastendes Problem befindet er sich dagegen noch in Phase 1. Man schließt die Phasen auch nicht wirklich ab: In Phase 2 und 3 realisiert ein Therapeut noch in hohem Maße Beziehungsgestaltung: Nur stehen hier andere Aspekte im Fokus.

## 6.1 Phase 1: Beziehungsaufbau

*Die erste Phase der Therapie dient im Wesentlichen dem Beziehungsaufbau*: Der Etablierung einer tragfähigen und vertrauensvollen Therapeut-Klient-Beziehung.

*Der Klient muss zum Therapeuten personales und Kompetenz-Vertrauen aufbauen.* Personales und Kompetenz-Vertrauen sind die Grundlage dafür, dass der Klient sich öffnet, dem Therapeuten *relevante Probleme mitteilt* und sich compliant verhält.

Der Therapeut muss einen „Beziehungskredit" beim Klienten schaffen: Ein „Konto", das es ihm gestattet, sich auch „konfrontative" Interventionen „zu leisten", die „Beziehungskredit kosten" (Sachse, 2006d, 2015b). Der Therapeut muss hier sowohl eine allgemeine Beziehungsgestaltung (Empathie, Akzeptierung, Respekt etc.) realisieren als auch eine komplementäre Beziehungsgestaltung.

In der Phase der Beziehungsgestaltung hat diese *Priorität*: Der Klient darf über periphere Inhalte sprechen, die Inhaltsebene ist hier von untergeordneter Bedeutung. Der Therapeut erwartet allerdings, dass ein Klient Inhalte thematisiert, die mit ihm persönlich zu tun haben!

Nicht bei allen Klienten ist diese Phase gleich wichtig: Bei Angst-Klienten ist eine spezielle Beziehungsgestaltung oft kaum nötig; bei Klienten mit Persönlichkeitsstörungen ist sie essentiell.

In dieser Phase muss ein Therapeut neben dem Beziehungsaufbau aber noch andere Aufgaben erledigen:

- Er sollte (von der ersten Minute der Interaktion mit dem Klienten an) ein Modell vom Klienten aufbauen; Teil des Modells ist eine Diagnose, die im Laufe der Therapie elaboriert und überprüft wird.
- Er sollte vertiefende Interventionen „bis an die Kante des Möglichen" realisieren, um „Marker" zu setzen.
- Er sollte, soweit erforderlich, „didaktisieren": Dem Klienten erläutern, was Therapie ist, was ein Klient tun sollte etc.

Ziel dieser Phase ist die „Herstellung von Beziehungskredit": Der Therapeut kann erkennen, dass er nun Beziehungskredit hat,

- wenn ein Klient beginnt, über unangenehme, peinliche, selbstwertbelastende Themen zu sprechen;
- wenn ein Klient nur noch in minimalem Ausmaß Images und Appelle produziert.

Wie lange diese Phase dauert, ist vom Klienten und von der Störung abhängig: Bei Angst-Klienten dauert sie oft nur 1 Stunde, bei mittelstarken narzisstischen Störungen 3–5 Stunden; bei schweren Distanzstörungen kann sie 20–30 Stunden dauern.

## 6.2 Phase 2: Umgang mit spezifischen Schwierigkeiten

Klienten mit psychosomatischen Störungen weisen ein extrem hohes Maß an *Vermeidung* auf: Bei diesen muss der Therapeut in dieser Phase an einer „Bearbeitung der Bearbeitung", an einer systematischen Reduktion der Vermeidung arbeiten. Diese Phase kann 5–15 Stunden dauern.

Klienten mit Persönlichkeitsstörungen zeigen zu Therapiebeginn keine ausreichende *Änderungsmotivation*: In diesen Fällen muss mit Hilfe konfrontativer Interventionen eine Änderungsmotivation aufgebaut werden. Diese Phase kann 5–20 Stunden in Anspruch nehmen.

Phase 2 kommt nur zur Anwendung, wenn Klienten die entsprechenden Probleme aufweisen; sonst entfällt Phase 2. Phase 2 ist dann abgeschlossen, wenn Klienten einen „Arbeitsauftrag" an den Therapeuten geben und im Hinblick auf entsprechende Interventionen des Klienten „compliant" sind.

## 6.3 Phase 3: Klärung von Schemata und/oder Motiven

In Phase 3 findet eine Klärung relevanter Schemata und/oder Motive statt: Hier führen Therapeut und Klient intensive Explizierungsprozesse durch und arbeiten alle problemrelevanten Schemata systematisch heraus.

Phase 3 stellt damit eine entscheidende „Arbeitsphase" des Psychotherapieprozesses dar: Der Klient arbeitet nun, mit starker Unterstützung des Therapeuten, an der Klärung aller relevanten Schemata.

## 6.4 Phase 4: Bearbeitung von Schemata, Trainings

In Phase 4, wenn Schemata hinreichend geklärt sind, arbeiten Therapeut und Klient an der Bearbeitung der Schemata, insbesondere mit Hilfe des Ein-Personen-Rollenspiels. Alle Schemata werden hinterfragt, widerlegt und neue, alternative Schemata werden systematisch entwickelt.

Außerdem werden in dieser Phase Trainings durchgeführt: Trainings sozialer Kompetenz, Trainings der Emotionsregulation, Reizkonfrontationen etc.

In dieser Phase

- werden Schemata aktiv gehemmt und alternative Schemata aktiv entwickelt;
- arbeitet ein Therapeut stark kontextorientiert, denn die neuen Schemata müssen sich nicht nur in die Struktur des Klienten einordnen lassen, sie müssen auch im Lebenskontext des Klienten funktionieren;
- arbeitet ein Therapeut stark ressourcenorientiert und lösungsorientiert: daher realisiert der Therapeut hier ganz andere Strategien als in der Klärungsphase.

## 6.5 Phase 5: Transfer

In dieser Phase soll ein Klient die alternativen Schemata, die er erarbeitet hat, oder die neuen Verhaltensweisen im Alltag erproben.

Hier vereinbart ein Therapeut mit dem Klienten genaue Hausaufgaben, wertet diese aus, und leitet, je nach Ergebnis, weitere Therapie-Schritte ein.

Diese Phase ist wesentlich, denn nach unserer Auffassung bedeutet „Therapieerfolg" nicht, dass sich ein Klient im Therapie-Raum wohl fühlt; Therapieerfolg bedeutet, dass ein Klient in seinem Lebenskontext nun anders und besser handeln, denken und fühlen kann.

Daher sollten Therapeuten aktiv dafür sorgen, dass therapeutische Fortschritte „im Lebenskontext des Klienten ankommen".

# 7 Therapeutische Regeln in der Klärungsorientierten Psychotherapie

In diesem Kapitel werden zentrale heuristische Regeln der KOP explizit gemacht, an denen sich ein Therapeut im Therapieprozess gut orientieren kann.

## 7.1 Einleitung

Klärungsorientierte Psychotherapie (KOP) ist, das zeigen alle Ergebnisse, eine sehr effektive Psychotherapieform, die Therapeuten viele flexible Handlungsmöglichkeiten eröffnet und Therapeuten befähigt, Klienten-Prozesse sehr konstruktiv zu steuern (Sachse, 1992a, 2003a; Sachse, Fasbender, Breil & Püschel, 2009; Sachse & Sachse, 2009).

Klärungsorientierte Psychotherapie ist aber auch, das sagen alle Therapeuten, die sie gelernt haben, und alle Supervisoren, die sie supervidieren, *eine sehr komplexe Therapieform*, die von Therapeuten eine sehr hohe Expertise verlangt: Therapeuten müssen ein breites psychologisches Hintergrundwissen aufweisen, müssen in der Lage sein, Informationen schnell und effektiv zu verarbeiten und müssen gezielte Interventionen realisieren, die Klärungs- und Bearbeitungsprozesse von Klienten konstruktiv fördern (Sachse, 2006a, 2009b).

Therapeuten sollten dabei therapeutischen Regeln folgen; sie sollten diese Regeln aber nicht „manualhaft" befolgen, sondern sie sollten Regeln wiederum *expertenhaft richtig umsetzen. Regeln sollen Therapeuten in die Lage versetzen, das Richtige zum richtigen Zeitpunkt zu tun.*

Regeln stellen somit eine wichtige „Wissensbasis" dar, über die Therapeuten schnell und zuverlässig verfügen können und die sie flexibel und situationsadäquat einsetzen sollten. Daher reicht es nicht, Regeln zu kennen; man muss vielmehr in ihrer Anwendung *trainiert* sein (Becker & Sachse, 1998).

Bevor man jedoch trainiert sein kann, muss man Regeln natürlich erst einmal kennen und verstehen; und dazu dient dieser Text: Er beschreibt die relevantesten Regeln für Therapeuten, die Klärungsorientierte Psychotherapie anwenden wollen.

Die hier dargestellten Regeln leiten sich einerseits aus den empirischen Ergebnissen zur KOP ab, andererseits auch aus unserer Therapie-, Supervisions- und Ausbildungserfahrung. Sie stellen daher aus unserer Sicht eine wertvolle Heuristik für die therapeutische Arbeit dar.

## 7.2 Regeln zur Beziehungsgestaltung

Der grundlegendste Aspekt von Psychotherapie ist die Gestaltung der therapeutischen Beziehung durch den Therapeuten (vgl. Sachse, 2006c): Beziehungsgestaltung ist das Erste, was ein Therapeut tut, und der Therapeut muss es durchweg, das heißt über den gesamten Therapieverlauf hindurch tun. Beziehungsgestaltung dient der Herstellung einer vertrauensvollen Therapeut-Klient-Beziehung: Ohne eine solche wird auch der „Rest" der Therapie nicht funktionieren.

### *7.2.1 Gestalte aktiv eine therapeutische Beziehung zum Klienten, sodass der Klient Vertrauen zum Therapeuten und Vertrauen zu sich selbst entwickeln kann!*

Beziehungsgestaltung ist in der Therapie zentral: Ein Therapeut muss *aktiv*, geplant, überlegt und zielgerichtet eine Beziehung zum Klienten gestalten, damit der Klient der Person und der Kompetenz des Therapeuten vertraut; nur dann wird die Voraussetzung für eine konstruktive therapeutische Arbeit geschaffen. Der Therapeut sollte außerdem *dem Klienten Zutrauen in sich selbst vermitteln*, denn die benötigt der Klient, um sich unangenehmen Probleminhalten „stellen" zu können.

Beziehungsgestaltung hat damit viele unterschiedliche Aspekte, von denen die Wichtigsten hier aufgeführt werden sollen.

### *7.2.2 Tue nie etwas, was dem Klienten schaden könnte!*

Dies ist das *grundlegendste* Prinzip der therapeutischen Arbeit: Ein Therapeut sollte niemals im Therapieprozess etwas tun, das dem Klienten schaden könnte!

Dies klingt auf den ersten Blick trivial; es gibt jedoch Situationen, in denen dieses Prinzip hoch bedeutsam ist. Ein Beispiel ist die Situation, in der ein Therapeut sich entscheidet, dass er mit einem bestimmten Klienten nicht arbeiten kann. Er kann zu dem Schluss kommen, dass es den Klienten beeinträchtigen könnte, wenn er dem Klienten sagt, dass er ihn unsympathisch o. Ä. findet, selbst dann, wenn er klarmacht, dass dies nur „sein Problem" ist; der Klient kann es in jedem Fall als Abwertung auffassen. In diesem Fall ist keineswegs „Echtheit" das höchste therapeutische Gut, sondern das Prinzip, dem Klienten nicht zu schaden. Daher findet der Therapeut eine andere Begründung für den Klienten: z. B. die, dass er für die Probleme des Klienten kein Experte ist und dem Klienten daher einen anderen Therapeuten empfiehlt. Das bedeutet *keineswegs*, dass ein Therapeut dem Klienten gegenüber unehrlich sein *sollte*: Wenn jedoch Ehrlichkeit schaden würde, dann ist sie *nicht* angebracht. Es ist *wichtiger, nichts* zu tun, was dem Klienten schaden könnte.

### *7.2.3 Vermittle dem Klienten andere und konstruktivere Erfahrungen als im Alltag!*

Therapie kann nicht die Fortsetzung des Alltags mit anderen Mitteln sein: dann wäre Therapie genauso effektiv wie der Alltag, nämlich gar nicht! Der Klient soll sowohl bezüglich der therapeutischen Beziehung, als auch der therapeutischen Bearbeitung andere und konstruktivere Erfahrungen machen als im Alltag. Aus diesem Grund muss Therapie auch durchdacht, zielorientiert, auf den Klienten abgestimmt und *von der Expertise des Therapeuten getragen sein!*

Ein Klient kommt in Therapie, weil sein normales Unterstützungssystem im Alltag zur Bewältigung seiner Probleme nicht mehr ausreicht. Es genügt offenbar nicht, das Problem mit Freunden und Bekannten zu besprechen, die „normalen" sozialen Rückmeldungen und Bestätigungen reichen offenbar nicht aus. Der Klient benötigt daher ganz offensichtlich in der Therapie ein Angebot, das über Alltagskommunikation hinausgeht. Was der Klient im Einzelfall benötigt, kann nur über spezifische Diagnostik ermittelt werden.

Prinzipiell ist es jedoch notwendig, dass das therapeutische Angebot in zwei Bereichen über den Alltag hinausgeht:

- in der Gestaltung der Beziehung,
- in der Gestaltung der Interventionen.

Bezüglich der Interventionen müssen Therapeuten relevante Klientenprozesse gezielt fördern, *aber auch dysfunktionale Prozesse gezielt blockieren*, etwas, das in Alltagskommunikationen unmöglich ist. Dies impliziert auch die Realisation von Interaktionsformen, die man sich im Alltag kaum erlauben darf: Den Klienten zu unterbrechen, ihn darauf aufmerksam zu machen, dass er eine Frage nicht beantwortet, ihn mit Widersprüchen zu konfrontieren usw. Die Realisation sinnvoller Interventionen erfordert es manchmal, *dass der Therapeut soziale Konventionen der Interaktion bewusst verletzt.*

Auf der Ebene der Beziehungsgestaltung kann der Therapeut durch Realisation von Akzeptierung, Kongruenz und empathischem Verstehen Grundvoraussetzungen schaffen für eine Selbstöffnung des Klienten, die weit über das Maß an Offenheit hinausgeht, das der Klient im Alltag mit Freunden oder Partnern erreichen kann.

Das Postulat impliziert auch, *dass ein Therapeut sich nicht auf der Verhaltensebene komplementär verhalten soll*, da er dadurch in der Regel *keine* anderen Erfahrungen als im Alltag machen kann: Das bedeutet z. B., dass der Therapeut nicht einfach „solidarisch" mit dem Klienten ist, auch dann nicht, wenn der Klient dies erwartet, sondern dass der Therapeut in der Lage ist, Annahmen des Klienten zu hinterfragen, auch dann, wenn dies dem Klienten unangenehm ist.

Eine wesentliche Implikation dieses Prinzips ist auch, dass ein Therapeut nicht wie in Alltagssituationen „höflich" sein kann: Therapeuten konfrontieren Klienten mit peinlichen Inhalten, sie stellen die gleiche Frage dreimal usw. D. h., *sie tun viele Dinge, die Interaktionspartner im Alltag nie tun würden* (und auch nie tun sollten!). Therapeuten sind auch loyal mit den Klienten: d. h., sie unterstützen ihre Klienten, stützen sie, bauen sie auf usw.; sie solidarisieren sich aber *nicht* mit ihren Klienten *gegen* Dritte; sie lassen sich nicht als „normale" Interaktionspartner in das soziale Netz des Klienten „einbauen".

### *7.2.4 Gestalte in der ersten Phase der Therapie eine therapeutische Beziehung nach den Regeln der allgemeinen Beziehungsgestaltung!*

Realisiere im Therapieprozess so weit wie möglich Empathie, Akzeptierung, Wärme, Loyalität, Echtheit und Transparenz.

Die therapeutischen Basisvariablen bilden das *Fundament* der Klärungsorientierten Therapie. Ein Therapeut sollte dem Klienten immer akzeptierend und empathisch entgegentreten, um die therapeutische Beziehung immer zu „pflegen". Das hilft dem Therapeuten auch, eine klientenzentrierte Grundhaltung zu wahren, die für eine Klärungsorientierung zentral ist.

Der Klient muss sich in der therapeutischen Beziehung angenommen, nicht bedroht, unterstützt und verstanden fühlen, nur dann ist es ihm möglich, sich unangenehmen Inhalten zu stellen und sie dem Therapeuten mitzuteilen: Ist diese Bedingung nicht gegeben, finden Klärungsprozesse gar nicht statt, da der Klient sich dem Therapeuten gegenüber gar nicht öffnet und sich selbst unangenehmen Inhalten gar nicht stellt.

### 7.2.5 *Behandle den Klienten wie einen geschätzten Kunden!*

Der Klient ist ein Kunde, der den Therapeuten aufsucht, weil er Unterstützung bei der Klärung und Bewältigung seiner Probleme benötigt. Der Klient ist eine Person, der Respekt entgegengebracht werden sollte: Respekt als Person und Respekt als Kunde.

Auf keinen Fall darf sich ein Therapeut leisten, Klienten als „nicht zurechnungsfähig", „unfähig", „schwach", „unreif", „naiv", o. Ä. anzusehen und zu behandeln: Denn der Klient wird darauf mit Rückzug und Abwehr reagieren und der Therapeut wird mit einer solchen Einstellung niemals die nötigen Basisvariablen realisieren können! Somit kann eine tragfähige therapeutische Allianz niemals zustande kommen.

Aufgrund der *respektvollen Haltung*, die Therapeuten ihren Klienten gegenüber realisieren sollen, trete ich dafür ein, dass sie ihre Kunden auch *Klienten* und nicht „Patienten" nennen. Ein „Klient" ist jemand, der ein Anliegen hat und Rat sucht; ein „Patient" ist jemand, der krank ist und Behandlung braucht. Personen mit psychischen Problemen sind aber nicht „krank", sie haben eine psychologisch beschreibbare Problematik, die man „Störung" nennen kann, aber sie haben keine „Krankheit" oder „Erkrankung"; auch wenn die Krankenkassen eine solche Kategorisierung verlangen!

### 7.2.6 *Gestalte die Beziehung nach den Regeln komplementärer Beziehungsgestaltung, wenn ein Klient ein (oder mehrere) Beziehungsmotiv(e) in stärkerer Ausprägung aufweist und wenn Du die Beziehungsmotive rekonstruiert hast!*

Zeigt ein Klient in hohem Ausmaß in seinem Interaktionsverhalten, dass er (dem Therapeuten gegenüber) starke Beziehungswünsche im Sinne zentraler Beziehungsmotive hat (z. B. nach Anerkennung, Wichtigkeit u. a.), dann sollte der Therapeut sich (in der ersten Phase der Therapie) komplementär zu diesen Wünschen verhalten und diese, soweit es die therapeutischen Regeln zulassen, befriedigen: Will ein Klient Anerkennung, dann erhält er vom Therapeuten so viel Anerkennung wie möglich; will er ernst genommen werden, dann nimmt ihn der Therapeut in hohem Maße ernst usw.

Komplementäre Beziehungsgestaltung ist die wichtigste Handlungsmöglichkeit von Therapeuten, „Beziehungskredit" aufzubauen und damit eine vertrauensvolle Therapeut-Klient-Beziehung zu etablieren, auf der alle weiteren (klärenden, konfrontierenden und bearbeitenden) Interventionen basieren.

### 7.2.7 *Stärke das Zutrauen des Klienten in seine Kompetenzen und seine Fähigkeiten, mit dem Problem konstruktiv umgehen zu können*

Klienten müssen sich im Therapieprozess unangenehmen Schemata stellen; nur wenn sie dies tun, können sie die problemrelevanten Schemata klären, bearbeiten und verändern!

Klienten haben aber oft den Eindruck, ihren Problemen nicht gewachsen zu sein; haben Angst, von Problemen oder negativen Gefühlen „überschwemmt“, überwältigt werden zu können.

Daher ist es wichtig, dass Therapeuten den Klienten in der therapeutischen Beziehung stark das Gefühl vermitteln, dass sie davon überzeugt sind, dass der Klient (mit Hilfe des Therapeuten) in der Lage ist, sein Problem anzuschauen, sich ihm zu stellen, es zu bearbeiten und letztlich zu bewältigen. Diese Überzeugung sollten sie den Klienten stark vermitteln: Z. B. dadurch, dass sie den Klienten auffordern, Inhalte nicht zu vermeiden; dadurch vermitteln sie dem Klienten indirekt, dass sie ihn für stark genug halten, sich den Inhalten zu stellen.

Therapeuten sollten aber dem Klienten auch *explizit* vermitteln, dass sie ihm stark zutrauen, z. B. durch Aussagen wie: „Ich weiß, dass Sie es schaffen werden, das Problem in den Griff zu bekommen.“; „Sie sind nicht das Problem, sondern Sie haben ein Problem; Sie haben aber noch viele Stärken und Ressourcen und viele Aspekte in Ihrem Leben funktionieren gut. Das Problem existiert, aber es ist *nicht* übermächtig!“ Oder: „Sie haben in Ihrem Leben einiges erreicht. Also kann es überhaupt nicht stimmen, dass Sie völlig inkompetent sind. Wichtig ist es jetzt, dass Sie diese Kompetenzen, die Sie haben, erkennen und zur Bewältigung Ihres Problems einsetzen!“.

### 7.2.8 *Wahre Neutralität und Arbeitsdistanz!*

Die therapeutische Beziehung ist eine besondere Art von Beziehung. Ein Aspekt, der sie besonders macht, ist, dass ein Therapeut bei aller therapeutischen Allianz eine *Arbeitsdistanz* zum Klienten behält.

*Der Therapeut will (persönlich) nichts für den Klienten, er will (persönlich) nichts von der Beziehung, er hat keine Ansprüche an den Klienten und er kann eine neutrale, betrachtende Haltung dem Klienten gegenüber einnehmen.*

Der Klient muss auch niemals etwas „für den Therapeuten tun“: Der Therapeut akzeptiert alle Entscheidungen des Klienten, auch die Entscheidung, sich *nicht* zu verändern!

In seiner Rolle als Therapeut hat der Therapeut die Intention, die Prozesse des Klienten so konstruktiv wie möglich zu gestalten, damit der Klient so gute therapeutische Fortschritte macht wie möglich; als Person aber hat der Therapeut keinerlei Absichten und Anforderungen an den Klienten: Entscheidet sich der Klient dafür, sich *nicht* zu verändern, dann ist das für den Therapeuten völlig in Ordnung! Der Therapeut hat damit keine Gründe, die vom Klienten kommende Information zu verzerren, z. B. bestimmte Schwächen des Klienten zu ignorieren oder den Klienten zu schonen.

Der Therapeut muss in der Lage sein, dem Klienten deutlich zu machen, wie dieser Klient seine Realität konstruiert, welche Konsequenzen diese Konstruktion hat und, gegebenenfalls, dass viele Probleme des Klienten, auch Partner-Probleme, auf diese Konstruktionen und die daraus resultierenden Handlungen zurückgehen. Oft muss ein Klient erkennen, dass er einen wesentlichen Beitrag zu einem interaktionellen Problem leistet. Der Therapeut muss damit prinzipiell in der Lage sein, den Klienten mit Alternativ-Interpretationen zu konfrontieren, die oft für den Klienten gar nicht angenehm sind. Der Therapeut muss in der Lage sein, Annahmen des Klienten zu hinterfragen, die der Klient gar nicht gern hinterfragt haben möchte. Dies kann der Therapeut aber nur, wenn er *neutral* bleibt; wenn er davon ausgeht, dass alles, was der Klient sagt, lediglich eine *Konstruktion der Realität* ist; wenn er nicht davon ausgeht, dass „sein" Klient in Partner-Problemen grundsätzlich der „Held", der Unschuldige oder das Opfer ist; sondern wenn er annimmt, dass „zu dem Spiel immer zwei gehören", im Augenblick aber nur die höchst subjektive Meinung eines Einzelnen verfügbar ist. Wir empfehlen daher den Therapeuten, sich über dem Kopf des Klienten ein großes, rotes, leuchtendes Schild zu imaginieren, auf dem steht:

Es ist nur eine Konstruktion!
Und jede Konstruktion kann hinterfragt und verändert werden!

Der Therapeut ist kein Freund, der sich solidarisieren kann, der dem Klienten alles abnimmt, der ihn für toll, heldenhaft und integer hält usw. Der Therapeut sollte nicht zum *Teil des Klientensystems* werden, zu einem Teil des Systems, das den Klienten schützt, fördert usw. und das damit die Notwendigkeit einer Veränderung reduziert. Der Therapeut wird dann nämlich von einem Veränderer zu einem *Stabilisator eines pathologischen Systems*. Dies würde in der Tat die Ziele und Ansprüche der Therapie ad absurdum führen.

Neutralität ist aber ein wesentlicher Faktor, der Therapie von Beratung unterscheidet: als Berater, als jemand, der in eine Krise eingreift usw. habe ich andere Ziele. Hier kann ich parteiisch sein, stützen, schützen usw. Als Therapeut aber liegt das Ziel deutlich höher: ich will den Klienten nicht stützen, ich will, dass der Klient sich selber stützt. Therapie ist keine Krisenintervention.

### *7.2.9 Realisiere bei allen Interventionen Aspekte der Beziehungsgestaltung*

Interventionen des Therapeuten können ganz unterschiedliche therapeutische Ziele verfolgen: Der Therapeut kann die Intention haben, dass der Klient seine Perspektive internalisiert, dass er einer Fragestellung folgt, dass er bestimmte Informationen aus dem Gedächtnis abruft usw. Ein Therapeut kann somit die Bearbeitung des Klienten steuern, oder er kann Inhalte in den Fokus der therapeutischen Arbeit stellen.

In solchen Fällen hat der Therapeut die Therapeut-Klient-Beziehung *nicht* im Fokus der Arbeit: Seine Aufmerksamkeit ist primär auf die Steuerung der Klienten-Prozesse ausgerichtet.

Es ist für den Therapieprozess vorteilhaft, *wenn es dem Therapeuten gelingt, immer auch den Beziehungsaspekt mit zu berücksichtigen*. Denn der Therapeut benötigt für alle Interventionen des Klienten *Compliance* und damit benötigt er immer ein hohes

Maß an Beziehungskredit! Und diesen muss er nicht nur am Anfang der Therapie schaffen, er muss ihn auch über den gesamten Therapieprozess aufrechterhalten und ihn immer wieder „auffüllen“!

Aus diesem Grunde sollten Therapeuten darauf achten, dass sie mit jeder Intervention, die sie machen, gleichgültig, was damit primär beim Klienten erreicht werden soll, *immer positive Beziehungsbotschaften mit realisieren.* Dies gilt auch für konfrontative Interventionen: Der Therapeut möchte, dass der Klient sich mit bestimmten Inhalten befasst, nicht, um den Klienten zu ärgern, sondern weil dies für die Lösung von Problemen wichtig sein könnte!

Therapeuten können durch die Formulierung, die sie wählen, durch die Betonungen, durch die Stimmlage, dem Klienten immer implizit die Botschaften vermitteln:
- „Ich, Therapeut, bin auf Deiner Seite.“
- „Ich, Therapeut, bemühe mich, Dich zu unterstützen.“
- „Ich, Therapeut, respektiere und akzeptiere Dich.“
- „Ich, Therapeut, bin davon überzeugt, dass Du, Klient, Ressourcen aufweist, dass Du ok bist und dass ich Dir eine konstruktive Bearbeitung des Problems zutraue.“

Damit ist zwar die erste Phase jeder Therapie primär eine Phase des Beziehungsaufbaus und der aktiven Beziehungsgestaltung durch den Therapeuten; die Beziehungsgestaltung ist aber keineswegs abgeschlossen! Beziehungsgestaltung erfolgt durch den Therapeuten *durch die gesamte Therapie hindurch* und, wenn möglich, durch alle Interventionen hindurch.

## 7.3 Experten-Rolle und Prozessverantwortung

Therapeuten müssen im Therapieprozess *ihren* Teil der Verantwortung für den Therapieprozess übernehmen; dazu gehört auch, und zwar zentral, die Rolle eines Prozessexperten mit allen dazugehörigen Aspekten anzunehmen.

### *7.3.1 Bestimme Deine Experten-Rolle und wahre Inhaltsabstinenz, soweit dies möglich ist!*

*Therapeuten sind Experten für die Psychotherapie*; sie bringen ihre Experten-Kompetenz in die Psychotherapie ein und helfen Klienten dabei gezielt und professionell bei der Klärung und Bearbeitung ihrer Probleme. Therapeuten sollten daher ihre Expertenrolle mit allen Konsequenzen auch übernehmen!

Die Expertenrolle zu übernehmen bedeutet, den Prozess des Klienten gezielt, bewusst und konstruktiv zu steuern, also gezielt in Klienten-Prozesse einzugreifen, sich *prozessdirektiv* zu verhalten, denn die Steuerung des Klienten-Prozesses ist eine genuine Aufgabe des Therapeuten.

Als Therapeut sollte man diese Rolle und die damit verbundene Verantwortung *aktiv* übernehmen: Man geht davon aus, dass der Klient den Klärungs- und Bearbeitungsprozess nicht selbst steuern kann, dass man ihn also als Therapeut steuern muss: Man muss dem Klienten gezielte, konstruktive *Bearbeitungsangebote* machen, man muss dem Klienten deutlich machen, was er wann tun sollte, worauf er seine Aufmerksamkeit richten, welcher Fragestellung er folgen sollte usw.

*Die Experten-Rolle zu übernehmen bedeutet aber nicht, in gar keiner Weise, dem Klienten vorzuschreiben, was und wie er denken soll, wofür oder wogegen er sich entscheiden soll, wie er handeln soll usw.!* Der Klient ist und bleibt in der Therapie *Experte für seine Inhalte*: Nur er kann entscheiden, welche Probleme er ändern und angehen will und welche Lösungen er letztlich für sich akzeptieren will! Somit entscheidet auch immer der „Inhaltsexperte Klient" darüber, ob er ein Problem bearbeiten will oder nicht; ob er einen Problemaspekt klären will oder nicht, welche Lösungen er in sein System integrieren kann und will und welche nicht!

Man sollte sich völlig klar machen: Psychotherapie bedeutet, dass sich *zwei Experten zu einem Team zusammenschließen*: Dabei ist der *Therapeut der Experte für den Prozess*, der Experte dafür, wie man Probleme auf konstruktive Weise klärt und bearbeitet: Dieses Expertenwissen bringt der Therapeut in den Prozess ein und er hilft dem Klienten gezielt bei diesen Aufgaben.

*Der Klient ist aber der Experte für die Inhalte*: Der Klient entscheidet, *was* er ändern und bearbeiten will; der Klient entscheidet, wofür er sich entscheiden will und wie er sein Leben gestalten will! Diese Entscheidungen sind eindeutig *nicht* Aufgabe des Therapeuten! Somit hat der Therapeut auch die Entscheidungen des Klienten immer zu akzeptieren, selbst wenn der Klient sich dafür entscheiden sollte, seine Probleme zu behalten. (Allerdings hat dann der Therapeut die Freiheit zu entscheiden, wie er dann damit als Prozessexperte umgehen will: Er hat dann nämlich dem Klienten nichts Therapeutisches mehr anzubieten!)

### 7.3.2 Bestimme als Experte die Regeln der Therapie, mache die Regeln transparent, aber diskutiere sie nicht!

Geht man davon aus, dass Klienten in der Regel wenig Wissen über konstruktive Bearbeitung haben, dass sie oft in wenig konstruktiven Bearbeitungsstrategien festsitzen und dass eine Bearbeitung relevanter Motive usw. für sie hoch ambivalent, also mit z. T. starken Vermeidungstendenzen verbunden ist, dann folgt zwangsläufig, *dass der Therapeut die Regeln der Therapie bestimmen muss*. Der Therapeut ist der *Prozessexperte*, der dem Klienten Anregungen geben muss, wie der Klient besser als bisher mit seinen Problemen umgehen kann. Diese Rolle als Experte für den therapeutischen Verarbeitungs- und Veränderungsprozess muss der Therapeut auch *übernehmen*: Ein Therapeut muss sich als Experte sehen, als Experte, der Klienten konstruktiv bei der Klärung und Bearbeitung von Problemen hilft! *Und als Experte steuert der Therapeut den Bearbeitungsprozess des Klienten*: Der Therapeut leitet somit den Klärungsprozess des Klienten, da der Klient dies nicht selber kann.

Würde man dem Klienten erlauben, die Bearbeitung nach seinen Regeln zu betreiben, dann wäre diese Bearbeitung notwendigerweise *in* der Therapie genauso wie *außerhalb* der Therapie: nämlich völlig unkonstruktiv. Der Klient würde genauso den heißen Themen ausweichen, Realitätskonstruktionen unhinterfragt stehen lassen, immer die gleichen Fragen stellen und dieselben Antworten geben wie im Alltag. Die Therapie würde zur Fortsetzung des Alltags mit anderen Mitteln. Damit hätte sie ihre Rechtfertigung jedoch völlig verloren.

Damit ein Klient konstruktiv von der Therapie profitieren kann und er andere Erfahrungen machen kann als im Alltag, *darf der Klient nicht die Regeln der Therapie bestimmen*. Das bedeutet z. B., dass der Therapeut einen Themenwechsel, ein Ausweichen u. Ä. nicht einfach zulässt und mitmacht, sondern dass er den Klienten beim Thema hält oder den Klienten zumindest auf den Wechsel oder das Ausweichen aufmerksam macht. *Der Therapeut ist damit prozessdirektiv*: er gibt an, wohin sich der Bearbeitungsprozess bewegen sollte. Lehnt der Klient dies ab, dann kann der Therapeut ihn natürlich nicht dazu zwingen. Er macht den Klienten aber sehr wohl auf die Konsequenzen aufmerksam, z. B. darauf, dass der Klient nichts verändern kann, wenn er seine Bearbeitung nicht verändert.

Damit muss der Therapeut, wie schon deutlich geworden ist, auch *Verantwortung für den Prozess übernehmen*. Da der Therapeut, genau wie der Klient, nur für das Verantwortung übernehmen kann, was unter seiner Kontrolle ist, *kann der Therapeut nicht direkt Verantwortung übernehmen für die Veränderung des Klienten*; denn ob sich der Klient verändert oder nicht, hängt nicht allein vom Therapeuten ab. Die Qualität der therapeutischen Arbeit wird jedoch in sehr hohem Maße vom Therapeuten bestimmt, und hierfür muss der Therapeut Verantwortung übernehmen.

Der Therapeut übernimmt mit dieser Regel *ganz eindeutig die Rolle des Prozessexperten in der Therapie*. Er ist Experte dafür, wie man mit Problemen umgeht, wie man Determinanten klärt und verändert. Und diese Rolle übernimmt er auch ganz klar und eindeutig dem Klienten gegenüber. Sagt der Klient z. B.: „Sie sind der Experte, sagen Sie mir, was ich tun soll!“, dann sagt der Therapeut: „Sie haben vollkommen recht: ich bin der Experte. Deshalb sage ich Ihnen jetzt, was Sie tun sollen.“ Und dann sagt der Therapeut dem Klienten, wie er das Problem *bearbeiten* soll (nicht, wie er das Problem lösen soll!): z. B. nach innen gucken, Gefühle ernst nehmen, Schemata rekonstruieren usw. *Der Therapeut bestimmt, wie gearbeitet werden soll.*

### *7.3.3 Übernimm Deine Verantwortung als Prozessexperte in der Therapie, aber übernimm nicht die Verantwortung des Klienten!*

Der Therapeut muss *seinen* Teil der Verantwortung für den Therapieprozess übernehmen: Er muss den Klienten verstehen, Modelle über das psychische Funktionieren des Klienten bilden, den Klienten-Prozess mit Interventionen gezielt steuern, dem Klienten bei der Bearbeitung von Schemata helfen usw.

Ein Therapeut kann aber nur für das Verantwortung übernehmen, was er unter Kontrolle hat. Macht ein Klient z. B. keine Hausaufgaben und setzt er kaum Interventionen des Therapeuten um, dann geht eine Stagnation der Therapie zum großen Teil auf die Handlung des Klienten zurück. Beschwert sich der Klient dann darüber, „dass es nicht läuft“, übernimmt der Therapeut dafür nicht die Verantwortung. *Therapeuten sollten sich deshalb auch genau überlegen, für welche Prozessaspekte sie die Verantwortung haben und für welche nicht.* Übernimmt ein Therapeut Verantwortung für Aspekte, die er gar nicht unter Kontrolle hat, kann das zu einem „Burn-out“ beitragen.

Deshalb sollte sich ein Therapeut klarmachen, dass ein Klient *als Inhaltsexperte auch Verantwortung für die Inhalte hat*: Der Klient muss dem Therapeuten relevante Informationen liefern; er muss die Interventionen des Therapeuten umsetzen; er muss sich für Veränderungen entscheiden; er muss Lösungen akzeptieren und er muss neues Verhalten erproben usw. Tut er dies nicht, dann kann der Therapeut ihm noch anbieten, daran zu arbeiten, warum er dies nicht tut; lehnt der Klient aber dies auch ab, dann kann der Therapeut nichts mehr für den Klienten tun und das sollte er auch gar nicht versuchen, *denn diese Entscheidung verantwortet allein der Klient!*

### *7.3.4 Mach dem Klienten deutlich, dass es in der Therapie um Arbeit geht, dass die Therapie Anforderungen an den Klienten stellt und dass der Klient Verantwortung übernehmen muss; mache deutlich, wozu Therapie dient und was Therapie bedeutet!*

Therapie ist in vieler Hinsicht ein Schutzraum: hier kann der Klient in einer akzeptierenden Atmosphäre Selbst-Aspekte bearbeiten, die er in anderen Kontexten nicht einmal eingestehen würde. Dass der Therapeut akzeptierend und empathisch ist, bedeutet aber nicht, dass er keine Anforderungen an den Klienten stellt: das Gegenteil ist der Fall. *Jede Intervention stellt Anforderungen an den Klienten:* der Klient wird aufgefordert, bestimmte Prozesse in Gang zu setzen, bestimmte Aktivitäten auszuführen; er soll seine Perspektive internalisieren, soll sich schmerzhaften Gefühlen stellen usw.

Das bedeutet, dass vom Klienten erwartet wird, *ebenfalls eine bestimmte Art von Verantwortung für den Therapieprozess zu übernehmen.* Da nur der Klient Zugang zu seinem Gedächtnis hat, wird auch vom Klienten erwartet, dass er relevante Informationen liefert, falls er etwas ändern will. Der Therapeut ist weder Telepath noch Hexenmeister: *ohne Kooperation des Klienten sind bestimmte Ziele einfach nicht erreichbar.* Und dies muss ein Therapeut dem Klienten manchmal ganz deutlich machen: „Wenn Sie X erreichen wollen, dann müssen Sie Y tun. Wenn Sie Y nicht tun wollen, dann können wir daran arbeiten, was das für Sie schwierig macht. Wenn Sie das auch nicht wollen, dann müssen Sie die Verantwortung dafür übernehmen, dass Sie X nicht erreichen".

Die Therapie dient *nicht* der Stabilisierung des problematischen Klienten-Systems: kommen Klienten in die Therapie mit der Intention, ihr System mit Hilfe des Therapeuten zu stabilisieren, dann macht der Therapeut dies transparent und bearbeitet genau diese Intention, er *folgt* dieser Intention aber nicht.

Der Therapeut macht immer ein *„Bearbeitungsangebot"*: er erwartet letztlich, dass ein Klient sich mit sich und seinen Problemen *auseinandersetzt*, wenn der Klient dies will.

Damit hat *der Klient aber auch immer Mitverantwortung für den therapeutischen Prozess*: der Klient bestimmt, welche Inhalte bearbeitet werden, ob er Interventionen des Therapeuten umsetzt, ob und welche Entscheidungen er trifft, und, ob er sein Handeln letztlich verändert. Damit hängt das Therapieergebnis auch nie allein vom Therapeuten ab, sondern immer auch vom Klienten! Therapeuten sollten *ihren* Teil der Verantwortung übernehmen und dem Klienten ihre Rolle auch deutlich machen; sie sollten dem Klienten aber auch deutlich machen, dass die Qualität der therapeutischen Arbeit auch von seiner Mitarbeit abhängt!

### 7.3.5 *Schau dem Drachen ins Auge!*

Der Klient beschäftigt sich mit seinen Problemaspekten und ihrer Klärung nur ambivalent. Umso wichtiger ist es, dass der Therapeut eindeutig die Tendenz zeigt, den unangenehmen, peinlichen, erschreckenden Inhalten „ins Auge zu sehen". Er vermittelt dann auch dem Klienten, dass es wesentlich ist, wirklich hinzugucken und nicht zu vermeiden: Dass der Klient das Problem nur dann lösen kann, wenn er die Determinanten des Problems zur Kenntnis nimmt, anstatt sie zu ignorieren.

Dieses Prinzip, *dem Drachen ins Auge zu schauen*, sich also dem Unangenehmen, dem Peinlichen, den (vermeintlich) schrecklichen Inhaltsaspekten zu stellen, kann der Therapeut auf sehr verschiedene Weise vermitteln:

- Der Therapeut greift Themen, die dem Klienten unangenehm sind, akzeptierend und selbstverständlich auf: Natürlich kann über Sexualität, über ungewöhnliche Wünsche, über furchtbare Erfahrungen gesprochen werden, ohne dass der Hörer erblasst, erzittert oder den Klienten verurteilt!
- Der Therapeut fragt „in den unangenehmen Bereich hinein", stellt also Fragen, die den Klienten veranlassen, sich den Inhalten zu stellen;
- der Therapeut formuliert Inhalte, die der Klient nur vage, ansatzweise, vorsichtig zu formulieren wagt, sehr deutlich, präzise, „auf den Punkt gebracht";
- der Therapeut realisiert auch im eigenen Handeln dieses Prinzip, indem er z. B. einer Kritik durch den Klienten nicht ausweicht, sondern im Gegenteil diese Kritik wichtig nimmt.

Das Prinzip impliziert auch, dass der Therapeut das Gegenteil dringend unterlassen sollte: Wenn der Therapeut dem Klienten, der noch nicht entschlossen ist, sich einem Inhalt zu stellen, signalisiert, dass er, der Therapeut, das Thema sehr heiß, sehr brisant findet, dann wird der Klient indirekt aufgefordert, eine Konfrontation lieber sein zu lassen.

Signalisiert der Therapeut (vielleicht aufgrund eigener Probleme oder weil er befürchtet, beim Klienten könnten Prozesse ausgelöst werden, die der Therapeut nicht mehr kontrollieren kann), es sei besser, das Thema nicht oder „noch nicht" zu behandeln, wird das den Klienten, der selbst ambivalent ist, sehr wahrscheinlich blockieren. Manchmal „trieft" die Aussage des Therapeuten geradezu von Skepsis, Befürchtung und Verzagtheit: „Wir können das Thema behandeln, wenn sie unbedingt wollen …".

### 7.3.6 *Beschäftige Dich in der Psychotherapie nur mit psychischen Problemaspekten!*

Psychotherapie beschäftigt sich grundsätzlich *nur mit den psychischen Aspekten eines Problems*: mit dem Erleben und Verhalten der Person, mit den Bewertungen, Zielen, Motiven, Schemata usw., die für die Problemkonstruktion wesentlich sind.

Wenn ein Klient arbeitslos ist, ist die Beschaffung von Arbeit als solches kein Therapiethema, ebenso wenig die konjunkturelle Lage; Thema sind dagegen Selbstzweifel, mangelndes Kompetenzerleben, depressive Verstimmung u. Ä. Der Therapeut kann weder Arbeit vermitteln noch besorgen; er kann nur den Klienten befähigen, dies selbst zu tun. Bei finanziellen Schwierigkeiten kann der Therapeut auch nicht als Finanzberater fungieren: Themen sind daher z. B. Impulskontrolle, Gefühle von Wertlosigkeit, Kontrollverlust usw. Wenn ein Partnerkonflikt behandelt wird, dann sind die juristischen Fragen kein Therapiethema, wohl aber die Schuldgefühle, die mit bestimmten juristischen Entscheidungen einhergehen.

Klienten schildern Probleme manchmal als reine Sachprobleme; dann sollte man als Therapeut analysieren, ob mit dem „Sachproblem" psychische Aspekte verbunden sind, deren Bearbeitung relevant ist: Welche emotionalen Folgen haben bestimmte Sachentscheidungen? Wie bewertet der Klient die augenblickliche Lage? Macht sie ihn hilflos und wenn ja, warum? Es ist daher manchmal nötig, in einem ersten Schritt *ein „Sachproblem" in ein psychisches Problem umzudefinieren*, denn ansonsten besteht gar kein Arbeitsauftrag für eine Psychotherapie.

### *7.3.7 Steuere den Therapieprozess, aber steuere ihn konstruktiv!*

Der Therapeut muss den Klärungs- und Bearbeitungsprozess des Klienten gezielt *steuern*: Der Therapeut muss z. B. bearbeiten, auf welcher Stufe des Explizierungsprozesses ein Klient jetzt gerade arbeitet (z. B.: Berichtebene mit externaler Perspektive des Klienten). Dann muss ihm aufgrund seines Expertenwissens klar sein, dass der Klient als nächstes seine Perspektive internalisieren und analysieren muss, was eine Situation psychisch in ihm auslöst. Der Therapeut sollte aber nicht warten, bis der Klient von selbst diese Stufe der Bearbeitung einnimmt; denn alle empirischen Studien zeigen eindeutig, dass Klienten von sich aus nur sehr selten konstruktive Bearbeitungen einleiten! Also muss der Therapeut die internale Perspektive des Klienten gezielt ansteuern; er muss eine Intervention realisieren, die den Klienten *veranlasst*, seine Perspektive zu internalisieren!

Das Gleiche gilt für alle Stufen des Explizierungs- und Bearbeitungsprozesses: Wenn der Therapeut es für sinnvoll hält, dass der Klient einer Fragestellung folgt, dann sollte er den Klienten explizit *auffordern*, dieser Fragestellung zu folgen. Wenn der Therapeut es für angemessen hält, die Perspektive zu wechseln, dann sollte er den Klienten explizit anregen, die Perspektive zu wechseln; wenn der Klient nicht wahrnimmt, welche Konsequenzen sein Handeln hat, dann sollte der Therapeut ihn explizit damit konfrontieren!

Der Therapeut macht somit auf der Grundlage seines Expertenwissens und auf der Grundlage seines Klienten-Modells dem Klienten *Bearbeitungsangebote*: Er schlägt dem Klienten explizit vor, was dieser als nächstes beachten, auf was er seine Aufmerksamkeit lenken, welcher Fragestellung er folgen soll usw. Und diese Bearbeitungsangebote, das zeigen wiederum empirische Studien sehr deutlich, *steuern* in hohem Maße die Bearbeitungsprozesse der Klienten!

Der Therapeut sollte somit *durch Intervention den Prozess des Klienten bewusst und explizit steuern*; und er muss ihn *konstruktiv* steuern, also solche Interventionen realisieren, die die Bearbeitung des Klienten verbessern! Deutlich ist, dass dazu eine sehr hohe Expertise (d. h. gute Ausbildung!) des Therapeuten erforderlich ist, sodass der Therapeut lernt, gut und schnell zutreffende Modelle über den Klienten zu bilden!

### *7.3.8 Beachte als Experte immer die Makro- und die Mikro-Perspektive*

Als Makro-Perspektive des Therapieprozesses soll hier die längerfristige, übergreifende Perspektive des Therapeuten angesehen werden: Der Therapeut bildet ein Klienten-Modell als Basis für sein Verstehen und Intervenieren und der Therapeut bildet kurz-, länger- und langfristige Ziele für den Therapieprozess, an denen er sich orientiert und auf die hin er interveniert.

Mit Mikro-Perspektive ist die unmittelbare „Interventionsumgebung" gemeint; in der Regel ist es ein „Tripel", eine Dreiersequenz:

- Der Klient ist gerade in einem bestimmten Prozesszustand, fokalisiert einen Inhalt, folgt einer Fragestellung (1).
- Der Therapeut realisiert eine Intervention, damit der Klient einen anderen Inhalt fokalisiert (2).
- Der Klient verändert daraufhin seinen Prozesszustand (oder auch nicht (3)).

Mit diesem Klienten-Zustand beginnt eine neue Dreiersequenz, in der der Therapeut wieder eine neue Intervention realisiert usw.

*Eine Steuerung des Klienten-Prozesses durch den Therapeuten findet immer auf der Mikro-Ebene statt*: Ein Therapeut realisiert immer auf der Basis eines bestimmten Klienten-Prozess-Zustandes (den er mit Hilfe seines Klienten-Modells versteht) eine Intervention, die das Ziel hat, einen anderen Klienten-Prozess-Zustand herzustellen (der aufgrund der Zielangaben als erstrebenswert angesehen wird). Steuerung ist somit in die Makro-Ebene eingebettet, findet real aber immer auf der Mikro-Ebene statt! Damit spielt sich auch das jeweils reale Therapiegeschehen immer auf der Mikro-Ebene ab!

*Und Mikro-Ebene ist die Ebene des Hier und Jetzt*: Der Klient tut *jetzt* etwas Bestimmtes und der Therapeut will *jetzt*, dass der Klient seinen Fokus verändert, und er interveniert *jetzt*, damit der Klient *unmittelbar danach* etwas Anderes tut. Zwar sind die Interventionen des Therapeuten immer in übergreifende Ziele eingebettet (z. B. „ein bestimmtes Schema klären"), aber der Therapeut muss, um dieses Ziel zu erreichen, immer Interventionen im Hier und Jetzt machen und unmittelbar prüfen, ob der Prozess-Zustand des Klienten sich jetzt in Richtung auf den angestrebten Zielzustand verändert.

Deshalb muss ein Therapeut seine Aufmerksamkeit in hohem Maße auf die Mikro-Ebene der Therapie lenken: Er muss beachten, dass Interventionen immer genau auf den aktuellen Zustand des Klienten *passen* müssen und dass Interventionen nie mit Sicherheit die gewünschten Ergebnisse haben. *Klienten können etwas völlig Unerwartetes tun und damit einen Prozess-Zustand herstellen, auf den der Therapeut flexibel und schnell reagieren muss.*

*Beachtet der Therapeut die Mikro-Ebene nicht und stellt er sich nicht flexibel auf sie ein, dann kann er die Klienten-Prozesse niemals konstruktiv steuern!*

Jedoch darf der Therapeut dabei die Makro-Ebene nicht außer Acht lassen: Beim Verstehen des jeweils aktuellen Klienten-Zustandes muss der Therapeut immer sein Klienten-Modell und sein Wissen einbeziehen. Und bei der Realisation von Interventionen muss der Therapeut immer übergreifende Ziele im Blick haben, *denn sonst steuert er die Klienten-Prozesse nie auf konstruktive Ziele hin!*

Als Therapeut muss man damit immer *gleichzeitig zwei Perspektiven realisieren*:

- Die Makro-Perspektive: Man muss das Klienten-Modell im Blick haben und die längerfristigen Ziele.
  *Und:*
- Die Mikro-Perspektive: Man muss immer im Blick haben, was gerade jetzt, im Hier und Jetzt passiert.

### *7.3.9 Arbeite immer an der „Kante des Möglichen"!*

Wesentlich ist es, dass die Klienten möglichst effektiv und schnell an die zentralen Aspekte ihrer Probleme herankommen, diese klären und verändern. „Möglichst schnell" bedeutet, dass der Therapeut an der Kante des Möglichen arbeitet, also mit seinen Interventionen den Klienten weder über- noch unterfordert.

Kennt der Therapeut den Klienten, d. h., hat er bereits ein Modell über den Klienten, dann kann er grob abschätzen, was dem Klienten zuzutrauen ist. Dennoch wird man im Therapieprozess die Grenze des Machbaren oft durch Interventionen *austesten* müssen: man muss eine vertiefende Frage tatsächlich stellen, um zu sehen, ob der Klient sie noch umsetzen kann, oder ob sie den Klienten überfordert; man muss ein „heißes" Thema ansprechen, um zu sehen, wie der Klient damit umgeht. Wichtig ist es hier natürlich, dass der Therapeut die Signale des Klienten erkennen kann, also sieht, wann es für den Klienten schwierig, unangenehm, unerträglich wird, *wann der Klient beginnt, deutlich zu vermeiden.*

Stellt er dies fest, kann er das Tempo seiner Interventionen reduzieren, kann die Schwierigkeit des Klienten thematisieren usw., also sicherstellen, dass der Klient nicht überfordert wird. Um aber sicherzustellen, dass der Klient auch nicht unterfordert wird, muss der Therapeut sich auch *trauen*, mit seinen Interventionen an die Kante des Möglichen heranzugehen.

Aus therapeutischer Erfahrung, aus Erfahrung als Supervisor und Ausbilder, weiß ich inzwischen, dass Klienten in aller Regel viel weniger sensibel sind als z. B. unerfahrene Therapeuten glauben: wenn die Beziehung zum Therapeuten gut ist, trauen sich Klienten viel, und der Therapeut kann sie fordern und dadurch sehr stark fördern.

Wesentlich dabei ist aber

- die *richtige Indikation*: man muss wissen, mit welcher Art von Klienten man dies nicht tun darf (z. B. schizophrene Klienten, Borderline-Klienten);
- die Beziehung: Austesten der Grenzen setzt eine tragfähige Beziehung voraus;
- die Verarbeitung: der Therapeut muss sensibel sein für die Signale des Klienten, die gute Arbeit, Langeweile oder emotionale Überlastung anzeigen.

### *7.3.10 Stelle dem Klienten gegebenenfalls Dein Experten-Wissen zur Verfügung*

Manchmal kann es im Therapieprozess notwendig sein, dass ein Therapeut dem Klienten sein psychologisches Expertenwissen zur Verfügung stellt.

Dies kann z. B. notwendig werden, wenn ein Klient falsche Vorstellungen davon hat, was Therapie bedeutet und was ein Klient in der Therapie tun muss: Dann sollte der Therapeut den Klienten darüber informieren, womit der Klient in der Therapie zu rechnen hat.

Die Situation kann sich auch dann ergeben, wenn ein Klient deutlich falsche Vorstellungen hat von Störungen, von „normalem" psychischen Funktionieren u. a.: Auch dann kann der Therapeut dem Klienten sein Expertenwissen als Korrektur anbieten.

Wichtig ist eine entsprechende Intervention des Therapeuten auch dann, wenn der Klient sein Problem völlig external attribuiert und nicht erkennt, dass eigene Schemata maßgeblich an seinem Problem beteiligt sind: In diesem Fall kann der Klient das Problem nicht dadurch lösen, dass er externale Faktoren verändert, an den zentralen, eigenen (!), problemdeterminierenden Faktoren jedoch nicht ansetzt. Hier ist es sinnvoll, den Klienten damit zu konfrontieren, dass aus der Sicht des Therapeuten als Experten es sinnvoll ist, weitere Faktoren zu analysieren und anzugehen, wenn man das Problem effektiv lösen will.

Bringt der Therapeut sich als Experte ein, dann sollte er Folgendes beachten:

- Er sollte dem Klienten nur solche Informationen geben, die eindeutig *aus seinem gesicherten Expertenwissen stammen* und *nicht* durch eigene Vorlieben, Schemata, Motive usw. generiert sind: Der Therapeut gibt hier *keine persönlichen Ratschläge*, sondern seine Aussagen basieren allein auf belegbarem psychologischen Wissen!
- Der Therapeut bietet dem Klienten diese Information immer nur an, und er gibt dem Klienten diese Information auch nur dann, wenn der Klient diese hören will und dafür aufnahmebereit ist: Er drängt dem Klienten die Information niemals auf und „belehrt" den Klienten auch nicht!
- Der Therapeut gibt die Information in solcher Weise, dass der Klient sie auch verstehen kann: Kurz, knapp, präzise und in einer klientengerechten Terminologie!

### *7.3.11 Greife so oft wie nötig in den Prozess ein!*

Ein Therapeut sollte aktiv sein und den Klienten-Prozess steuern. *Wie* aktiv er sein muss, hängt aber wesentlich davon ab, wie der Klient arbeitet. *Befindet sich ein Klient z. B. in einem Explizierungsprozess und arbeitet er weitgehend selbständig, dann tut der Therapeut nur wenig*; viel Aktivität würde den Klienten stören! Arbeitet der Klient von sich aus wenig, dann muss der Therapeut stärker eingreifen und den Prozess stärker steuern; zeigt ein Klient massives Vermeidungsverhalten, dann muss ein Therapeut viel der therapeutischen Arbeit übernehmen.

Man kann sich dies als ein „Kompensationsmodell" vorstellen (vgl. Abbildung 2): die Aktivität von Therapeut und Klient addiert sich jeweils zu einer Konstanten: macht der Klient von sich aus viel (1), tut der Therapeut wenig (2); tut der Klient von sich aus wenig (3), muss der Therapeut stark in den Prozess eingreifen (4).

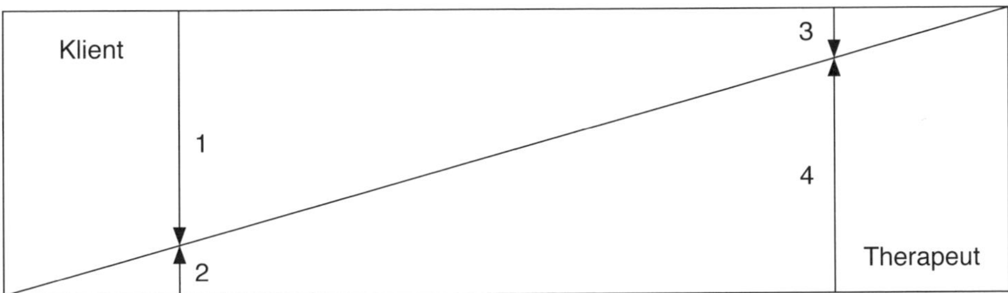


**Abbildung 2:** Kompensationsmodell

Das Gleiche gilt, wenn der Klient von sich aus wenig konstruktiv arbeitet: Dann muss der Therapeut in hohem Maße konstruktiv steuern. Arbeitet der Klient dagegen in hohem Maße selbst konstruktiv, muss ein Therapeut nur wenig intervenieren: Würde er in diesem Fall in starkem Ausmaß intervenieren, würde er die Prozesse des Klienten (stark) stören!

Entwickelt sich ein Klient im Therapieprozess von wenig konstruktiv zu konstruktiver Arbeit, dann muss der Therapeut dementsprechend seine Interventionen „zurücknehmen“.

Manchmal ist es für einen Therapeuten auch wichtig, schnell und früh in den Therapieprozess einzugreifen. Dies gilt dann, wenn Klienten z. B. Inhalte völlig ausufernd und detailreich erzählen und sich dabei völlig in Assoziationen verlieren.

Therapeuten, die diesen Prozess erst einmal laufen lassen, stehen hochgradig in der Gefahr, vom Klienten paralysiert zu werden: sie erleben es mit fortschreitender Zeit als immer schwieriger, sich aufzuraffen und den Prozess konstruktiv zu kontrollieren. Stattdessen sinken sie immer tiefer in den Sessel, ihre Interventionen werden immer schlapper, ihre Anspannung und Unzufriedenheit steigt.

Dieser Prozess ist ähnlich dem Entfremdungs-Prozess, der in einem Experiment von Kuhl (Kuhl & Beckmann, 1994) beschrieben wird: setzt man (insbesondere lageorientierte) Personen vor einen Computer und gibt ihnen die Aufgabe, 15 Minuten lang die Taste „M“ zu drücken, dann ist anschließend ihr volitionales System vollständig paralysiert. Setzt man sie vor einen Fernseher, in dem alte Folgen der „Ziehung der Lottozahlen“ laufen, sie aber die Möglichkeit haben, durch einen einzigen Knopfdruck der Fernbedienung auf einen ihnen ausschnittweise bekannten, hoch interessanten Film über die Kanadischen Rocky Mountains umzuschalten, dann sind sie nach der Monotoniebedingung des „M“-Drückens (in hohem Prozentsatz) nicht mehr in der Lage, umzuschalten. Sie sehen sich die völlig langweiligen Lottozahlen an, obwohl sie wissen, dass sie ihren Zustand mit einem einzigen Fingerdruck erheblich verbessern können. Ähnlich ergeht es aber auch den Therapeuten, die Klienten längere Zeit zuhören, die langweilige Inhalte erzählen oder intellektualisieren oder auf andere Weise wenig konstruktiv arbeiten: entweder die Therapeuten übernehmen schnell Kontrolle über den Prozess und ändern die Bearbeitung oder ihre Handlungsmöglichkeiten werden „ausgeknockt“.

### *7.3.12 Argumentiere nicht mit dem Klienten!*

Klienten versuchen oft, einen Zustand als „die Realität" zu definieren oder als „zwangsläufig so entstanden". Dass sie dies tun, dient meist dazu, sich selbst vor notwendiger Veränderung zu schützen, zu verhindern, dass eine Konstruktion hinterfragt wird. Dies ist oft eine eklatante Falle für die Therapeuten: hält der Therapeut die Ausführungen des Klienten für rationale Argumente, fängt er an, mit dem Klienten rational zu argumentieren. Er argumentiert und argumentiert und argumentiert: mit dem Effekt, dass der Klient immer mehr, immer bessere und immer schwerer zu widerlegende Gegenargumente aufbietet. Anstatt den Klienten zu überzeugen, kommt der Therapeut in immer größere Schwierigkeiten.

Diese Schwierigkeiten resultieren aus einem grundsätzlichen Missverständnis des Therapeuten: der Klient argumentiert nicht deshalb so, weil er von den Argumenten überzeugt wäre (und sich somit auch vom Gegenteil überzeugen lassen könnte), sondern seine Argumentation hat, unabhängig von den jeweiligen Inhalten, eine *Funktion*:

- er behauptet, ein Problem sei die „Realität", weil er es nicht ändern will;
- er behauptet, sein Problem sei zwangsläufig, weil er die Verantwortung dafür nicht übernehmen will;
- er behauptet, sein Problem sei unlösbar, damit der Therapeut sich mehr anstrengt usw.

Immer dann, wenn Inhalte etwas *bewirken* sollen, wenn sie eine *Funktionalität* haben, dann sind *die Inhalte als solche irrelevant*: findet der Klient einen anderen Inhalt, der den gleichen Zweck erfüllt, dann nimmt er diesen. Damit ist es aber völlig unsinnig, rational gegen einen Inhalt zu argumentieren; denn dies würde voraussetzen, dass es dem Klienten um den Inhalt als solchen geht.

Auch wenn ein Inhalt nicht funktionalisiert ist, aber ein Problem auf motivationale Determinanten zurückgeht, ist Argumentieren zwecklos (Versuchen Sie einmal, einem Workaholic auszureden, dass es wichtig ist, erfolgreich zu sein; versuchen Sie mal einem Verliebten einzureden, dass es besser sei, nicht verliebt zu sein. Alle werden Ihnen Recht geben und das gleiche weiter tun). Könnte man persönliche Probleme durch Argumentieren lösen, *gäbe* es gar keine persönlichen Probleme.

### *7.3.13 Gehe davon aus: Alles ist eine Konstruktion, alles ist hinterfragbar und nichts ist zwingend!*

Psychologisch muss man davon ausgehen, dass Klienten nie eine uneingeschränkte, valide Wahrnehmung der Realität aufweisen. Was sie wahrnehmen und interpretieren, hängt immer wesentlich von ihren Schemata mit ab. Damit sind ihre Sichtweisen aber zu einem großen Teil immer eine *Konstruktion*, und Konstruktionen sind grundsätzlich

- nicht zwangsläufig;
- hinterfragbar;
- veränderbar.

Ein Therapeut sollte sich das immer wieder klarmachen: *Nichts ist a priori plausibel, nichts ist zwangsläufig und alles ist hinterfragbar!*

Klienten haben eine sehr starke Tendenz, dem Therapeuten Konstruktionen anzubieten, die sie selber plausibel finden oder von denen sie möchten, dass der Therapeut sie bestätigt. *Der Sinn der KOP besteht aber gerade nicht darin, Konstruktionen zu bestätigen, sondern darin, Konstruktionen aufzudecken, transparent zu machen, zu hinterfragen und zu verändern.* Dies kann ein Therapeut aber nur, wenn er nicht auf *Plausibilitätsfallen* hereinfällt: hält der Therapeut (aufgrund eigener Annahmen, Werte, Probleme usw.) die Konstruktionen und Images eines Klienten für plausibel, dann kann er diese nicht mehr hinterfragen. Therapeut und Klient bilden dann einen impliziten Konsens, einen „Konsensus des Unstreitigen".

Um dies zu vermeiden, ist es wesentlich, dass der Therapeut von zwei Regeln ausgeht:

1. Es ist alles nur eine Konstruktion!
2. Nichts ist plausibel, was nicht ausführlich überprüft und hinterfragt ist!

Dass es schwierig für Therapeuten ist, diese Regeln konkret anzuwenden, werden wir noch sehen; es soll vor allem auf die mögliche Schwierigkeiten eingegangen werden, die Therapeuten in Plausibilitätsfallen führen können, damit diese in der Lage sind, diese Probleme rechtzeitig zu erkennen.

### *7.3.14 Gehe davon aus: Der Klient kann das therapeutische Angebot annehmen oder auch nicht; ein Neues kann nicht erfunden werden!*

Ein Therapeut kann in der Klärungsorientierten Therapie eine Fülle von Angeboten machen und sich dabei in sehr hohem Maße auf die Probleme und Eingangsvoraussetzungen des Klienten einstellen. Dies alles garantiert jedoch nicht, dass der Therapeut den Klienten damit erreicht: der Klient kann z. B. erwarten, dass seine Probleme verschwinden, ohne dass er sich selbst mit unangenehmen Selbstaspekten konfrontieren muss o. Ä. D. h., der Klient kann vom Therapeuten ein therapeutisches Vorgehen erwarten, das dieser nicht leisten kann. In einem solchen Fall soll der Therapeut *nicht* versuchen, eine neue Therapieform für den Klienten zu erfinden; denn die Therapieform stellt Anforderungen an den Klienten und es muss vom Klienten erwartet werden, dass er Mitarbeit und Mitverantwortung zeigt. Ein Patient kann zu einem Arzt gehen und erwarten, dass ein Magenkrebs ohne Operation, ohne Schmerzen usw. entfernt wird; leider wird der Arzt dafür keine Methode erfinden können.

Der Therapeut ist Experte für eine Therapieform: diese kann der Klient annehmen, er muss sie aber nicht annehmen. Nimmt er sie nicht an, liegt das ausschließlich in der Verantwortung des Klienten. Für den Therapeuten bedeutet dies auch, dass er bereit sein muss, einen Klienten „gehen zu lassen", der nicht bereit ist, die Regeln und Anforderungen der Therapie zu akzeptieren. Zu glauben, eine Therapie könne alle Klienten erreichen, ist eine erkennbare irrationale Annahme.

## 7.4 Spezifische Strategien in unterschiedlichen Therapiephasen

Der Therapieprozess lässt sich in unterschiedliche Therapiephasen unterteilen; in diesen verfolgt ein Therapeut ganz unterschiedliche Ziele und er verfolgt diese mit unterschiedlichen Strategien (vgl. Kapitel 6).

### *7.4.1 Strategien in der Klärungsphase*

Die Klärungsphase der Therapie ist in der Regel die wichtigste und oft auch die schwierigste Phase der Therapie: In dieser muss ein Therapeut identifizieren, welche Schemata problemrelevant sind und muss den Klienten gezielt anleiten, diese Schemata zu klären.

#### *7.4.1.1 Unterstütze den Klienten gezielt im Explizierungsprozess*

Ein Therapeut sollte den Explizierungsprozess des Klienten bewusst und gezielt anregen, z. B. durch vertiefende Fragen; er sollte den Klienten „am Prozess halten", z. B. durch „saying back". Oft müssen Therapeuten den Klienten auch erst an einen Explizierungsprozess heranbringen, z. B. „durch Verfolgung heißer Spuren". In jedem Fall sollte der Therapeut diese Prozesse *aktiv* anregen und nicht darauf warten, dass Klienten „den Prozess von selbst beginnen".

Therapeuten sollten den Klienten auch sehr aktiv bei der „Übersetzung des Gemeinten in Sprache" helfen, d. h. *sie sollten Explizierungen machen.* Therapeuten sollten Inhalte, die sie verstehen, die der Klient aber noch nicht in Worte fassen kann, explizit formulieren; sie sollten dem Klienten helfen für das, was er meint, passende, präzise Formulierungen zu finden; sie sollten Begriffe zur Verfügung stellen. Therapeuten sollten somit das, was sie vom Gemeinten und von den Schemata verstanden haben (also belegbar (!!) rekonstruiert haben) stellvertretend für den Klienten in Worte fassen und dem Klienten dadurch aktiv beim Klärungsprozess helfen.

Deutlich muss aber sein: Explizierungen des Therapeuten sind immer Hypothesen: Der Therapeut muss *immer* mit dem Klienten prüfen, ob der Klient diese Explizierungen auch als stimmig akzeptieren kann, ob er den Eindruck hat, dass der Therapeut *treffend* wiedergibt, was er gemeint hat: Jeder Explizierung des Therapeuten muss damit eine *Konsens-Validierung* mit dem Klienten folgen!

#### *7.4.1.2 Sei in der Klärungsphase der Psychotherapie so „inhaltsabstinent" wie möglich!*

Inhaltsabstinenz bedeutet zweierlei:

- Der Therapeut überlässt dem Klienten die Entscheidung für sein Handeln.
- Der Therapeut gibt möglichst wenige Inhalte vor.

Wesentlich ist, dass ein Therapeut dem Klienten niemals *vorschreibt*, was er denken und fühlen oder wie er handeln oder sich entscheiden soll. Ein Therapeut steuert zwar den Bearbeitungs- und Klärungsprozess des Klienten, er steuert ihn aber so, dass *der Klient* eine Entscheidung trifft. Aber nur der Klient selbst kann entscheiden,

- was er tun will und was nicht;
- welche Handlungen zu seinem Motivsystem passen;
- welche Entscheidungen er tragen kann und welche nicht.

Und um dem Klienten den größtmöglichen Freiraum für eigene Entscheidungen zu lassen, sollten Therapeuten den Klienten möglichst wenige Inhalte vorgeben.

Therapeuten können natürlich *nie völlig inhaltsabstinent sein*: sie wählen Formulierungen, sie explizieren Inhalte, sie verarbeiten Informationen aufgrund ihrer Wissensbestände und sie handeln nach ihren Überzeugungen. Natürlich vermitteln sie dem Klienten damit bestimmte Vorstellungen und Sichtweisen; das ist unvermeidbar: die therapeutische Situation ist und bleibt eine *soziale Lernsituation*. Diese „Vorgabe" von Inhalten ist jedoch unter drei Bedingungen nicht problematisch:

1. Der Therapeut ist so zurückhaltend wie möglich in der Vorgabe von Inhalten.
2. Er betrachtet die vorgegebenen Inhalte immer nur als Vorschläge, als Denkmöglichkeiten.
3. Er akzeptiert in jedem Fall die Entscheidungen, die der Klient trifft, unabhängig davon, wie diese aussehen!

Der letzte Punkt ist besonders wichtig: *Der Therapeut „will inhaltlich nichts für den Klienten", er will nicht, dass der Klient etwas Bestimmtes tut oder erreicht, sondern er ist bereit, das zu akzeptieren, wofür der Klient sich letztlich entscheidet!* (Das Einzige, was der Therapeut will, ist dass der Klient Klarheit erarbeitet über seine Schemata, das *will* der Therapeut allerdings! Er will das aber auch nur deshalb, damit der Klient dann unter Kenntnis seiner Schemata seine Probleme sehr gut versteht *und dann auf der Basis dieser Kenntnis selbstverantwortlich entscheiden kann!* Der Therapeut steuert und determiniert den Klärungsprozess, er steuert aber *nicht*, was der Klient denken, fühlen oder wie er handeln soll! Auf der Prozessebene ist der Therapeut damit keineswegs „abstinent" und er will den Klienten gezielt fördern; auf der Inhaltsebene ist der Therapeut dagegen offen; damit entscheidet allein der Klient.)

Der Klient muss *selbst verantworten*, was er tun will und diese Verantwortung kann und sollte der Therapeut ihm nicht abnehmen! Dafür ist es jedoch wichtig, so wenige Inhalte vorzugeben, wie möglich: Klärungsprozesse funktionieren nur dann, wenn *der Therapeut die vom Klienten gemeinten Inhalte herausarbeitet* und nicht, wenn der Therapeut dem Klienten Inhalte vorgibt. Der Klient „muss nicht auf alles selbst kommen", er muss die Inhalte jedoch in sein System integrieren können und *das* kann nur er bestimmen.

In der Phase der *Veränderung von Schemata* kann ein Therapeut dann auch inhaltliche Lösungsvorschläge machen: Aber auch hier sind es immer nur *Vorschläge, Anregungen, Hinweise* und auch hier entscheidet letztlich der Klient, ob er sie annehmen, berücksichtigen und umsetzen will.

#### *7.4.1.3 Beachte die Regel: Klären vor Lösen!*

In der Klärungsorientierten Therapie wird davon ausgegangen, dass Klienten häufig internale Determinanten ihres Problems (dysfunktionale Schemata) nicht oder nicht ausreichend verstehen. Eine Konsequenz davon ist, dass sie Lösungen erarbeiten und ausprobieren, die ihre motivationalen Gegebenheiten ignorieren und deshalb ständig scheitern. Die Klienten erarbeiten so Lösungen, ohne das Problem verstanden zu haben; ihre Lösungen sind damit auf dem Niveau von Versuch und Irrtum.

Dieser Lösungsweg soll in der Therapie nicht fortgesetzt werden: der Sinn der klärenden Arbeit besteht darin, die internalen Problem-Determinanten der Person zu klären, um sie bei der Definition des Problems systematisch berücksichtigen zu können. Das Ziel ist, eine möglichst „vollständige und valide" Problemdefinition zu erarbeiten, so dass eine Lösung auch die relevanten Aspekte des Problems mitberücksichtigt: erarbeitet werden soll eine tragfähige Lösung, mit der die Person auch tatsächlich leben kann. Man muss aber in der Therapie damit rechnen, dass die Klienten weiterhin versuchen, Lösungen ohne Klärung zu finden oder Lösungen vom Therapeuten verlangen, bevor sie das Problem verstanden haben. Genau dies darf der Therapeut aber nicht mitmachen, denn dann würde er dysfunktionalen Strategien des Klienten folgen. Der Therapeut muss also dem Prinzip folgen und dies auch dem Klienten klarmachen, dass erst eine *Problemklärung* erarbeitet werden muss, bevor man eine Lösung finden kann: *Klären vor Lösen*!

#### *7.4.1.4 Arbeite in der Klärungsphase nicht für den Klienten!*

Der Unterschied zwischen dem „Steuern des Prozesses" und einem „Arbeiten für den Klienten" ist manchmal schwer zu erkennen. Therapeuten sollen ja in den Prozess eingreifen, sollen steuern, sollen auch Inhalte explizit machen, sollen den Klienten unterstützen. Wichtig dabei ist allerdings, dass *alle Interventionen Aufträge an Klienten enthalten, die der Klient umsetzen muss*: der Klient

- soll Inhalte prüfen;
- soll Gedächtnisbestände aktivieren;
- soll Fragestellungen nachgehen;
- soll Inhalte miteinander verbinden usw.

D. h., Interventionen „katalysieren" den Klienten-Prozess, d. h., sie regen etwas beim Klienten an, führen dazu, dass der Klient etwas *aktiv tut* (der *Klient* muss arbeiten!). Interventionen, bei denen der Therapeut für den Klienten arbeitet, sind solche, bei denen der Klient passiv bleiben kann, bei denen der Klient nur „ja" sagen muss (oder „nein"), bei denen der Klient nichts aktiv tun muss. Dabei geben die Therapeuten den Klienten Antworten vor, schlagen Inhalte vor oder machen Vorschläge in Form von multiple-choice-Fragen:

„Fühlen Sie in der Situation eher x oder z oder vielleicht y?" Der Klient antwortet dann, zur Frustration des Therapeuten oft „weder-noch" oder „alles", und alles ist, wie es vorher war: unklar.

Therapeuten, die für die Klienten arbeiten, weisen meist nur sehr vage Hypothesen darüber auf, was das Problem des Klienten sein könnte oder sie „drängen" dem Klienten Inhalte auf, für die er noch gar nicht bereit ist. Ein „Arbeiten für den Klienten" beginnt beim Therapeuten häufig dann,

- wenn sie den Eindruck haben, sie wissen besser, was mit dem Klienten los ist als der Klient selbst (was aber nicht der Fall ist); *und*

- wenn sie ungeduldig sind und *wollen, dass der Klient es jetzt einsieht*; *und*
- den Eindruck haben, dass der Klient es einfach nicht schnallt.

Therapeuten neigen dann auch manchmal dazu, auf Klienten einzureden, wie auf ein totes Pferd: sie sitzen mit dem Hintern vorn auf der Stuhlkante, sind vornüber gebeugt und gestikulieren auf den Klienten ein, aber man kann mit Charles Laughton (in „Zeugin der Anklage") sagen: wenn der Therapeut fortfährt, die Fragen an den Klienten selbst zu beantworten, dann wird die Anwesenheit des Klienten überflüssig!

Fängt ein Therapeut an, für den Klienten zu arbeiten, dann leitet er den Klienten nicht mehr an, seine Inhalte selbst zu sichten, zu klären und zu verändern. Damit kann der Klient aber genau das, was er zentral in der Therapie lernen soll, nicht mehr lernen: anders als bisher, konstruktiver, kreativer mit seinen eigenen Problemen umzugehen. Kurzfristig kann ein Therapeut dem Klienten damit vielleicht helfen; langfristig jedoch sabotiert der Therapeut die Veränderungsprozesse des Klienten.

### *7.4.2 Phase der Schema-Bearbeitung*

#### *7.4.2.1 Aktive Schema-Veränderung*

In der Phase der Schema-Bearbeitung geht es zentral darum, ein geklärtes, repräsentiertes Schema des Klienten *aktiv zu verändern*: Das Schema soll in seiner Relevanz gesenkt werden, es soll hinterfragt werden, der Klient soll sich dafür entscheiden, aktiv gegen dieses Schema anzugehen, er soll Alternativen zu diesem Schema entwickeln, mit denen er besser leben kann als mit dem dysfunktionalen Schema (vgl. Sachse, Püschel, Fasbender & Breil, 2008).

In dieser Phase kann es immer wieder nötig sein, auch noch weiter zu klären: Denn durch die Bearbeitung eines Schemas kann deutlich werden, dass die zentralen Schema-Aspekte doch noch nicht hinreichend klar sind, dass neue Schema-Inhalte auftauchen, die noch nicht genügend repräsentiert sind. Daher können sich in dieser Phase Klärungs- und Bearbeitungsstrategien des Therapeuten abwechseln: Aus der Bearbeitung kann deutlich werden, dass noch Klärungsbedarf besteht und nach der erfolgten Klärung wird wieder bearbeitet.

Der Schwerpunkt der therapeutischen Arbeit in dieser Phase liegt aber nicht mehr auf Klärung, sondern auf *Bearbeitung der Schemata*: Die dysfunktionalen Schemata sollen aktiv gehemmt und durch funktionale Schemata ersetzt werden, die der Klient in sein System integrieren kann.

#### *7.4.2.2 Mache in der Bearbeitungsphase als Therapeut inhaltliche Vorschläge*

Therapeuten sollten sich klarmachen, dass dysfunktionale Schemata geklärt werden müssen, bevor diese verändert werden können: Denn bevor man etwas verändern kann, muss man logischerweise wissen, *was genau man verändern will*: Daher geht eine Phase der Klärung von Schemata schon rein logisch einer Phase der Veränderung (wir nennen dies die *Phase der Bearbeitung von Schemata*) voraus.

Als Therapeut muss man sich aber klar machen, dass diese Phasen völlig unterschiedliche Ziele haben: In der Phase der Klärung geht es darum, *die tatsächlich problemdeterminierenden Schemata valide zu identifizieren und zu rekonstruieren*: Hier sollten Therapeuten somit keine inhaltlichen Vorgaben machen, keine Ratschläge geben, sondern nur dem Klienten aktiv dabei helfen zu klären, was tatsächlich „in den Schemata steht".

In der Phase der Bearbeitung geht es jedoch darum, die Schemata zu hinterfragen, zu „demontieren", dazu Alternativen zu finden: Auch hier muss der Klient natürlich letztlich immer entscheiden, was er verändern und welche neuen Annahmen er akzeptieren will. *Hier bestehen aber viele Freiheitsgrade*: Während es bei der Klärung darum geht, das eine, tatsächlich existierende Schema valide „zu treffen", geht es hier darum, ein neues Schema zu finden, das der Klient in sein System integrieren kann. Und hier gibt es prinzipiell extrem viele Möglichkeiten, wie dieses Schema aussehen könnte: Also kann und sollte man in dieser Phase offen mit Möglichkeiten experimentieren, viele Alternativen entwickeln, die man dann, im nächsten Schritt, sorgfältig prüft, wobei man diejenige auswählt, die man letztlich akzeptieren will.

Daher kann der Therapeut in der Phase der Bearbeitung völlig anders als in der Phase der Klärung dem Klienten *inhaltliche Anregungen geben*, Vorschläge machen, Lösungen entwickeln (natürlich in Zusammenarbeit mit dem Klienten!), denn der Klient kann und muss alle diese Vorschläge kritisch prüfen und kann alle verwerfen! *Damit muss ein Therapeut in der Phase der Bearbeitung der Schemata nicht mehr inhaltsabstinent sein!*

In dieser Phase kann ein Therapeut die Schemata des Klienten aktiv in Frage stellen; er kann aktiv Vorschläge zur Verbesserung von Annahmen machen usw.

## 7.5 Klienten-Modell

Therapeuten müssen im Prozess ein Modell über den Klienten bilden: Eine gezielte, gut organisierte Wissensstruktur, in der relevante Informationen und Schlussfolgerungen über den Klienten gespeichert sind. Dieses Modell muss ein Therapeut zur weiteren Informationsverarbeitung verwenden und als Grundlage für Interventionen und Strategien nutzen.

### *7.5.1 Verstehe den Klienten und verarbeite die Klienten-Information gezielt; bilde ein Klientenmodell!*

Verarbeitungsprozesse des Therapeuten sind das „A und O" der Klärungsorientierten Psychotherapie: Ein Therapeut kann *dann und nur dann* gute, gezielte, wirksame Interventionen realisieren, die den Klienten-Prozess konstruktiv fördern, *wenn er genau versteht, wie das Problem des Klienten psychologisch funktioniert*; wenn er aufgrund dessen weiß, welche psychologischen Aspekte wie genau beeinflusst werden müssen und welche psychologischen Prozesse beim Klienten in welche Reihenfolge ablaufen müssen, damit der Klient seine Probleme effektiv klären und bearbeiten kann: *Ohne Verstehen gibt es kein konstruktives Intervenieren!!*

Daher ist es von absolut zentraler Bedeutung für eine effektive Therapie, dass der Therapeut den Klienten, seine Schemata, seine Themen, seine Anliegen usw. genau versteht, *also aufgrund seines Wissens zutreffend rekonstruiert!* Und es ist wichtig, dass der Therapeut möglichst *schnell* versteht, dass er die *zentralen* Aspekte rekonstruiert, die, an denen therapeutisch sinnvoll angesetzt werden kann und muss; dass er sich nicht durch irrelevante Information ablenken lässt; dass er ein gutes strukturiertes *Modell* über das psychologische Funktionieren des Klienten-Problems bildet, aus dem sich schlüssig Strategien und Interventionen ableiten lassen! Um dies zu können, muss der Therapeut über einen hohen Experten-Status verfügen!

Der Therapeut versteht den Klienten, er verarbeitet die vom Klienten „einlaufende" Information immer auf der Basis seines Expertenwissens: *Ohne Wissen gibt es kein Verstehen!* Daher benötigt ein Therapeut, *insbesondere* für effektive Verstehensprozesse, gut strukturiertes, gut organisiertes und gut verfügbares Wissen, also eine hohe Expertise.

### *7.5.2 Bilde von Anfang an ein Klientenmodell; elaboriere dies ständig und prüfe dies ständig!*

Therapeuten müssen sich ein hoch strukturiertes Bild von ihrem Klienten machen; d. h., sie müssen im Therapieprozess eine *Wissensstruktur vom Klienten* aufbauen, *ein Klienten-Modell*, das z. B. Angaben darüber enthält,

- was die zentralen Probleme des Klienten sind,
- was die zentralen, zu bearbeitenden Themen des Klienten sind,
- welches die Anliegen des Klienten sind;
- ob der Klient einen Arbeitsauftrag aufweist (also eine Änderungsmotivation erkennen lässt)
- welche Schemata geklärt werden sollen,
- welches die zentralen Schemata des Klienten sind,
- wie die Probleme des Klienten „psychologisch funktionieren",
- wie der Klient im Therapieprozess arbeitet,
- ob der Klient von sich aus Fragestellungen verfolgt,
- ob der Klient vermeidet und wenn ja, welche Strategien er benutzt,
- wie der Klient die Beziehung zum Therapeuten gestaltet,
- ob der Klient intransparente Interaktionen dem Therapeuten gegenüber realisiert.

Dieses Klientenmodell ist dann wiederum die Grundlage dafür, den Klienten zu verstehen und es ist die Grundlage für die Ableitung therapeutischer Strategien.

Der Therapeut sollte mit dem Aufbau des Klienten-Modells sofort beginnen, also sofort versuchen, alle vom Klienten „einlaufenden", relevanten(!!) Daten zu verarbeiten, um erste Hypothesen zu bilden.

Der Therapeut muss aber das Modell, das er gebildet hat, immer wieder an neuen „Daten" prüfen und er muss es u. U. revidieren. Er muss es im Laufe des Therapieprozesses elaborieren und erweitern können, sodass es immer valider wird und zunehmend die zentralen Problemaspekte des Klienten abbildet.

### 7.5.3 *Benutze beim Verstehen des Klienten immer den synthetischen und den analytischen Modus!*

Beim synthetischen Verstehensmodus versucht der Therapeut „zu verstehen, was zu verstehen ist“; der Therapeut zieht Schlussfolgerungen aus den Klienten-Daten auf der Grundlage seines psychologischen Wissens und bildet so eine geordnete Wissensstruktur über den Klienten.

Beim analytischen Verstehensmodus prüft der Therapeut sein Modell daraufhin, was er noch nicht verstanden hat: Er prüft, welche Informationen zum Verstehen fehlen, ob das Modell Widersprüche enthält, welche Informationen unklar sind usw. und plant Interventionen, wie er Informationen bekommen kann, die „die Lücken füllen“.

Wichtig ist, dass Therapeuten *beide* Modi verwenden: Sie sollten gelegentlich vom synthetischen in den analytischen Modus „umschalten“, um ihr Modell immer wieder zu prüfen: Vor allem die Prüfung der Information auf Stimmigkeit ist wichtig, denn sie zeigt, ob eine Hypothese korrekt sein kann oder weiter geprüft werden muss. Bleibt ein Therapeut im synthetischen Modus, dann kann er zwar rekonstruieren, was ein Klient meint und er versteht etwas von den Annahmen des Klienten, aber dann kann es passieren, dass er „festsitzt“, weil er nicht weiß, wie es von dem jetzigen Erkenntnisstand aus weitergehen soll: Erst der analytische Modus erlaubt es dem Therapeuten, Fragestellungen zu entwickeln, aufgrund derer er den Klärungsprozess weiterführen kann; *denn Fragestellungen sind der Motor des Klärungsprozesses!* Sobald ein Therapeut eine Fragestellung hat, weiß er, wo und wie der Klärungsprozess fortgesetzt werden kann: Der Therapeut hat damit einen „Klärungsvektor“: Er weiß, wo er ansetzen muss und er weiß, wo die Klärung herlaufen sollte! Und Fragestellungen ergeben sich meist „automatisch“ aus dem, was ein Therapeut *nicht* weiß, *nicht* versteht, was er aber erkennbar wissen und verstehen sollte!

### 7.5.4 *Nutze Verstehensheuristiken!*

In der Klärungsorientierten Psychotherapie gibt es klare theoretische Vorstellungen davon, wie relevante Schemata *in der Regel* beschaffen sind: Z. B. ist klar, dass ein Schema in der Regel aus drei Ebenen besteht: Den Annahmen, den Kontingenzen und den Bewertungen. Damit ist aber klar, *dass ein Therapeut alle drei Ebenen verstanden haben muss, wenn er das Schema geklärt haben will.*

Das Wissen über die drei Ebenen ist somit eine Heuristik, es dient als ein *Suchmodell*: Der Therapeut weiß, über welche Aspekte er Informationen benötigt, damit er das Problem des Klienten überhaupt psychologisch verstehen kann. Also dient das Modell über Schemata als ein Modell, als eine Vorlage zur Informationssuche: Eben als eine Heuristik.

In der Klärungsorientierten Psychotherapie gibt es auch Annahmen darüber, welche prinzipiellen Arten von Schemata in der Regel bei Klienten eine Rolle bei der Erzeugung von Problemen spielen: Auch dieses Wissen kann Therapeuten sehr gut als Heuristik dienen, um relevante Schemata aufzuspüren.

Darüber hinaus sind weitere Heuristiken entwickelt worden, z. B. die „Konfliktheuristik“, bei der es um die Klärung von Konflikten geht (vgl. Becker & Sachse, 1998).

Es muss Therapeuten jedoch klar sein, dass Heuristiken allgemeine Modelle sind und dass man als Therapeut bei ihrer Anwendung zwei Aspekte sehr streng berücksichtigen sollte:

1. Dass die Heuristik „häufig“ zutrifft, heißt nicht, dass sie in jedem Einzelfall zutrifft; daher muss ein Therapeut genau prüfen, ob bei einem konkreten Klienten tatsächlich die Annahmen der jeweiligen Heuristik zutreffen: Der Therapeut darf damit nicht nur bestätigende Informationen suchen, sondern er muss sorgfältig *eine Hypothese prüfen* und somit auch hoch sensibel sein für Informationen, die der Hypothese widersprechen! Ob eine Heuristik auf einen Klienten zutrifft oder nicht und ob sie deshalb ein gutes, geeignetes Suchmodell für die Bildung von Klienten-Modellen ist, *muss in jedem Einzelfall erst sorgfältig geprüft werden!*
2. Heuristiken sind allgemeine Modelle: Sie spezifizieren z. B. welche *Arten* von Informationen in einem Schema *prinzipiell stehen können: Sie spezifizieren jedoch nicht, welche Informationen bei diesem konkreten Klienten tatsächlich in dem Schema stehen!* Das bedeutet, dass ein Therapeut immer eine Heuristik als eine Art „Platzhalter“ betrachten muss, dessen konkrete Plätze nun durch tatsächliche Informationen des Klienten „gefüllt“ werden müssen! Heuristiken definieren, welche Informationen man im Prinzip benötigt: Der konkrete Klärungsprozess aber definiert, welche Information man tatsächlich findet und nun in die „Matrix der Heuristik“ eintragen muss. Damit wird aber auch deutlich: Der Klärungsprozess der Klärungsorientierten Psychotherapie folgt allgemeinen Regeln und wissenschaftlich fundierten, allgemeinen Heuristiken und ist somit nomothetisch: Der konkrete, auf diesen Prinzipien basierende Klärungsprozess muss aber immer zu einem hochgradig Klienten-spezifischen, idiosynkratischen Klientenmodell führen! Denn nur dann, wenn der Therapeut die Schemata dieses konkreten Klienten genau rekonstruieren kann, dann kann er auch ganz gezielt verändernd an diesen Schemata ansetzen!

### *7.5.5 Bilde beim Verstehen belegbare Hypothesen, die immer wieder geprüft werden und modifizierbar bleiben müssen!*

Der Therapeut sollte im Verstehensprozess immer versuchen, *belegbare Hypothesen* zu bilden, also sich immer fragen, ob er Schlussfolgerungen an Daten (und welchen!) belegen, validieren kann: Kann er dies, dann weisen diese Hypothesen ein Fundament auf (was natürlich immer weiter verbessert werden muss); kann er dies nicht, dann bewegt er sich auf der Ebene von Spekulationen.

Natürlich darf ein Therapeut auch mal spekulieren, aber er sollte immer wissen, dass es eine Spekulation ist und er sollte Spekulationen niemals für belegte Hypothesen halten!

### *7.5.6 Versuche, bestimmte Aspekte des Klienten von Anfang an zu verstehen*

Der Therapeut sollte von Anfang an seine Aufmerksamkeit auf bestimmte, besonders zentrale Klienten-Aspekte lenken und versuchen, diese möglichst schnell zu verstehen, also von diesen Aspekten möglichst schnell ein Modell zu bilden. Diese Aspekte sind:

- Verstehen, was das Problem des Klienten ist;
- was das Problem für den Klienten zum Problem macht;
- was die zentralen Themen des Klienten sind;
- welche Intentionen der Klient in der Therapie hat;
- ob der Klient einen Arbeitsauftrag definiert;
- falls ja, wie der heißt;
- ob der Klient Vermeidung zeigt;
- wenn ja, in welchem Umfang;
- wie der Klient die Beziehung gestaltet;
- ob der Klient die Klienten-Rolle annimmt;
- ob der Klient versucht, die Therapie zu kontrollieren;
- ob der Klient in höherem Umfang Images und Appelle sendet.

### *7.5.7 Versuche von Anfang an, zentrale Schemata des Klienten zu rekonstruieren und nutze das Verstehen der Schemata zum Verstehen der Probleme!*

Therapeuten sollten von Anfang an versuchen, *Hypothesen über zentrale Schemata* des Klienten zu bilden: Denn Schemata zu verstehen, bedeutet immer, zentrale Problemdeterminanten des Klienten zu verstehen; versteht der Therapeut diese, braucht er sich mit peripheren Aspekten, Situationen, Erklärungen usw. überhaupt nicht mehr zu befassen!

Möglichst schnell zentrale Schemata zu verstehen, bedeutet auch, in der Therapie möglichst schnell *Ansatzpunkte zur therapeutischen Bearbeitung zu identifizieren*: Je schneller zentrale Schemata klar sind, desto schneller kann (bei entsprechender therapeutischer Beziehung) an einer *Veränderung* der Schemata gearbeitet werden.

### *7.5.8 Konzentriere Dich im Verstehen auf zentrale Kerninformationen und sammle niemals irrelevante Daten!*

Therapeuten sollen immer versuchen zu verstehen, wie ein Problem „psychologisch funktioniert“: Das ist möglich, wenn man die *zentralen* Problemaspekte, die „zentralen Schaltstellen des Systems“ versteht; und dies sind meist Schemata. Daher müssen Therapeuten versuchen, aus den vorhandenen Daten möglichst schnell Schlüsse auf solche „zentralen Problemdeterminanten“ zu ziehen *und* sie müssen versuchen, vor allem vom Klienten *solche Informationen* möglichst schnell und gezielt zu erhalten, die solche Schlüsse erlauben. Daher müssen Therapeuten *gezielt Informationen verarbeiten*; sie müssen (aufgrund ihrer Expertise) in der Lage sein, schnell zwischen relevanten und irrelevanten Informationen zu unterscheiden und deshalb schnell „relevanten Spuren folgen können“. Und wiederum wird deutlich, dass Therapeuten für diese Aufgaben auch eine sehr hohe Expertise *benötigen!*

Unter dieser Sichtweise macht es *überhaupt keinen Sinn,* erst einmal alle verfügbaren Informationen zu *sammeln*; vielmehr selektiert der Therapeut schnell *relevante Spuren* heraus und ist deshalb in der Lage, schnell relevante Schemata zu finden.

Und: *Jede Information, die nicht relevant ist, verarbeitet der Therapeut auch nicht.*

Therapeutische Modellbildung ist keine Sammler-und-Jäger-Strategie: Es ist eine Folge gezielter, an Wissen und Relevanz ausgerichteter, hoch disziplinierter Verarbeitungsprozesse!

Informationen, die nicht relevant sind, sollten im Therapieprozess auch möglichst nicht weiter verfolgt werden! (Es sei denn, der Therapeut nimmt sie zur Kenntnis, weil es dem *Klienten* wichtig ist und der Therapeut *dem Klienten* zur Beziehungsgestaltung Aufmerksamkeit schenkt). Gerade diese Fähigkeit, schnell relevante von irrelevanter Information durch Bezug der einlaufenden Information zu gut verfügbarem Wissen zu unterscheiden, ist eine Fähigkeit, die Experten von Novizen unterscheidet: Nur Personen mit hohem Expertise-Status sind in der Regel dazu in der Lage. Novizen neigen dazu, in irrelevanten Details „zu ertrinken".

## 7.6 Interventionen

Interventionen sind sprachliche Aussagen von Therapeuten, deren Ziel es ist, die Bearbeitung von Problemen beim Klienten gezielt zu steuern: Jede Intervention hat damit eine *Intention*, d. h. der Therapeut möchte, dass der Klient etwas Bestimmtes tut (oder nicht tut). Durch Interventionen steuern Therapeuten somit den Bearbeitungsprozess des Klienten konstruktiv.

### *7.6.1 Interveniere gezielt und immer so, dass der Klient die Bearbeitungsangebote darin möglichst mühelos verstehen und umsetzen kann*

Therapeuten müssen *Interventionen* realisieren: Interventionen sind sprachliche Aussagen des Therapeuten, deren Sinn es ist, *Einfluss auf den Klienten-Prozess zu nehmen.* Deshalb enthalten Interventionen *Bearbeitungsangebote*: Dies sind Vorschläge des Therapeuten an den Klienten, was der Klient nun als nächstes tun sollte (falls er das Angebot des Therapeuten annehmen will). *Bearbeitungsangebote steuern damit den Klientenprozess.* Sie steuern die Aufmerksamkeit des Klienten, sie steuern, welches Thema der Klient verfolgt, welcher Fragestellung der Klient folgt. usw.

### *7.6.2 Mache Interventionen immer so, dass der Klient sie mit minimaler Kapazität verarbeiten kann!*

Jede Intervention, die ein Klient realisiert, muss vom Klienten verstanden werden; *nur dann*, wenn der Klient versteht, was der Therapeut meint *und* was er will, ist der Klient in der Lage, die Intervention auch umzusetzen; und *nur dann* steuern die Interventionen des Therapeuten auch den Klienten-Prozess!

Zum Verstehen benötigt ein Klient jedoch kognitive Ressourcen. Und je komplexer und schwerer eine therapeutische Intervention zu verstehen ist, desto mehr kognitive Ressourcen muss ein Klient für ihre Verarbeitung zur Verfügung stellen.

Damit muss er aber viele *Ressourcen von der Klärungsarbeit abziehen*: Anstatt sich auf seine eigenen Inhalte und deren Bearbeitung konzentrieren zu können, muss sich der Klient mit der Verarbeitung der Therapeuten-Interventionen beschäftigen! Daher gilt: Je komplexer die Interventionen des Therapeuten sind, desto mehr Ressourcen muss der Klient zu ihrer Verarbeitung bereitstellen. Und: Desto mehr Ressourcen muss der Klient von Klärungsprozessen abziehen. *Also: Je schwieriger eine Intervention zu verstehen ist, desto stärker beeinträchtigt sie den Klärungsprozess des Klienten.* Dieser Effekt konnte empirisch nachgewiesen werden.

Daraus resultiert: *Die Interventionen des Therapeuten müssen vom Klienten möglichst einfach zu verstehen sein!* Daraus resultieren einige Einzel-Regeln.

### *7.6.3 Die Interventionen des Therapeuten sollen so kurz wie möglich sein!*

Gute Interventionen sind kurz: *Sie bestehen aus 4–6 Wörtern!*

Der Therapeut gibt in Verbalisationen nur die zentralen Aspekte an den Klienten zurück, manchmal nur das zentrale Wort.

Oder der Therapeut stellt eine kurze Frage. Das *genügt völlig*, um den Prozess des Klienten konstruktiv zu steuern.

### *7.6.4 Ist die Intervention länger, dann sollte die Anweisung an den Klienten immer am Ende der Intervention stehen!*

Manchmal ist es nötig, dass Interventionen des Therapeuten länger sind: Der Therapeut muss etwas erläutern, Transparenz herstellen, Bezüge schaffen usw. Ist die Intervention länger, dann sollte die Anweisung des Therapeuten an den Klienten, also die Information darüber, was der Klient nun als nächstes tun sollte (das Bearbeitungsangebot!), immer am Ende der Intervention stehen! Denn wenn sie vorne steht und der Therapeut danach noch andere Informationen gibt, hat der Klient die Anweisung wieder vergessen! Damit *verliert* die Intervention jedoch ihre steuernde Wirkung! Macht der Therapeut die Intervention am Anfang und gibt er dann weitere Informationen, dann muss der Therapeut diese Anweisung am Schluss *noch mal wiederholen! Interventionen müssen immer mit einer Anweisung (einem Bearbeitungsangebot) an den Klienten enden!*

### *7.6.5 Eine Intervention sollte immer nur eine Anweisung enthalten*

Da der Klient eine Anweisung umsetzen muss, dies aber Zeit erfordert, muss er die Anweisung eine Zeit lang im Arbeitsgedächtnis speichern; erhält er mehrere Anweisungen, dann besteht die Gefahr, dass entweder eine vergessen wird oder aber, dass die beiden Anweisungen interferieren und der Klient *keine* der beiden Anweisungen vernünftig ausführt. Daher gilt: *Jede Intervention sollte immer nur eine Anweisung an den Klienten enthalten!* Will der Therapeut, dass der Klient mehrere Dinge tut, dann gibt er die Anweisungen sukzessiv, nicht simultan.

> *Beispiel für eine kurze, prägnante und gut gestaltete Intervention*:
>
> Klienten-Aussage: „Es ist mir gestern wieder aufgefallen, dass es mir unheimlich viel ausmacht, wenn ich merke, ich erzähle jemandem was und der hört mir überhaupt nicht zu."
>
> Therapeuten-Aussage: Synthetisch: „Es stört Sie sehr stark, wenn jemand Sie nicht beachtet."; Analytisch: „Was genau löst das in Ihnen aus, wenn jemand Sie nicht beachtet?"

Der Therapeut sollte die Aufmerksamkeit *nicht* auf
- die konkrete Situation,
- auf „gestern" oder „wieder",
- den genauen Kontext des „Zuhörens" etc.

lenken, sondern auf die zentralen Stimulus-Aspekte und die zentralen Aspekte der Verarbeitung.

### *7.6.6 Eine Intervention sollte sprachlich einfach sein und die Anweisung an den Klienten explizit enthalten!*

Eine Intervention sollte in einer einfachen, klaren Sprache, ohne Schnörkel, Nebensätze oder komplizierte Strukturen abgefasst sein, damit der Klient sie schnell und leicht dekodieren kann! (Psychotherapie ist *keine* Deutschstunde, der Therapeut muss sich nicht bemühen, druckreif zu reden, sondern er sollte sich bemühen, *verständlich* zu reden!)

Ein Therapeut sollte auch explizit deutlich machen, was er will, dass der Klient als nächstes tut: Keine Euphemismen (!!!), keine Umschreibungen, nichts „durch die Blume sagen": *Offen, klar, präzise und direkt formulieren!*

Therapeuten sollten auch keine „Zusammenfassungen" geben, denn Klienten wissen das alles schon: Klienten sollen sich auf *zentrale* Aspekte fokalisieren und *diesen* Spuren weiter folgen!

> *Beispiel:*
>
> Klienten-Aussage: „Ich habe mich mal wieder mit meiner Frau über die Erziehung unserer Tochter gestritten; sie macht da immer Sachen anders, ohne es mit mir abzusprechen; sie hält sich nie daran, was ich sage und macht, was sie will! Das ist immer so, auch wenn wir absprechen, was wir einkaufen oder was wir in der Woche machen!
>
> Therapeuten-Aussage: Synthetisch: „Es ärgert Sie stark, wenn Ihre Frau nicht genau tut, was Sie wollen."; analytisch: „Was löst das aus, wenn Ihre Frau nicht tut, was Sie möchten?"
>
> Und nicht: „Sie streiten sich über Erziehung und über viele andere Sachen und werden sich nicht einig."

### 7.6.7 *Benutze sowohl synthetische Interventionen (Paraphrasieren, Verbalisieren und Explizierungen) als auch analytische Interventionen (Fragen, Prozessdirektiven)!*

Therapeuten sollten niemals ihre Interventionen nur auf „Verbalisierungen" beschränken; sie sollen Interventionen niedriger Prozessdirektivität verwenden, um den Klienten viel Raum zu lassen wie paraphrasieren, verbalisieren und explizieren; sie sollten aber auch Interventionen hoher Prozessdirektivität verwenden wie konkretisierende oder vertiefende Fragen (also analytische Interventionen), die den Klientenprozess stark steuern.

*Und beachte:* Synthetische und analytische Interventionen sollten sich *abwechseln*, also sollte man als Therapeut: V – V – F – V – F – F – V – E – F – V – E – F

(V = verbalisieren; E = explizieren; F = fragen)

Aber nicht: V – V – V – V – V – V – V – V – V

*Und vor allem nicht:* F – F – F – F – F – F – F

Fragen stellen hohe Anforderungen an Klienten und vor allem führen vertiefende Fragen schnell an Stellen, an denen der Klient seine Strukturen selbst nicht mehr versteht: *Und dann kann er die Fragen gar nicht mehr beantworten!* Fragt ein Therapeut dann jedoch weiter, *stagniert der Klärungsprozess notwendigerweise!*

Daher sollten auf Fragen immer Verbalisierungen oder Explizierungen folgen, die dem Klienten *Zeit* geben, neue Aspekte zu verstehen, zu integrieren und damit die *Basis* zu schaffen, weiterfragen zu können!

Außerdem sollte ein Therapeut, wie oben ausgeführt, mit jeder Intervention eine (implizite) Beziehungsgestaltung realisieren: Dies ist jedoch durch Verbalisierungen und Explizierungen sehr viel leichter möglich als mit Fragen: In Verbalisierungen kann ein Therapeut leichter Akzeptierung, Verstehen, Wärme usw. „unterbringen" als in Fragen. Schon deshalb sollten sich Fragen immer mit Verbalisierungen abwechseln.

### 7.6.8 *Stelle nur Fragen, wenn Du annehmen kannst, dass der Klient die Fragen beantworten kann!*

Wenn man als Therapeut Fragen stellt, dann sollte man sich klar machen, dass jede Frage eine *Implikation* hat: Nämlich die Annahme, dass der Klient aufgrund der Frage „in seinem Gedächtnis nachsuchen kann" und eine Chance hat, dadurch eine sinnvolle Antwort zu finden.

Das bedeutet aber: Man kann eine Frage nur dann sinnvollerweise stellen, wenn man annehmen kann, dass genau diese Möglichkeit existiert.

Im Therapieprozess liegt jedoch manchmal die Situation vor (besonders bei Psychosomatikern!), dass man annehmen muss, dass ein Klient zur Zeit *keinen* Zugang zu Schemata, Verarbeitungen, Gefühlen u. a. hat (z. B. weil der Klient ein hohes Ausmaß an Alienation aufweist). Damit liegt aber die Situation vor, dass ein Klient eine entsprechende Frage *gar nicht beantworten kann!*

In einem solchen Fall ist es nicht sinnvoll, eine Frage mit der Intention zu stellen, dass der Klient sie beantworten kann. Man kann die Frage stellen, um dem Klienten deutlich zu machen, *dass* er sie nicht beantworten kann und dass man deshalb an der Klärung arbeiten sollte; dann aber muss man dem Klienten – Stück für Stück – durch Verbalisierungen und Explizierungen bei der Rekonstruktion helfen.

Gerade Explizierungen des Therapeuten, also Interventionen, bei denen Therapeuten das vom Klienten Gemeinte und Aspekte relevanter Schemata aufgrund anderer Informationen *belegbar (!) erschließen* können und damit durch ihre Interventionen implizite Information *explizit machen*, sind in solchen Fällen von extremer Bedeutung: Sie helfen den Klienten enorm bei der Rekonstruktion und Klärung unklarer Aspekte, denn Klienten können in aller Regel gut erkennen, wenn eine Explikation das aussagt, was sie schon kognitiv oder affektiv gegeben haben, aber noch nicht in Worte fassen konnten; sie haben ein unmittelbares Evidenzerleben und können so die Explizierung des Therapeuten validieren!

### *7.6.9 Benutze Fragen als Marker!*

Ein Therapeut kann dem Klienten auch Fragen stellen, wenn er davon ausgeht, dass der Klient die Frage (noch) nicht beantworten kann.

In diesem Fall hat der Therapeut aber dann gar nicht die Intention, dass der Klient sie beantwortet: Er hat die Intention, einen *Marker* zu setzen.

*Marker* sind Interventionen, die dazu dienen,
- dem Klienten deutlich zu machen, was wesentlich ist, auf welche Aspekte er seine Aufmerksamkeit lenken sollte;
- dem Klienten deutlich zu machen, was der Klient irgendeinmal tun sollte;
- dem Klienten klar zu machen, was der Therapeut für wesentlich hält, welche Fragestellungen aus der Sicht des Therapeuten verfolgt werden sollten.

Der Therapeut stellt z. B. schon zu Therapiebeginn vertiefende, internalisierende Fragen; er tut dies, um dem Klienten deutlich zu machen,
- dass es relevante, psychologische Verarbeitungsprozesse gibt;
- dass es sinnvoll wäre, diese zu beachten und zu klären;
- welches diese Prozesse sein könnten;
- was der Klient prinzipiell tun könnte, um diese zu klären.

Wenn der Therapeut solche Fragen so früh im Prozess stellt, dann erwartet er gar nicht, dass der Klient sie schon beantworten kann: Er stellt sie aber dennoch, um dem Klienten klar zu machen, worum es geht und die Prozesse des Klienten Schritt für Schritt auf den richtigen Weg zu lenken.

#### *7.6.10 Interventionen des Therapeuten müssen immer im Material des Klienten verankert werden.*

Klärungs- und Bearbeitungsprozesse sind *kontinuierliche Prozesse*: Es wird kontinuierlich und „straight“ an *einem* Thema gearbeitet, es wird kontinuierlich *eine* Fragestellung verfolgt: Das Thema entwickelt sich weiter und das heißt: Aus einem gegebenen Aspekt werden neue abgeleitet.

Daher muss sich jede Intervention des Therapeuten logischerweise auf etwas inhaltlich beziehen, was der Klient vorher geäußert hat; der Therapeut muss etwas aufgreifen (und weiterführen), was der Klient vorher gemeint hat; der Therapeut stellt eine Frage zu etwas, was der Klient vorher thematisiert hat.

Kurz: Jede Intervention des Therapeuten muss sich sinnvoll auf etwas beziehen, was der Klient vorher gesagt hat und was deshalb noch *im Fokus der Aufmerksamkeit des Klienten* ist (oder vom Klienten in den Fokus der Aufmerksamkeit genommen werden kann!). Interventionen haben damit eine retrospektive Seite: Sie beziehen sich immer auf etwas, was ein Klient geäußert hat; und sie haben eine prospektive Seite: Sie steuern das, was der Klient als nächstes bearbeiten soll (s. Abb. 3).

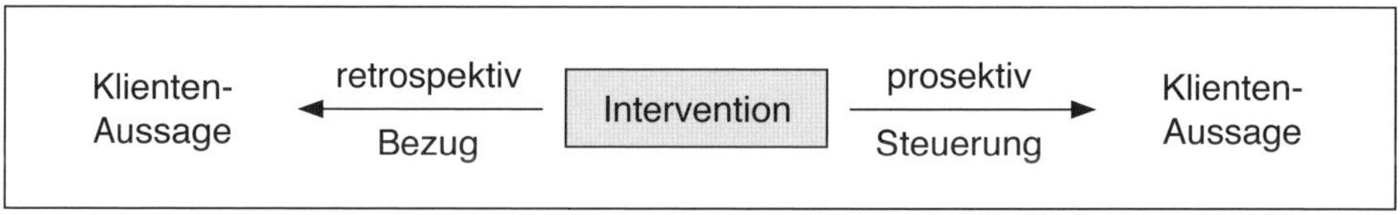


**Abbildung 3:** Interventionen nehmen Bezug auf Klientenaussagen und steuern sie.

## 7.7 Therapeutische Strategien

Strategien sind Folgen von aufeinander bezogenen Interventionen, die alle ein bestimmtes Prozessziel verfolgen: Der Therapeut will, dass der Klient dadurch einen bestimmten Prozesszustand erreicht.

#### *7.7.1 Realisiere therapeutische Strategien im Therapieprozess!*

Interventionen realisiert der Therapeut mit dem Ziel, einen bestimmten Einfluss auf den Klientenprozess auszuüben: Der Therapeut will, dass der Klient etwas Bestimmtes tut und damit einen bestimmten Zustand herstellt: Damit zielen Interventionen immer auf die Erreichung bestimmter Prozesszustände ab: *Interventionen dienen damit der Erreichung von Prozesszielen.*

In sehr vielen Fällen genügt aber eine einzelne Intervention nicht, um beim Klienten ein bestimmtes Prozessziel zu erreichen: Oft macht der Therapeut eine Intervention und der Klient wird aufmerksam; er macht eine weitere Intervention und der Klient versteht; er macht eine weitere Intervention und der Klient versucht, das Bearbeitungsangebot umzusetzen; er macht weitere Interventionen, die dem Klienten helfen, das Bearbeitungsangebot umzusetzen; und schließlich erreicht der Klient das Prozessziel (z. B. seine Perspektive zu internalisieren o. Ä.).

Eine *Serie von Interventionen*, die alle das gleiche Prozessziel anstreben, dem Klienten aber schrittweise dabei helfen, dieses zu erreichen, wird als *therapeutische Strategie* bezeichnet: Die Interventionen dienen dazu, Teilschritte des Prozesses beim Klienten einzuleiten (Teilziele zu erreichen); sie bauen somit aufeinander auf und sind aufeinander bezogen.

Definiert werden kann eine Strategie dadurch, was sie erreichen soll, also durch das Prozessziel, das mit ihrer Hilfe angestrebt werden soll.

Therapeuten sollten im Therapieprozess derartige Strategien systematisch verwenden.

### 7.7.2 *Internalisiere die Perspektive des Klienten!*

Für Klärungsprozesse benötigt ein Klient eine internale Perspektive: er muss seine Aufmerksamkeit auf intern ablaufende Prozesse richten, er muss die aktuellen Verarbeitungsprozesse beachten, analysieren und verstehen, die durch eine Aktualisierung eines relevante Schemas (durch einen situationalen „Trigger") ausgelöst worden sind: Denn nur „von diesen Verarbeitungen aus" kann der Klient das relevante Schema rekonstruieren!

Das bedeutet: wenn Therapeuten eine klärungsorientierte, therapeutische Arbeit anregen wollen, dann sollten sie die Perspektive des Klienten internalisieren!

Die Interventionen des Therapeuten sollten vorrangig darauf gerichtet sein, den Klienten dazu anzuregen, „vom Ich aus auf internale Aspekte zu schauen". Wendet der Klient die Aufmerksamkeit nach außen (z. B.: „Der x ist bescheuert!"), dann soll der Therapeut die Aufmerksamkeit nach innen lenken (z. B.: „*Sie* finden, der x sei bescheuert? Was missfällt Ihnen an X?").

Hält ein Klient die Perspektive konsistent external, dann muss der Therapeut den Klienten auf der Meta-Ebene darauf aufmerksam machen, was er tut: er wirft dann auch die Frage auf, was es für den Klienten so wichtig macht, immer nach außen zu gucken oder, was es dem Klienten so schwer macht, nach innen, auf sich selbst zu schauen.

*Bei dem obigen Beispiel des Streits kann ein Therapeut verschiedene Arten internalisierende Fragen stellen, z. B.:*

- „Was löst das Verhalten Ihrer Frau in Ihnen aus?"
- „Was geht Ihnen in solchen Situationen durch den Kopf?"
- „Was löst das in Ihnen aus, wenn Ihre Frau nicht tut, was Sie wollen?"
- „Was stört Sie daran (am meisten)?"

Klienten begreifen in der Regel erst im Verlauf der Therapie, dass eine Internalisierung, eine internale Perspektive auch Autonomie zurückbringt: machen die Klienten andere Personen für ihre Probleme verantwortlich, gucken sie nach außen und beschweren sich, dann können sie sich einerseits entlasten; sie haben ja keine Schuld. Diese Perspektive impliziert leider aber auch, dass sie keine Kontrolle haben: sie können nichts ändern, sie sind davon abhängig, dass *andere* sich ändern. Blicken sie aber auf eigene Determinanten, dann müssen sie zwar für das Problem (zumindest zum Teil) auch Verantwortung übernehmen: sie haben jedoch prinzipiell Kontrolle über ihre eigenen Determinanten. Nun *können* sie etwas tun, etwas ändern, sie haben wieder ein Stück Autonomie.

### 7.7.3 *Aktiviere die relevanten Schemata des Klienten!*

Schemata (sowohl kognitive als auch affektive) lassen sich nur dann rekonstruieren und verändern, wenn sie aktiviert sind. Nicht-aktivierte Gedächtnisbestände sind nicht rekonstruierbar und nicht veränderbar. Daher ist es im Therapieprozess wesentlich, relevante Schemata zu aktivieren. Das zentrale Handlungsprinzip lautet daher: *Aktiviere die relevanten Schemata!*

Der resultierende Klärungsprozess bei aktivierten Schemata kann dann (bei der Aktivierung kognitiver Schema-Anteile) auch überwiegend kognitiv sein: Kognitive Elemente eines Schemas werden dann auch durch kognitive Klärungsstrategien herausgearbeitet. Werden affektive (oder emotionale) Elemente von Schemata aktiviert, dann ist der Klient auch affektiv beteiligt und der Klärungsprozess bezieht sich dann auf affektive Schema-Elemente.

Ein solcher affektiver Klärungsprozess bedeutet, dass die Person Motive, Ziele, Werte, Schemata aktiviert und aufgrund dieser eine Situation, Person usw. bewertet: sie produziert Bewertungen, gefühlte Bedeutungen, Stimmungen, Gefühle usw. Das Vorliegen dieser Gefühle, Bewertungen usw. ist dann ein valider Indikator dafür, dass affektive Schemata u. Ä. aktiviert sind: bei der Person finden nicht nur kognitive, sondern affektive Verarbeitungen statt. Diese Prozesse müssen vom Therapeuten angeregt werden: der Therapeut muss explizit auffordern, Gefühle zu einer Situation zuzulassen („Bitte bleiben Sie dabei und schauen Sie, was das in Ihnen auslöst!“), er muss nach Gefühlen fragen („Welches Gefühl hat das in Ihnen ausgelöst?“), er kann Klienten damit konfrontieren, dass sie keine Gefühle zeigen, obwohl ein Inhalt dies nahe legt. Der Therapeut kann auch Sachverhalte, die Emotionen auslösen können, sehr klar, sehr konkret, sehr pointiert formulieren, so dass der Klient sich nicht mehr emotional distanzieren kann, sondern der affektive Verarbeitungsprozess angeregt wird.

Das heißt: der Therapeut soll nicht warten, bis der Klient ein Gefühl äußert, sondern er soll durch seine Interventionen Gefühlsprozesse gezielt anregen.

Diese Emotionalisierung, das sollte völlig klar sein, dient aber nicht einfach dazu, den Klienten zu emotionalisieren. *Emotionalisierung als solche ist überhaupt nicht das Ziel der Intervention. Das Ziel ist die Aktivierung der relevanten Strukturen und dann, wenn diese aktiviert sind, ihre weitere therapeutische Bearbeitung.* „Emotionalisierung“ ist damit nur eine Zwischenstufe; eine notwendige Voraussetzung weiterer therapeutischer Arbeit, kein Ziel an sich. Bleibt im Therapieprozess eine weitere Bearbeitung der Schemata aus, dann ist der therapeutische Effekt der Emotionalisierung häufig minimal.

### 7.7.4 *Entwickle und verfolge Fragestellungen im Therapieprozess!*

Die Richtungen, in die die therapeutische Arbeit gehen soll, sind keineswegs leicht zu bestimmen. Um sie bestimmen zu können, muss ein Therapeut aus dem vorhandenen Material *Leitfragen* entwickeln.

Die Entwicklung von (heuristischen) Leitfragen hilft dabei, den Verarbeitungsprozess zu strukturieren, zu zentralisieren, bei einem Thema zu bleiben und ein Modell über den Klienten systematisch zu elaborieren. Leitfragen sind daher für ein zielgerichtetes therapeutisches Vorgehen von großer Bedeutung.

Ein Therapeut muss sich z. B. bezüglich der Inhalte nicht nur fragen: was habe ich verstanden?

Er muss sich (im analytischen Modus) immer wieder fragen:

- Was habe ich noch nicht verstanden?
- Was ist mir unklar, unplausibel, nicht nachvollziehbar?
- Was finde ich erstaunlich, verwunderlich, merkwürdig?
- Was passt nicht zusammen, ist widersprüchlich?

Solche Fragen machen in der Regel auf wesentliche Aspekte aufmerksam, denen man Aufmerksamkeit schenken muss.

Um zu zentralen Aspekten zu gelangen, muss ein Therapeut auch *nach der Implikationsstruktur des Gemeinten fragen*:

- Welche Überzeugungen, Annahmen, Vorstellungen muss ein Klient haben, damit er eine solche Sichtweise haben kann?
- Welche Motive, Werte, Ziele liegen dieser Bewertung, diesem Handeln zugrunde?
- Auf welche zentralen Determinanten weisen die Beispiele hin?
- Was sind die übergreifenden gemeinsamen Aspekte, die an den Beispielen deutlich werden?
- Worum geht es eigentlich?

Um zu zentralisieren, ist es oft hilfreich, Details wegzulassen und sich zu fragen: *Was ist das Wesentliche in dem, was der Klient mitteilt?*

### *7.7.5 Stärke immer die Annäherungstendenz bei Ambivalenz!*

Klärungsprozesse sind meist ambivalent: Klienten spüren eine Annäherungstendenz: sie sind neugierig, sie wollen das Problem endlich verstehen und angehen. Sie spüren aber auch eine Vermeidungstendenz: sie haben Angst, sich mit bestimmten Inhalten zu konfrontieren.

Therapeuten sollten grundsätzlich die Annäherungstendenz stärken:

- „Im Grunde möchten Sie verstehen, was in Ihnen vorgeht".
- „Sie wissen schon, dass Sie sich diesen Aspekten stellen müssen".
- „Ich möchte Sie bitten, so lange wie möglich dabei zu bleiben", u. a.

Zeigt der Klient schon eine deutliche *Vermeidungstendenz*, dann ist es allerdings wesentlich, diese transparent zu machen *und* sie sofort zu bearbeiten: hier kann die Annäherungstendenz am ehesten dadurch gefördert werden, dass die Vermeidungstendenz reduziert wird. In diesem Fall sollte ein Therapeut aber eben nicht nur die Vermeidung oder Vermeidungstendenz als solche aufzeigen. Damit lenkt er die Aufmerksamkeit des Klienten ja auf die Hindernisse. Regt er keine weitere Bearbeitung der Vermeidung an, dann kann die Fokalisierung der Vermeidungstendenz diese durchaus steigern: der Klient traut sich nicht, der Therapeut traut sich auch nicht und die Gründe des Zögerns werden nicht klarer: eine desolate Situation.

Daher sollte man beachten: wenn der Therapeut eine Vermeidung transparent macht, den Klienten auf sein Zögern, auf Schwierigkeiten aufmerksam macht, dann sollte er immer ein Bearbeitungsangebot, einen Auftrag damit verbinden: den Auftrag, zu klären, warum es für den Klienten so schwierig ist, in der Klärung weiterzugehen, was den Klienten hindert, ängstigt usw. Der Therapeut sollte also bei einer Vermeidung nicht sagen: „Es ist jetzt ganz schwer für Sie, da weiterzugehen." und dann seine Intervention beenden. Sondern er sollte zweistufig intervenieren, z. B.:

- „Es ist ganz schwierig für Sie, jetzt weiterzugucken"
- Pause
- „Was macht das im Augenblick so schwierig?" oder
- „Ist es möglich, es dennoch zu versuchen?"

Grundsätzlich sollte der Therapeut auch seine Interventionen so gestalten, dass der Klient *aufgefordert* wird, weiterzugehen; der Therapeut muss deutlich machen, dass er, der Therapeut, das auch vom Klienten erwartet und dem Klienten dies auch zutraut. Dagegen sollte die Intervention nicht zögerlich sein oder den Klienten geradezu dazu einladen, ihr nicht zu folgen, z. B.: „Sie können jetzt mal gucken, was Sie in dieser Situation empfinden, aber nur, wenn es Ihnen nichts ausmacht". Betont ein Therapeut die Schwierigkeiten, Hindernisse, Vermeidungsmöglichkeiten, Gefahren usw., dann macht der Therapeut dem Klienten die Vermeidungstendenz salient und dann wird der Klient sich auf eine Klärung kaum einlassen.

### *7.7.6 Kläre den Arbeitsauftrag!*

Eine Internalisierung der Perspektive und eine Aktivierung affektiver Schemata und affektiver Verarbeitungsprozesse erscheinen als notwendige Voraussetzungen für eine klärende Arbeit: ohne Internalisierung und Aktivierung kann eine Rekonstruktion und Veränderung affektiver Schemata nicht stattfinden.

Diese Aspekte reichen jedoch, so muss man annehmen, für eine effektive Psychotherapie noch nicht aus: es gibt ungezählte affektive Schemata, die man aktivieren kann, es gibt ungeheuer viele Situationsaspekte, zu denen man Bewertungen und Gefühle entwickeln kann usw. Würde man unspezifisch die Perspektive nach innen lenken und *irgendwelche* affektiven Verarbeitungsprozesse aktivieren, dann käme man wohl nie zu einem Ende; und zu einer Problemlösung auch nicht. Schon die Tatsache, dass Therapiezeit begrenzt ist, bedeutet, dass man nur eine geringe Anzahl von Problemen bearbeiten kann und sie impliziert, dass man diese Probleme möglichst effektiv bearbeiten muss.

*Es ist daher notwendig, die zu bearbeitenden Probleme oder Problemaspekte zu bestimmen, festzulegen, woran genau in der Psychotherapie gearbeitet werden soll.*

Es ist damit ein *Arbeitsauftrag zu definieren*: *An welchen Problemaspekten, die aus welchen Gründen problematisch sind, soll im Hinblick auf welches Ziel gearbeitet werden?*

Ohne eine solche Definition, ohne einen solchen Arbeitsauftrag, ohne eine solche Einschränkung der zu bearbeitenden Probleme und ohne ihre Bestimmung droht die Therapie in Details zu „versacken", ohne roten Faden zu verlieren, zu chaotisieren.

Hat man ein Problem bestimmt, einen Arbeitsauftrag definiert, dann ist es notwendig, möglichst schnell die *zentralen Aspekte des Problems* zu bestimmen. Es ist notwendig herauszuarbeiten, *welche* Motive, Ziele, Schemata usw. hier von zentraler Bedeutung sind. Ist dies klar oder gibt es zumindest eine Hypothese, dann ist bestimmbar, auf *welches* Schema sich die Aufmerksamkeit des Klienten richten soll, *welches* Schema aktiviert werden muss.

Die Therapie soll damit *zielorientiert* verlaufen: es soll möglichst schnell klar werden, worauf sich die Therapie bezieht, welche Aspekte zu bearbeiten sind.

### 7.7.7 *Halte den Klienten am Konfliktbereich!*

Klärungsprozesse sind für Klienten *immer ambivalent*: Klienten zeigen eine Annäherungstendenz: Sie möchten verstehen, warum sie so handeln, wie sie handeln, sie möchten die Schemata kennenlernen und sie bearbeiten.

Sie zeigen aber auch immer (in allerdings sehr unterschiedlichem Ausmaß!) eine *Vermeidungstendenz*: Sie haben Angst, sich peinlichen und unangenehmen Inhalten „zu stellen", sie fürchten, Probleme, die sie aufdecken, nicht bewältigen zu können usw. Vermutlich steigen beide Tendenzen in unterschiedlichem Maße an. Während die Annäherungstendenz wahrscheinlich linear ansteigt, steigt die Vermeidungstendenz dagegen exponentiell an. Diese beiden Tendenzen treffen sich am *Konfliktpunkt*, also an dem Punkt, an dem Annäherungs- und Vermeidungstendenz gleich groß sind: Und um diesen Konfliktpunkt herum erstreckt sich der Konfliktbereich (vgl. Abbildung 4).

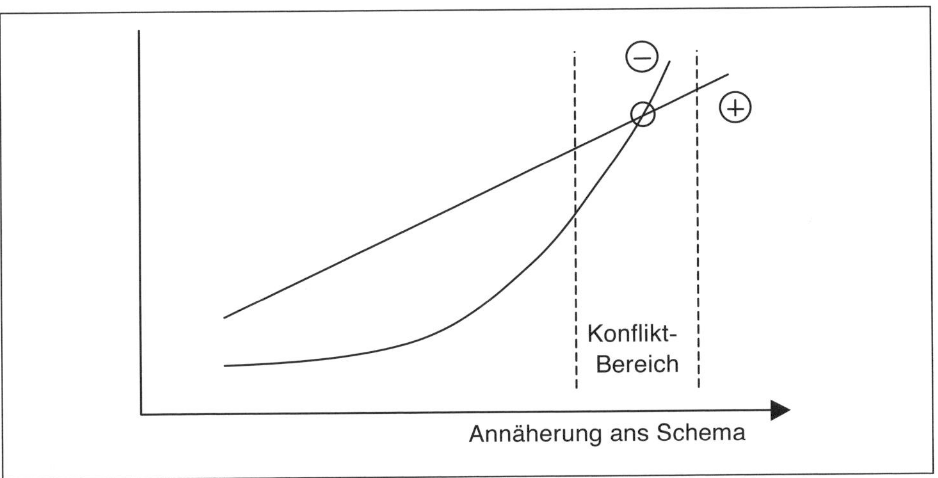


**Abbildung 4:** Annäherungs–Vermeidungs–Konflikt bei der Klärung von Schemata

Sobald Klienten in diesen Konfliktbereich vorstoßen, *beginnt in nennenswerter Weise die Vermeidung*: Die Klienten „verlieren den Faden", wechseln die Themen, sagen „ich weiß nicht", beantworten Fragen, die der Therapeut gar nicht gestellt hat, kurz: Es zeigen sich gehäuft die unterschiedlichsten *Vermeidungsindikatoren*. An diesen kann der Therapeut erkennen, dass er im Konfliktbereich und damit an der *„Kante des Möglichen"* angekommen ist: Genau in diesem Bereich sollte der Therapeut von nun an arbeiten, bis der Konfliktpunkt sich langsam weiter in Richtung auf eine Schemaklärung verschiebt.

Dieser Bereich ist damit der *zentrale Arbeitsbereich der Psychotherapie*: Genau hier sollte der Therapeut arbeiten; der Therapeut sollte den Klienten *an genau den Inhalten halten*, die konfliktreich für den Klienten sind. Denn hier wird der Klient bezüglich der Klärung maximal gefordert; er wird aber weder unterfordert noch wird er überfordert! Dies ist damit die *Arbeit an der Kante des Möglichen.*

Therapeuten sollten nun auch *aktiv* mit der vom Klienten realisierten Vermeidung umgehen: *Therapeuten sollten den Klienten in dem Konfliktbereich halten*: Weicht der Klient einer Frage aus, führt der Therapeut ihn (nach kurzer Zeit) mit einer neuen Frage wieder an den „heißen Bereich" heran; oder der Therapeut macht dem Klienten deutlich, dass er vermeidet und bietet ihm an, die Gründe der Vermeidung zu reflektieren.

*Beispiel:*

Der Therapeut fragt: „In der Situation X, was geht da in Ihnen vor?"

Klient: „Ich weiß nicht."

Therapeut: „Ich weiß, das ist eine schwierige Frage. Ich glaube aber auch, es ist eine wichtige Frage. Deshalb möchte ich Sie nochmal bitten, die Situation auf sich wirken zu lassen und zu schauen, was geht Ihnen durch den Kopf?"

Klient: „Nichts."

Therapeut: „Ja, es ist schwierig. Und ich will gar keine perfekte Antwort; vielleicht fällt Ihnen ja doch etwas ein."

Der Therapeut setzt hier *Marker*: Er macht den Klienten aufmerksam und sagt, was er tun könnte, auch und gerade *weil* der Klient *es im Augenblick noch nicht kann.*

Der Therapeut führt den Klienten immer wieder genau an die „Kante", an der der Klient vermeidet: Dadurch bemerkt der Klient allmählich, dass „nichts passiert": Der Klient wird nicht von Gefühlen überschwemmt, er kann die Inhalte durchaus aushalten, es passiert nichts Schlimmes, auch der Therapeut lehnt ihn nicht ab usw. Dadurch, dass der Therapeut den Klienten an dem „heißen Bereich" hält, treten Desensibilisierungs- oder Reizkonfrontations-Effekte ein und die Vermeidungstendenz des Klienten sinkt allmählich ab: Der Klärungsprozess kann sich so langsam dem „brisanten" Schema immer weiter annähern.

Dieser Effekt, so muss man aber theoretisch annehmen, tritt *aber nur dann ein*, wenn der Therapeut den Klienten durch Interventionen *am Konfliktbereich hält* bzw. ihn durch entsprechende Interventionen immer wieder und wieder in den Konfliktbereich zurückführt: Dann und nur dann kann der Klient die Erfahrung machen, dass die Konfrontation mit den aversiven Inhalten harmlos ist und der Klient sich somit auch „der nächsten Stufe" stellen kann. Erlaubt der Therapeut jedoch, dass der Klient vermeidet und *vor* dem Konfliktbereich bleibt, *dann stagniert der Klärungsprozess.*

*Auch hier ist es damit elementar wichtig, dass ein Therapeut prozessdirektiv ist und hart an der Kante des Möglichen arbeitet!*

Andererseits sollte der Therapeut den Klienten aber auch nicht veranlassen, *zu weit* in den vermiedenen Bereich zu gehen (also *über* den Konfliktbereich hinaus), denn dadurch werden beim Klienten massive Ängste ausgelöst, der Prozess wird für den Klienten aversiv *und* sein Vertrauen zum Therapeuten wird beeinträchtigt! Außerdem können dadurch *massive* Vermeidungstendenzen ausgelöst werden, die dazu führen, dass der Therapeut gar nicht mehr an diesen Bereich herankommt! Daher darf der Therapeut nicht zu direktiv sein, er darf den Klienten *nicht* überfordern: *An die Kante des Möglichen gehen, heißt deshalb, den Klienten immer wieder an die Stelle zurückzuführen, wo die Vermeidung des Klienten beginnt!* Vermeidet der Klient dann, geht er „aus dem Konfliktbereich heraus", dann folgt der Therapeut dem Klienten immer zunächst und führt den Klienten dann durch Interventionen wieder in den „heißen" Bereich zurück. Der Therapeut zwingt den Klienten aber nie gegen dessen Intention, im vermiedenen Bereich zu bleiben oder sogar, weit über den Konfliktbereich hinauszugehen!

Vermeidung des Klienten ist damit aber auch ein wichtiger Indikator im Therapieprozess: *Da, wo die Vermeidung beginnt, beginnt der Klärungsprozess wirklich relevant zu werden!* Das heißt nicht, dass er ohne Vermeidung nicht relevant ist, aber bei Vermeidung beginnt „die heiße Phase"; damit ist Vermeidung (ich möchte es *nicht* „Widerstand" nennen, da damit zu viele nicht-akzeptable Konnotationen verbunden sind!) aber auch ein Zeichen, dass die Therapie an relevante Aspekte herangekommen ist: Vermeidung ist aber *kein* schlechtes Zeichen für die Therapie! Therapeuten müssen nur angemessen mit Vermeidung umgehen.

# 8 Aspekte der Motivierung von Klienten

In diesem Kapitel wird auf Fragen der Klienten-Motivierung eingegangen: Was motiviert Klienten, sich im Therapieprozess zu ändern oder sich nicht zu ändern? Wie kann die Änderungsmotivation der Klienten gesteigert werden?

## 8.1 Änderungs- und Beharrungstendenz

Veränderungen, die ein Klient im Psychotherapieprozess vornimmt, sind immer anstrengend, erfordern Energie und Ausdauer und sind Aktionen mit ungewissem Ausgang. Dagegen bedeutet ein „alles beim Alten lassen" zwar Kosten, bietet aber auch Sicherheit und manchmal auch Vorteile.

Daher ist eine therapeutische Veränderung keine leichte Aufgabe: Es gibt viele Aspekte, die dafür sprechen, es gibt jedoch, und das sollte man als Therapeut niemals vergessen, *immer* auch einige Aspekte, die dagegen sprechen.

Motivationstheoretisch muss man davon ausgehen, dass es im Therapieprozess *immer gleichzeitig zwei Tendenzen* gibt:

- *Eine Änderungstendenz*: Eine motivationale Tendenz, etwas zu verändern, aus der wiederum Tendenzen resultieren, etwas zu unternehmen, *aktiv* zu werden, im Therapieprozess compliant zu sein.
- *Eine Beharrungstendenz*: Eine motivationale Tendenz, nichts zu verändern, alles stabil zu halten, „alles beim Alten zu belassen" (man kann sie auch „Trägheitstendenz" nennen); aus dieser Tendenz resultiert, nichts zu unternehmen, was zu einer Veränderung beitragen könnte, nicht aktiv zu sein, im Therapieprozess nicht aktiv zu sein (und damit auch nicht compliant) und auch, therapeutische Maßnahmen zu sabotieren.

Daher ist es für Psychotherapeuten immer wichtig, etwas für die Motivierung der Klienten zu tun: In der KOP wurden spezifische Strategien der Motivierung entwickelt (vgl. Sachse, 2009a, 2015c; Sachse & Langens, 2015; Sachse, Langens & Sachse, 2012).

## 8.2 Die Kosten von Veränderung und Beharrung

Mit jeder Veränderung sind nun positive und negative Konsequenzen verbunden: Gewinne und Kosten. Das Gleiche gilt für jede Beharrung: Auch diese hat immer sowohl Vor- als auch Nachteile. Auch hier gibt es Gewinne und Kosten.

Somit setzt sich jede dieser Tendenzen aus Kosten und Gewinnen zusammen, sodass sich ein Vier-Felder-Schema ergibt (Abbildung 5):

| | Kosten | Gewinne |
|---|---|---|
| Veränderung | $V_K$ | $V_G$ |
| Beharrung | $B_K$ | $B_G$ |

**Abbildung 5:** Die Kosten von Veränderung und Beharrung

Dabei sind:

- $V_K$: *Veränderungskosten:* Dies sind die Kosten, die jemand aufbringen muss, um sein Verhalten, seine Schemata, sein „System" aktiv zu verändern: Hier sind vor allem relevante Faktoren
  - die nötige Anstrengung: Sich aufraffen, sich bemühen müssen, Ausdauer zeigen, Energie aufwenden müssen etc.;
  - Frustrationen: Veränderungen erfolgen meist nicht linear; es gibt Enttäuschungen, Frustrationen, Rückschläge, die man verkraften und bewältigen muss;
  - Risiken: Macht man sich auf, ein System zu verändern, dann kann man an dieser Aufgabe scheitern; man geht damit also immer das Risiko des Scheiterns ein.

  $V_K$ ist somit der subjektiv eingeschätzte Kostenfaktor einer Veränderung, es geht also um die Kosten, die man hätte und die man durch seine Aktionen erzeugen würde. Verhaltenstheoretisch geht es hier also um ein C–.
- $V_G$: *Veränderungsgewinne:* Hier geht es darum einzuschätzen, was man durch eine Veränderung gewinnen könnte. Um dies einzuschätzen, muss man *Ziele* definieren, also bestimmen, was man erreichen *möchte* und was man erreichen *kann*. Und hier muss man unterscheiden zwischen
  - kurzfristigen Zielen: Was kann man schnell erreichen und gewinnen, was bekommt man unmittelbar?
  - Langfristigen Zielen: Was kann man langfristig erreichen und gewinnen, welche positiven Effekte werden sich nach einiger Zeit einstellen?

  Hier geht es um *Annäherungsziele*, also um das Gewinnen *positiver Konsequenzen*, verhaltenstheoretisch gesprochen also um C+. Dabei geht es auch hier um Ziele, die man selbst erreichen kann und die man sich selbst zuschreibt.
- $B_K$: *Beharrungskosten:* Hier geht es um die Kosten, die das dysfunktionale System *im Augenblick schon erzeugt*: Also die Kosten des eigenen ungünstigen Verhaltens, der eigenen Schemata usw. Und es geht um die Kosten, die das dysfunktionale System auch in Zukunft erzeugen wird (falls man es nicht verändert).

  Hier geht es um die Kosten, von denen eine Person nicht nur wahrnimmt, dass sie sie *hat*, sondern von der eine Person wahrnimmt, dass sie sie *erzeugt*, also um Kosten, *die sie auf sich selbst und auf ihr System attribuiert.*
- $B_G$: *Beharrungsgewinne:* Hier geht es um die Gewinne, die eine Person durch ihr dysfunktionales System erwirkt: Sie bekommt z. B. Zuwendung für Symptome, kann

sich von Belastungen befreien usw. Solche Gewinne können z. T. sehr erheblich sein, sie werden jedoch oft von der Person selbst gar nicht wahrgenommen oder die Person möchte diese Aspekte nicht wahrnehmen oder wahrhaben.

## 8.3 Änderungsmotivation

Analysiert man die psychologischen Aspekte von *Änderungsmotivation*, dann wird deutlich, dass dies ein komplexes Konstrukt ist: Es setzt sich aus unterschiedlichen Teilkomponenten zusammen.

Nach der klassischen Motivationsformel von Atkinson (1964) setzt sich eine motivationale Tendenz (T) zusammen aus $T = E \times V$ (E = „expectancy" (subjektive Wahrscheinlichkeit, mit der eine Person ein angestrebtes Ziel erreichen kann); V = Valenz (Wert/Bedeutung/Attraktivität des zu erreichenden Ziels)).

In die Einschätzung der „Expectancy" gehen, neben der Einschätzung von Umwelthindernissen, vor allem die Einschätzungen eigener Kompetenzen und Ressourcen ein: Wie wahrscheinlich ist es, dass *ich*, mit meinen Möglichkeiten, das Ziel erreichen kann?

Die Einschätzung von Valenz ist vor allem abhängig von den Motiven einer Person:

- Welche Motive werden durch die Erreichung des Ziels befriedigt?
- Wie relevant sind diese Motive für mich?
- Welche positiven affektiven Zustände erwarte ich durch die Zielerreichung? usw.

Diese Fragen gelten für *Annäherungsziele*, d. h. Ziele, deren Erreichung Motive befriedigt und zu positiven affektiven Zuständen führt.

Entsprechende Fragen lassen sich auch für *Vermeidungsziele* definieren, also für Ziele, deren Erreichung negative Zustände (die zu Motiv-Frustrationen führen könnten) beendet und die negative affektive Zustände vermeidet oder beendet:

- Welche negativen Zustände (Kosten) werden durch die Zielerreichung abgewendet oder beendet?
- Wie relevant ist die Vermeidung der negativen Zustände (wie stark wäre die Frustration von Motiven)?
- Welche negativen affektiven Zustände können dadurch vermieden oder verhindert werden?

Man kann annehmen, dass sich die Gesamt-Änderungsmotivation (ÄM) aus zwei Komponenten zusammensetzt:

- Änderungstendenz ($T_Ä$) und
- Beharrungstendenz ($T_B$),

wobei die Beharrungstendenz von der Änderungstendenz abgezogen werden muss: $ÄM = T_Ä - T_B$. Setzt man die Einzelfaktoren ein, dann ergibt sich: $ÄM = (E_Ä \times V_Ä) - (E_B \times V_B)$.

Betrachtet man die Komponenten des oben beschriebenen Vier-Felder-Schemas, dann setzt sich $V_Ä$ zusammen aus:

- $B_K$: Den Kosten des dysfunktionalen Systems: Je höher die Kosten des Systems sind, desto höher sollte die Tendenz sein, das System zu verändern.

- $V_G$: Den Gewinnen der Veränderung: Je höher die Gewinne aus einer Veränderung sind, desto größer sollte die Tendenz sein, das System auch zu verändern.

Damit gilt: $T_Ä = E_Ä \times (B_K + V_G)$.

Man kann annehmen, dass bei der Änderungstendenz der Term $E_Ä$ mit der Selbst-Effizienz-Erwartung (SEE) gleichgesetzt werden kann, also mit der Erwartung, die Kosten auch reduzieren und die Ziele auch erreichen zu können, also gilt: $T_Ä = SEE \times (B_K + V_E)$.

Dementsprechend sollte sich die Beharrungstendenz $T_B$ aus den Komponenten zusammensetzen:

- $V_K$: Den Kosten einer Veränderung: Je höher die Kosten einer Veränderung eingeschätzt werden, desto stärker sollte die Tendenz sein, das System *nicht* zu verändern.
- $B_G$: Den Gewinnen des dysfunktionalen Systems: Je stärker das dysfunktionale System zu Gewinnen führt, desto höher sollte die Tendenz sein, das System *nicht* zu verändern.

Damit gilt: $T_B = E_B \times (V_K + B_G)$.

Bei der Beharrungstendenz ist der Term $E_B$ gleichzusetzen mit der *Misserfolgserwartung* (ME), also der Erwartung, eine Veränderung nicht erzielen zu können, also: $T_B = ME \times (V_K + B_G)$.

Damit ergibt sich die Änderungsmotivation als:

$$ÄM = \underbrace{SEE\,(B_K + V_G)}_{\substack{\text{Änderungs-}\\ \text{Term } (T_Ä)}} - \underbrace{ME\,(V_K + V_G)}_{\substack{\text{Beharrungs-}\\ \text{Term } (T_B)}}$$

## 8.4 Änderungs- und Stabilisierungsmotivation

Aus der Formel kann man ableiten, wann und unter welchen Bedingungen eine Änderungsmotivation und wann eine Stabilisierungsmotivation vorliegt.

Das Verhältnis von $T_Ä$ zu $T_B$ kann nun drei Fälle annehmen.

*(1)* $T_Ä > T_B$

In diesem Fall ist die Änderungstendenz größer als die Beharrungstendenz, der Klient ist positiv *änderungsmotiviert*; und zwar je stärker, je größer $T_Ä$ im Verhältnis zu $T_B$ ist.

In diesem Fall

- kann ein Klient nicht nur motiviert, sondern *entschlossen* sein, sein System mit Hilfe der Therapie aktiv zu verändern;
- wird der Klient in der Therapie aktiv mitarbeiten und damit compliant sein.

*(2)* $T_Ä = T_B$

Ist $T_B$ in etwa gleich groß wie $T_Ä$, dann „bremst" die Beharrungstendenz die Änderungstendenz und zwar umso stärker, je größer $T_B$ im Verhältnis zu $T_A$ wird. Damit kommen alle Veränderungsaktivitäten zum Erliegen, der Klient arbeitet in der Therapie nicht mehr aktiv mit und ist nicht mehr compliant.

*(3)* $T_Ä < T_B$
Sollte $T_B$ deutlich größer werden als $T_Ä$, dann ist jedoch kein Stillstand mehr zu erwarten, sondern eine *aktive* Beharrungstendenz: Der Klient kann nun motiviert sein, die Therapie *aktiv* zu sabotieren, Interventionen des Therapeuten zu blockieren etc. In einem solchen Fall sprechen wir von *Stabilisierungsmotivation*: Dies ist nicht nur „fehlende Änderungsmotivation", sondern eine *aktive Tendenz, Veränderungen zu verhindern.*

Dabei muss die Sabotage keineswegs offen erfolgen: Der Klient kann sogar offen behaupten, er sei hoch kooperativ, tatsächlich aber

- beantwortet er keine Frage,
- setzt er keine Interventionen des Therapeuten um,
- nimmt er keine Anregung auf etc.

Wir bezeichnen die Strategie als *Pseudo-Compliance.*

## 8.5 Ist die Änderungsmotivation ausreichend?

Man muss annehmen, dass ein Therapieprozess nur dann voranschreitet, wenn ein Klient compliant ist: Wenn er sich mit den Interventionen des Therapeuten *auseinandersetzt*, wenn er sich *bemüht*, Fragen zu beantworten, wenn er daran arbeitet, Schemata zu klären usw.

Und der Klient wird nur dann compliant sein, wenn seine Änderungsmotivation ausreicht.

Hier muss man davon ausgehen, dass es noch einen anderen relevanten Faktor gibt: *Die Anforderungen, die die therapeutische Aufgabe an den Klienten stellt.*

Jede therapeutische Aufgabe (sei es eine Frage, eine Verbalisierung, eine Hausaufgabe etc.), *stellt Anforderungen* an den Klienten: Der Klient muss zuhören, die Intervention verarbeiten, sie umsetzen, sich dabei bemühen, sich anstrengen usw.

Und: Zur Erledigung dieser Anforderungen muss der Klient motiviert sein: Hier gibt es also zwei Faktoren:

- Die psychologische Einschätzung des Schwierigkeitsgrades der Aufgabe bzw. des zur Erledigung notwendigen Anstrengungsgrades (AN).
- Die Tendenz, sich dieser Aufgabe zu stellen und sie in Angriff zu nehmen; ich möchte diese Tendenz hier grob mit dem Ausmaß der Änderungsmotivation gleichsetzen.

Das bedeutet: Ein Klient wird eine Intervention eines Therapeuten umsetzen, wenn ÄM > AN. Ist die Änderungsmotivation größer als die eingeschätzte Anstrengung, dann ist der Klient compliant.

Analysiert man einen Therapieprozess, dann wird sehr deutlich, dass verschiedene therapeutische Aufgaben sehr unterschiedlich hohe Anforderungen an Klienten stellen: Fragen stellen höhere Anforderungen als Verbalisierungen; ein Ein-Personen-Rollenspiel stellt höhere Anforderungen als ein Klärungsprozess usw.

Ein Klient, der im Therapieprozess ein bestimmtes Ausmaß an Änderungsmotivation mitbringt, kann bei bestimmten Aufgaben compliant sein da hier ÄM > AN ist. Nehmen die Aufgabenanforderungen jedoch im Verlauf der Therapie zu, dann kann ÄM < AN werden und der Klient wird plötzlich nicht mehr compliant.

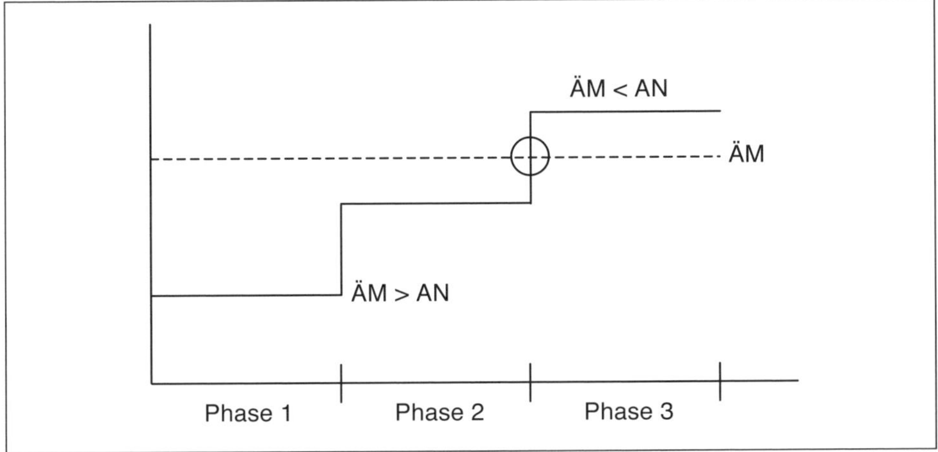


**Abbildung 6:** Aufgabenanforderungen und Änderungsmotivation

Das Ausmaß der Aufgabenanforderungen kann dann plötzlich das bestehende Ausmaß an Änderungsmotivation übersteigen und der Klient arbeitet plötzlich nicht mehr mit.

Betrachtet man diese Faktoren, dann wird deutlich, dass es mehrere Gründe für Therapeuten gibt, die Änderungsmotivation von Klienten im Therapieprozess ständig und kontinuierlich zu *steigern* und keineswegs einfach davon auszugehen, diese Motivation sei „ausreichend":

1. Klienten weisen eine (mehr oder weniger starke) Beharrungstendenz auf, die die Änderungsmotivation „bremst": Diese sollte daher systematisch reduziert werden.
2. Klienten können zu Therapiebeginn eine schwache Änderungsmotivation aufweisen, die dringend gesteigert werden muss, insbesondere Klienten mit Persönlichkeitsstörungen.
3. Da die Anforderungen an den Klienten im Therapieprozess zunehmen, sollten Therapeuten immer und immer wieder Maßnahmen zur Steigerung der Änderungsmotivation realisieren.

## 8.6 Maßnahmen zur Steigerung der Änderungsmotivation

Aus der Analyse der relevanten Faktoren lassen sich Schlüsse ableiten über die Strategien, die ein Therapeut zur Steigerung der Änderungsmotivation verwenden kann.

Zunächst einmal wird deutlich, dass ein Therapeut zweierlei tun muss:

- Er muss die Faktoren der Änderungstendenz *steigern*.
- Er muss die Faktoren der Beharrungstendenz *senken*.

### 8.6.1 *Steigerung der Änderungstendenz*

#### *8.6.1.1 Beharrungskosten*

Die Faktoren, die Klienten in der Regel, zumindest zum Teil, schon zu Beginn der Therapie deutlich sind, sind die Kosten des dysfunktionalen Systems ($B_K$). Klienten bemerken,

- dass sie unzufrieden sind,
- dass ihr Verhaltensspielraum eingeschränkt ist,
- dass sie wichtige Ziele nicht erreichen oder Motive frustrieren,
- dass sie interaktionelle Kosten haben,
- dass ihre Partnerschaft schlecht läuft,
- dass ihre Gesundheit leidet etc.

Therapeuten sollten nun aber von zwei wesentlichen Aspekten ausgehen und diese unbedingt berücksichtigen:

1. Wenn Klienten Kosten wahrnehmen, dann erzeugt das „Leidensdruck“: Also ein „Leiden unter den Kosten“. Dies kann u. U. eine *Therapiemotivation* erzeugen, also die Motivation, eine Therapie aufzusuchen.
   *Es erzeugt jedoch noch keine Änderungsmotivation*: Denn nur Kosten zu „haben“, kann leicht die Tendenz erzeugen zu erwarten, dass *andere* (einschließlich des Therapeuten!) etwas tun sollten, um die Kosten zu reduzieren!
   *Es ist sehr wesentlich, dass Therapeuten begreifen: Erst dann, wenn Klienten erkennen, dass sie Kosten erzeugen, d. h. wenn sie die Ursache der Kosten bei sich selbst sehen, er zeugen Kosten auch Änderungsmotivation!*
   Es genügt daher nicht, wenn Klienten erkennen, dass sie Kosten *haben*, sie müssen auch erkennen, dass sie Kosten *erzeugen*!
2. Klienten weisen aber noch eine andere Tendenz auf, die ihre Änderungsmotivation reduziert: *Die Tendenz, sich Kosten schönzurechnen!*
   Subjektiv spielen sie Kosten herunter, indem sie z. B.
   - sich sagen, die Kosten seien eigentlich gar nicht so hoch (z. B. „im Vergleich zu dem, was andere aushalten müssen“),
   - sagen, dass sie die Kosten gut aushalten können,
   - sagen, dass die Kosten irgendwann schon nachlassen werden,
   - sagen, dass es zu den Kosten keine Alternative gibt etc.

*Therapeuten müssen deshalb Maßnahmen ergreifen, diese Strategie des Klienten systematisch zu sabotieren!*

Da Kosten-Faktoren die ersten Aspekte sind, die Klienten wahrnehmen, macht sich dies der Therapeut zunutze und beginnt schon sehr früh damit, die Kosten zu bearbeiten.

Hier hat ein Therapeut drei prinzipielle Vorgehensweisen zur Verfügung, die er letztlich *alle* anwenden sollte:

1. Kosten salient machen.
2. Kosten relevant machen.
3. Deutlich machen, dass Klienten Kosten erzeugen.

Die Vorgehensweisen werden von oben nach unten konfrontativer: Dem Klienten zu zeigen, dass er selbst Kosten erzeugt, kann durchaus schon konfrontativ sein; d. h. der Therapeut benötigt für diese Strategie schon deutlich mehr Beziehungskredit.

*(1) Kosten salient machen*
Der Therapeut spiegelt dem Klienten an jeder möglichen Stelle die vom Klienten angesprochenen Kostenfaktoren: Damit „hält er die Kosten immer wieder auf dem Schirm des Klienten", bringt sie damit ins Bewusstsein und macht sie bedeutsam. Dabei untertreibt der Therapeut nicht, er übertreibt aber auch nicht (denn das könnte Reaktanz auslösen), sondern „bringt die Kosten einfach auf den Punkt", konkret, zentral, ohne Euphemismen. Damit wirkt er auch der Tendenz des Klienten entgegen, „sich Kosten schönzurechnen".

*(2) Kosten relevant machen*
Kosten sind für einen Klienten deshalb relevant, weil sie mit dem Motivsystem des Klienten in Zusammenhang stehen: Ein Ereignis x ist ein Kostenfaktor, weil es die Erreichung eines Zieles sabotiert, zu einer Frustration eines Motivs führt u. Ä. Und je stärker ein Faktor Ziele sabotiert oder Motive frustriert und je relevanter die Ziele oder Motive sind, desto relevanter sind die Kosten und damit: Desto höher ist die Änderungstendenz.

Daher gilt: Der Therapeut sollte dem Klienten immer und immer wieder deutlich und explizit machen, wie relevant seine Kosten sind. Z. B. was es für ihn tatsächlich bedeutet, wenn Arbeitskollegen auf ihn sauer sind, wenn er seine Partnerin verliert, welche weiteren Folgen das hat und welche wichtigen Ziele blockiert werden und welche negativen Affekte dadurch erzeugt werden usw.

*(3) Deutlich machen, dass der Klient Kosten erzeugt.*
Hier sollte der Therapeut *Zusammenhänge* herstellen zwischen den Kosten und dem Verhalten des Klienten, seinen Regeln, Schemata usw.: „Ihre Frau ist sauer, *weil Sie XY tun.*"; „Ihr Blutdruck steigt, *weil Sie* sich ärgern."; „Sie genießen kein Hobby, *weil Sie* es immer wieder zu einer Leistungssituation machen."

#### *8.6.1.2 Gewinne einer Veränderung*

Um potentielle Gewinne aus einer Veränderung antizipieren zu können, muss ein Klient Ziele abgeleitet haben: Er muss bestimmen,

- was er durch die Therapie erreichen *möchte*,
- was er durch die Therapie erreichen kann.

Motivationstheoretisch gehen wir davon aus, dass die Bestimmung dieser Ziele schwierig ist und zwar aus mehreren Gründen:

- Klienten weisen oft zu Therapiebeginn ein hohes Ausmaß an Alienation auf, sie haben einen schlechten Zugang zu ihrem Motivationssystem: Damit können sie aber noch gar nicht wirklich bestimmen, was sie wirklich möchten und welche Ziele sich im Laufe der Therapie als wirklich relevant herauskristallisieren.
- Die Ziele, die die Klienten zu Therapiebeginn ableiten, werden oft aus dysfunktionalen (Regel- und Norm-)Schemata abgeleitet und sollten daher gar nicht über die

Therapie hinweg verbindlich bleiben: Diese Ziele ändern sich (und sollen das auch!) mit der therapeutischen Veränderung der entsprechenden Schemata.
- Klienten können am Anfang der Therapie, wenn sie noch wenig über ihre Ressourcen, Möglichkeiten usw. realistisch wissen, noch nicht wirklich bestimmen, welche Ziele sie wirklich erreichen können; sie können unrealistische Ziele angeben oder können Ziele als „jenseits ihres Horizonts“ wahrnehmen.
- Klienten haben oft zu Therapiebeginn keine gute Vorstellung von langfristigen Zielen: Gerade diese haben aber wichtige Motivationsfunktionen.

Aus all diesen Gründen muss man davon ausgehen,
- dass es meist illusorisch ist anzunehmen, dass Klienten zu Therapiebeginn schon wirklich relevante Ziele angeben können;
- dass man Ziele erst im Laufe der Therapie und *durch die Therapie* entwickelt;
- dass man aber im Verlauf der Therapie an der Entwicklung solcher Ziele *auch aktiv arbeiten* muss.

Therapeut und Klient sollten daher sich immer wieder explizit Zeit nehmen, um über die Frage zu arbeiten: *Was kann ich durch die Therapie kurz- und langfristig Positives erreichen?* Der Therapeut sollte den Klienten darin unterstützen, seine Motive zu klären, Phantasien zu entwickeln, was er möchte, was ihm gut tut; er sollte mit dem Klienten langfristige Phantasien entwickeln, welche weiteren Entwicklungen aus kurzfristigen Effekten folgen können und was diese für den Klienten bedeuten würden. (Beachte, dass es hier um Annäherungs- und nicht um Vermeidungsziele geht: Also nicht um die Reduktion negativer Effekte (!!), sondern um die Entwicklung positiver!)

Ähnlich wie bei Kosten gibt es also auch hier drei Arten von Strategien:
1. *Gewinne salient machen*: Mit dem Klienten herausarbeiten, welches die Ziele sein können, was kurzfristig erreicht werden kann und was langfristig; und der Klient soll sich all das möglichst plastisch und konkret vorstellen!
2. *Gewinne relevant machen*: Der Therapeut sollte den Klienten anleiten herauszuarbeiten, was eine Erreichung eines Ziels für den Klienten persönlich bedeuten würde: Was wäre gut daran? Wie würde es sich anfühlen? Welche Konsequenzen hätte es noch? Der Klient soll diese Zustände auch *fühlen*, genießen, damit sie ihre Anreizfunktion voll entfalten können.
3. *Deutlich machen, dass der Klient die Gewinne selbst erreicht*: Der Therapeut sollte dem Klienten auch immer klar machen,
   - dass er die Ziele, die positiven Zustände selbst (mit Hilfe des Therapeuten) erreichen kann und
   - dass er die Ziele aber auch selbst erreichen muss; sie fallen ihm nicht zu, er gewinnt sie nicht im Lotto, er muss auch aktiv etwas dafür tun.

Therapeuten sollten nicht vergessen, dass der Term $T_{Ä} = SEE \times (B_K + V_G)$ heißt: D.h. der Faktor SEE ist ebenfalls relevant und die multiplikative Verknüpfung impliziert, dass $T_{Ä} = 0$ ist, wenn $SEE = 0$ ist, unabhängig vom Ausmaß der Valenz! Es genügt therapeutisch damit nicht, die Valenz zu erhöhen: Wenn die Erwartung niedrig bleibt, bleibt auch die Änderungstendenz niedrig.

D.h. um Änderungsmotivation zu erhöhen, muss der Therapeut die Selbst-Effizienz-Erwartung des Klienten steigern. Er kann dies tun

- durch Betonung/Verbesserung der konkreten Fähigkeiten des Klienten,
- durch Abbau von Hindernissen wie von dysfunktionalen Schemata,
- indem er alle diese Fortschritte des Klienten immer wieder dem Klienten salient macht, also immer wieder „auf den Schirm des Klienten bringt",
- durch ein hohes Ausmaß von Ressourcenaktivierung beim Klienten.

Therapeuten sollten hier damit deutlich erkennen, dass Methoden der Ressourcenaktivierung nicht nur Kompetenzen stärken, sondern auch Änderungsmotivation steigern.

### *8.6.2 Maßnahmen zur Reduktion der Beharrungstendenz*

Aus der Formel zur Änderungsmotivation wird deutlich, dass oft Maßnahmen zur Steigerung der Änderungstendenz nicht genügen: Es kann bei Klienten (insbesondere bei Klienten mit Persönlichkeitsstörungen) erforderlich sein, parallel dazu Maßnahmen anzuwenden, *die die Beharrungstendenz reduzieren.*

Tatsächlich sind diese Maßnahmen meist deutlich schwieriger zu realisieren und erfordern einen höheren therapeutischen Aufwand.

#### *8.6.2.1 Kosten der Veränderung*

Natürlich kann ein Therapeut die Einschätzung der Veränderungskosten nicht auf Null reduzieren: *Jede* Veränderung ist mit Anstrengung und mit Risiken verbunden, daran geht kein Weg vorbei! Von daher gesehen sind diesen Maßnahmen schon deutliche Grenzen gesetzt.

Ein Therapeut kann jedoch versuchen, Aspekte zu „entschärfen" und in neue Kontexte einzubetten.

Der Therapeut kann dem Klienten hier verschiedene Aspekte verdeutlichen:

- Er kann dem Klienten klar machen, dass dieser *schrittweise* vorgehen kann („baby steps") und dass jeder Schritt nicht aufwendig sein muss, jedoch trotzdem ein Fortschritt ist. Und dass es wichtig ist, sich überhaupt in die richtige Richtung zu bewegen.
- Er kann dem Klienten deutlich machen, dass er sein eigenes Tempo selbst bestimmen kann, dass er Pausen machen kann, wenn es ihm zu viel wird und dass er jeden Schritt gut vorbereiten kann.
- Er kann dem Klienten klar machen, dass er jeden Schritt als Herausforderung wahrnehmen kann, als wichtige Aufgabe, die der Klient bewältigen kann.
- Er macht dem Klienten klar, dass er, der Therapeut, ihn unterstützt, ihn vorbereitet, ihm hilft.
- Er macht deutlich, dass die mit dem Schritt verbundenen Risiken (z. B. zu scheitern) gering sind.
- Er macht deutlich, dass er dem Klienten helfen kann, sollten dennoch Frustrationen und Rückschläge eintreten.
- Der Therapeut macht dem Klienten eine „individuelle Bezugnorm-Orientierung" deutlich: Der Klient soll jeden Fortschritt damit vergleichen, wo er vorher war, damit er auch kleine Veränderungen bemerken und wertschätzen kann.

- Der Therapeut macht in hohem Maße eine Ressourcenaktivierung, betont Fähigkeiten und Möglichkeiten, macht aber auch deutlich, dass kleine Veränderungen nicht „ehrenrührig", sondern notwendig sind.
- Der Therapeut macht auch deutlich, dass der Klient in der Therapie wesentliche Fertigkeiten erlernen und erarbeiten kann und dass auch das eine Herausforderung ist.
- Der Therapeut macht deutlich, dass er dem Klienten diese Fähigkeiten und Veränderungen zutraut und dass er sich über das Zögern des Klienten wundert.

#### *8.6.2.2 Gewinne der Beharrung*

Gewinne aus dem dysfunktionalen System spielen oft eine wesentliche Rolle, vor allem, weil diese oft erst im Laufe der Therapie deutlich werden: Sie sind oft verdeckt, getarnt, fallen nicht direkt auf. Besonders relevant ist dieser Faktor bei Klienten mit Persönlichkeitsstörungen (PD): Hier zeigen die Personen manipulative Verhaltensweisen („Images" und „Appelle"), mit deren Hilfe sie Interaktionspartner dazu bringen, ihnen Aufmerksamkeit zu geben, Belastungen abzunehmen, für sie da zu sein etc. *Die Gewinne aus manipulativem Verhalten können extrem groß sein und damit zu starken Beharrungstendenzen führen.*

Therapeuten können hier prinzipiell

- das manipulative Handeln der Klienten transparent machen und aufdecken, was bei Klienten mit PD in aller Regel erforderlich ist, was jedoch (stark bis sehr stark) konfrontativ wirkt, weshalb Therapeuten vorher über ein ausreichendes Ausmaß an Beziehungskredit verfügen müssen;
- die Gewinne transparent machen, also deutlich machen, was die Klienten von diesem Verhalten haben, wie sie sich entlasten usw. (was ebenfalls konfrontativ wirkt); auf diese Weise werden Art, Ausmaß und Relevanz der Gewinne langsam deutlich;
- dem Klienten deutlich machen, dass das Verhalten (immer, kurz- oder langfristig) nicht nur zu Gewinnen, sondern auch zu (hohen) Kosten führt; dazu soll eine Bereitschaft geschaffen werden, das Verhalten zu modifizieren;
- mit dem Klienten herausarbeiten, ob und wie er die Gewinne auf funktionalerem Wege erreichen kann: Kann er ähnliche Effekte durch funktionaleres Handeln gewinnen? Erhält er durch besseres Handeln andere, ebenfalls positive Effekte? Muss er auf bestimmte Gewinne verzichten und (wie) kann er das?

Auch hier ist es noch erforderlich, die *Misserfolgserwartung* des Klienten zu reduzieren: Dies wird zu einem großen Teil schon bei „Kosten der Veränderung" mitbearbeitet, kann aber noch einmal ein eigener Punkt werden: Der Therapeut sollte die Zweifel des Klienten mit diesem systematisch herausarbeiten, sie systematisch prüfen, sie bearbeiten und wenn möglich widerlegen. Hier ist es hilfreich, wenn ein Therapeut davon ausgeht, dass ein Klient, der *nicht* aktuell mit einer Rotweinflasche unter der Brücke liegt, konkrete Ressourcen hat, und dass man diese finden kann – allerdings auch finden muss.

# 9 Empirische Forschung in der Klärungsorientierten Psychotherapie

In diesem Kapitel soll ein Überblick gegeben werden über den Stand der empirischen Forschung in der Klärungsorientierten Psychotherapie und zwar über

- Prozessforschung
- Entwicklung der Beziehungs-, Inhalts- und Bearbeitungsskalen
- Erfolgsforschung.

## 9.1 Prozess-Studien zur Klärungsorientierten Psychotherapie und daraus abgeleitet therapeutische Konsequenzen

Im Rahmen der Entwicklung von „Zielorientierter Gesprächspsychotherapie" zu Klärungsorientierter Psychotherapie wurden einige Prozessstudien von Psychotherapie durchgeführt: Prozessstudien, in denen untersucht wurde, wie Klienten im Therapieprozess eine Klärung/Explizierung von Schema-Annahmen oder von Motiven durchführen, in welchem Ausmaß sie bei Klärungsprozessen von therapeutischen Interventionen abhängig sind, wie stark sich therapeutische Interventionen steuernd auf Klienten-Prozesse auswirken, wie effektive Interventionen gestaltet werden müssen etc.

Aus den Ergebnissen dieser Studien wurden zentrale Schlussfolgerungen für eine Konzeption der Klärungsorientierten Psychotherapie (KOP) gezogen; und dies bedeutet, dass zentrale Annahmen der KOP auf empirischen Ergebnissen basieren. Die empirischen Ergebnisse der Studien wurden immer wieder in praktische Handlungsanweisungen umgesetzt und in Therapien praktisch erprobt: Das Funktionieren der Handlungsanweisungen wurde in Supervisionen und in neuen Studien überprüft. Auf diese Weise gab es einen sehr starken Austausch zwischen Forschung und Praxis.

In dieser Arbeit werden die zentralen Ergebnisse und Schlussfolgerungen zusammenfassend dargestellt.

Diesen Prozessstudien liegt die sogenannte „Explizierungstheorie" von Sachse und Maus (1987, 1991) zugrunde, nach der Klärungsprozesse in mehreren aufeinanderfolgenden Stufen ablaufen, die als „Bearbeitungsweisen des Klienten" (BW) bezeichnet wurden. Sachse und Maus haben dazu eine Skala entwickelt, die die jeweilige BW eines Klienten in einer Klienten-Aussage erfasst.

Theoretisch wurde angenommen, dass Therapeuten mit Interventionen den Klienten sogenannte „Bearbeitungsangebote" (BA) machen, mit denen sie Einfluss nehmen auf den Explizierungsprozess von Klienten. Zur Erfassung dieser Bearbeitungsangebote wurde eine Skala entwickelt, die völlig parallel zur BW-Skala konzipiert ist, sodass sich Therapeuten-Angebote und Klienten-Prozesse direkt aufeinander beziehen lassen. Dadurch lässt sich unmittelbar erfassen, wie Therapeuten auf Klienten reagieren und wie Klienten auf therapeutische Angebote eingehen. Wir (Sachse & Maus, 1987) vermuteten, dass Klärungsprozesse von Klienten für Klienten schwierig sind und dass Klienten aus verschiedenen Gründen diese Prozesse von sich aus kaum vollziehen können und dass sie deshalb in hohem Maße gezielte Unterstützung vom Therapeuten benötigen, dass sie diese Unterstützung aber auch in hohem Maße annehmen und umsetzen. Derartige Effekte waren mit den bis dahin entwickelten globalen Rating-Skalen nicht untersuchbar.

## 9.2 Prozessforschung

Die Grundannahme des Forschungsansatzes war, dass sich wesentliche Effekte therapeutischer Interventionen auf der *Mikroebene von Psychotherapie* zeigen sollten, also als unmittelbare Interaktionseffekte zwischen Therapeut und Klient: Aus diesem Grunde haben wir Prozessforschung auf der Mikroebene durchgeführt.

### *9.2.1 Methodik*

Wir haben dazu sogenannte „Triple" analysiert, also „Dreier-Sequenzen", bestehend aus:

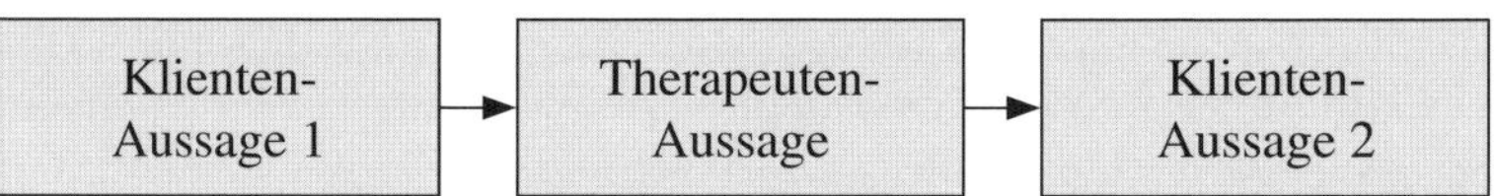


Die Klienten-Aussagen haben wir geratet nach der „Tiefe der Bearbeitungsweise (BW" mit Hilfe der Skala von Sachse und Maus (1987, 1991; vgl. Sachse & Takens, 2004), also danach, wie „tief" die Klienten im Explizierungsprozess arbeiten. Die Therapeuten-Aussage haben wir geratet nach der „Tiefe des Bearbeitungsangebotes (BA)" mit Hilfe der „Bearbeitungsangebots-Skala", die zur Bearbeitungsweise-Skala parallel aufgebaut ist und die erfasst, welche Tiefe des Explizierungsprozesses der Therapeut mit seiner Intervention jeweils anbietet.

Dann lassen sich zwei Relationen bilden:

- Die Relation zwischen
  - der Bearbeitungsweise der ersten Klienten-Aussage (BW1),
  - dem Bearbeitungsangebot des Therapeuten (BA).
- Die Relation zwischen
  - der Bearbeitungsweise der ersten Klienten-Aussage (BW1),
  - der Bearbeitungsweise der zweiten Klienten-Aussage (BW2).

Dann lassen sich drei Arten von Relationen festmachen:

- Vertiefen
  - BA>BW1: Der Therapeut macht ein BA, das über den Explizierungsstand des Klienten hinausgeht.
  - BW2>BW1: Der Klient vertieft in der zweiten Aussage seine BW im Vergleich zur ersten Aussage.
- Gleichbleiben
  - BA=BW1: Der Therapeut macht ein BA, das dem Niveau der BW der ersten Klienten-Aussage entspricht.
  - BW2=BW1: Der Klient bleibt in seiner BW gleich.
- Verflachen
  - BA<BW1: Der Therapeut macht ein BA, das „flacher" ist als die BW der ersten Klienten-Aussage.
  - BW2<BW1: Der Klient verflacht seine BW von Aussage 1 zu Aussage 2.

Trägt man die Relation von BA zu BW1 (= relatives BA) gegen die Veränderung der BW auf, dann erhält man die sogenannte „Steuerungsmatrix":

| | **Veränderung der BW** | | |
|---|---|---|---|
| **Relatives BA** | vertiefen | gleichbleiben | verflachen |
| vertiefen | X | | |
| gleichbleiben | | X | |
| verflachen | | | X |

**Abbildung 7:** Steuerungsmatrix (X=Erwartete Effekte)

Mit Hilfe dieser Matrix kann man nun unmittelbar analysieren,

- wie stark der Steuerungseffekt des Therapeuten auf den Klienten-Prozess ist,
- wie stark die Klienten von sich aus den Explizierungsprozess vertiefen,
- wie konstruktiv Therapeuten den Prozess steuern etc.

Man kann auch den Steuerungseffekt untersuchen in Abhängigkeit von anderen Variablen, z. B.:

- In Abhängigkeit von der Qualität der Therapeut-Klient-Beziehung.
- In Abhängigkeit von der Qualität des Verstehens des Therapeuten.
- In Abhängigkeit von der Qualität der therapeutischen Interventionen.
- In Abhängigkeit von der Art der Störung des Klienten.
- In Abhängigkeit von der Entwicklung des Klienten-Prozesses.
- In Abhängigkeit von der Therapieform. Etc.

Tabelle 1 zeigt ein „typisches" Ergebnis einer solchen Analyse.

**Tabelle 1:** Ergebnisse einer Prozessanalyse

| Bearbeitungsangebot | Veränderungen der Bearbeitungsweise (BW) | | | Summe |
|---|---|---|---|---|
| | vertiefen | gleichbleiben | verflachen | |
| vertiefen | 110 | 37 | 13 | 160 |
| % | 68,8 | 25,1 | 8,1 | |
| gleichhalten | 12 | 77 | 8 | 97 |
| % | 12,4 | 79,4 | 8,2 | |
| verflachen | 4 | 2 | 42 | 48 |
| % | 8,3 | 4,2 | 87,5 | |
| Summe | 126 | 116 | 63 | 305 |

Typischerweise sieht man, dass Klienten den vertiefenden BA der Therapeuten in recht hohem Maße folgen (BA+/BW+), dass Klienten bei gleichhaltenden BA des Therapeuten kaum von sich aus vertiefen (BA=/BW+), dass Klienten aber verflachende BA in noch höherem Ausmaß annehmen (BA–/BW–).

Die empirischen Studien, deren Ergebnisse ich hier darstelle und aus denen ich Schlussfolgerungen für die Praxis ableite, sind Folgende: Atrops & Sachse, 1994; Bullmann, 2006; Frohburg & Sachse, 1992; Reicherts & Montini Lirgg, 2006; Sachse, 1988a, 1988b, 1990a, 1990b, 1990c, 1990d, 1990e, 1991a, 1991b, 1991c, 1992a, 1992b, 1992c, 1997a, 1997b; Sachse & Atrops, 1991; Sachse & Maus, 1987, 1991; Sachse & Neumann, 1983, 1986, 1987a, 1987b; Sachse & Rudolph, 1992a, 1992b; Sachse & Sachse, 2009; Sachse & Takens, 2004; Takens, 1995, 1996, 2001.

## *9.2.2 Ergebnisse und Schlussfolgerungen*

Um praxisorientiert zu bleiben, möchte ich hier nicht die Forschungen im Einzelnen referieren, sondern nur die Ergebnisse darstellen und die Schlussfolgerungen für die Praxis erörtern; falls der Leser die Einzelergebnisse lesen will, sind die Originalarbeiten jeweils angegeben.

### *9.2.2.1 Steuernder Einfluss der Therapeuten*

Alle Prozessuntersuchungen führen eindeutig zu einem Ergebnis: *Therapeuten üben mit ihren Bearbeitungsangeboten einen sehr stark steuernden Einfluss auf den Explizierungsprozess der Klienten aus.* Oder anders gesagt: Klienten nehmen vertiefende, gleichhaltende und (vor allem!) verflachende BA von Therapeuten in sehr hohem Maße an. Die Interventionen der Therapeuten (die das BA „transportieren") wirken sich daher hochgradig *prozessdirektiv* auf den Klienten aus. Dies zeigt zweierlei:

- Therapeuten haben einen hohen Einfluss auf die Klienten-Prozesse (*nicht* auf die Klienten-Inhalte, denn die Therapeuten machen nur BA, keine inhaltlichen Vorgaben!).
- Die Klienten nehmen die BA der Therapeuten gerne an, was bedeutet, dass Klienten *gesteuert werden wollen.* Klienten wissen, dass sie Klärungsprozesse nicht allein, ohne einen Therapeuten machen können und sind dankbar (manchmal allerdings auch „verstört") für (durch) die Steuerung.

Dieser Effekt tritt auch dann auf, wenn die Therapeuten die Absicht haben, „nondirektiv" zu sein (Frohburg & Sachse, 1992). Was den Explizierungsprozess der Klienten betrifft, so können Therapeuten offenbar gar nicht „nondirektiv" sein. Dieser Effekt steht in Einklang mit der These von Hörmann (1976): Der Sprecher beeinflusst das Bewusstsein des Hörers.

Aus diesem Grunde sollten Therapeuten im Hinblick auf Klienten-Prozesse sich ihres Einflusses bewusst sein, und sie sollten diesen *konstruktiv* nutzen.

#### *9.2.2.2 Therapeuten können den Klienten-Prozess konstruktiv, aber auch destruktiv steuern*

Die Ergebnisse zeigen, dass Therapeuten durch ihre BA den Explizierungsprozess sehr wirksam konstruktiv unterstützen können – und dies sollten sie dann auch gezielt tun.

Leider können Therapeuten aber auch einen destruktiven Einfluss auf den Klienten-Prozess ausüben, indem sie den Prozess verflachen: Und es zeigt sich durchweg, dass Klienten solchen BA der Therapeuten in extrem starkem Ausmaß folgen (vgl. Sachse, 1992a)!

Therapeuten haben damit leider nicht nur positive Wirkungen: Daher ist es sehr wichtig, dass Therapeuten lernen zu erkennen, wo sich Klienten im Prozess befinden, welche BA jeweils sinnvoll sind und lernen, diese richtig „zu platzieren": Daher ist eine hohe Prozess-Expertise von Therapeuten notwendig.

#### *9.2.2.3 Klienten klären nicht von sich aus*

Durchweg zeigt sich in allen Arbeiten auch ein Effekt: Klienten klären so gut wie nicht von sich aus; sie vertiefen den Explizierungsprozess so gut wie nicht aus eigener Initiative. Machen Therapeuten nur wenig konstruktive BA, dann bleibt auch der Explizierungsprozess der Klienten relativ schlecht: Nur etwa 5 % (!) der Klienten weisen ein recht gutes Explizierungsniveau auf!

Machen Therapeuten gute BA schon früh in der Therapie und machen sie diese BA durchweg, dann verbessert sich die Eigeninitiative der Klienten (bis zur 20. oder 30. Stunde) deutlich: Sie vertiefen dann deutlich mehr aus eigener Initiative heraus. Aber auch dann findet eine Vertiefung des Explizierungsprozesses immer noch doppelt bis dreimal so häufig nach entsprechenden BA der Therapeuten statt als aufgrund von Eigeninitiative des Klienten.

Dies macht ganz deutlich: *Klienten sind bei Klärungsprozessen in extrem hohem Ausmaß auf die Realisierung vertiefender BA durch den Therapeuten angewiesen*: Ohne konstruktive Steuerung des Therapeuten gibt es meist keine guten Explizierungsprozesse. Klienten lernen im Therapieprozess offenbar, wie man Klärungsprozesse realisiert, aber das tun sie auch nur *durch* die Realisierung von BA des Therapeuten! Und selbst dann, wenn sie es können, sind sie noch stark auf den Therapeuten angewiesen. Dies steht in Einklang mit unseren Annahmen,

- dass Klärungsprozesse für Klienten schwierig und kapazitätsaufwendig sind: Schemata und Motive sind nicht leicht und nicht schnell zu klären;
- dass Klienten im Hinblick auf Klärung ambivalent und z. T. vermeidend sind;

und aus diesen Gründen ständig Unterstützung vom Therapeuten benötigen, damit der Prozess konstruktiv laufen kann. Dies macht noch mal sehr deutlich, dass Therapeuten prozessdirektiv sein müssen, wenn sie Klienten im Klärungsprozess effektiv unterstützen wollen.

#### *9.2.2.4 Klärungsprozesse müssen in bestimmten Stufen ablaufen*

Die empirischen Ergebnisse zeigen auch, dass ein Klärungsprozess in bestimmter Reihenfolge ablaufen sollte: Dann erfolgt die Klärung unproblematisch. Versucht ein Therapeut, eine Stufe „zu überspringen", können die Klienten den Therapeuten meist nicht mehr folgen. Therapeuten sollten daher dafür sorgen, dass Klienten

- zuerst auf einer konkreten Berichtebene sind;
- von dort aus den Prozess internalisieren und sich damit befassen, „was die Situation in ihnen auslöst";
- sich dann mit den ausgelösten Verarbeitungsprozessen befassen und diese klären;
- danach Fragen nach den Grundannahmen des Schemas stellen und diese klären.

Dabei sollen Therapeuten die Klienten-Prozesse zwar steuern, aber nicht forcieren: Der Therapeut muss BA machen und dem Klienten dann Zeit lassen, diese umzusetzen; sind die Prozesse des Klienten schon „tief", dann sollte der Therapeut Verbalisierungen (= gleichhaltende BA) und vertiefende Fragen (= vertiefende BA) abwechseln, um den Klienten immer „am Prozess zu halten".

#### *9.2.2.5 Der Klienten-Prozess ist nicht völlig determiniert*

Der Steuerungseffekt der Therapeuten ist durchaus hoch: Klienten nehmen, je nach Störung und Therapiephase 40–78 % der vertiefenden BA der Therapeuten an. Dennoch sollte klar sein: Klienten nehmen auch einen großen Teil der BA nicht an. Dies bedeutet: Der Therapeut hat großen Einfluss auf den Klienten-Prozess, er determiniert diesen Prozess jedoch keineswegs. Therapeuten sollten sich immer klar sein: Was genau zu einem Zeitpunkt im Klienten passiert, ist niemals vollkommen vorhersehbar und auf keinen Fall vollkommen steuerbar!

Klienten können unvorhersehbar auf traurige Inhalte stoßen und traurig werden; sie können andere Emotionen evozieren; sie können plötzlich anfangen zu vermeiden; sie assoziieren auf andere Inhalte; sie wechseln das Thema; sie haben keine Lust, an Problemen zu arbeiten etc.

Ein Therapeut sollte eine so hohe Expertise aufweisen, um all diese Prozesse erkennen und konstruktiv darauf reagieren zu können; ein Therapeut sollte auch konstruktive Interventionen können und sie gezielt einsetzen. Somit kann der Therapeut den Prozess sehr konstruktiv steuern: *Aber er hat ihn nicht unter Kontrolle!*

Hoher Steuerungseffekt sollte Therapeuten *nicht* zu dem Fehlschluss verleiten zu glauben, der Prozess sei deterministisch, planbar, vorhersehbar oder kontrollierbar. Dies, das muss man sich als Therapeut immer klar machen, trifft *nicht* zu!

#### *9.2.2.6 Der Steuerungseffekt des Therapeuten ist besonders hoch, wenn die Therapeut-Klient-Beziehung gut ist*

Klienten lassen sich nur dann auf „tiefe“ Explizierungsprozesse ein, und sie lassen sich daher auch nur dann vom Therapeuten konstruktiv steuern, wenn eine vertrauensvolle Therapeut-Klient-Beziehung besteht.

Dies macht deutlich, dass therapeutische Beziehungsgestaltung durch den Therapeuten (Sachse, 2006c) eine wesentliche, wahrscheinlich notwendige Voraussetzung für einen konstruktiven Klärungsprozess ist. Die Relation ist aber wechselseitig: Therapeuten, die eine gute Beziehungsgestaltung realisieren, schaffen eine gute Voraussetzung für Klärungsprozesse. Aber auch Therapeuten, die schon früh vorsichtig und stringent Klärungsprozesse anregen, bauen damit eine gute Beziehung zum Klienten auf. Deutlich aber ist: Beziehungsgestaltung *allein* fördert Explizierung nicht: *Der Therapeut muss innerhalb einer konstruktiven Beziehung auch noch konstruktiv steuern!*

#### *9.2.2.7 Je besser ein Therapeut den Klienten versteht, desto besser ist die Steuerung*

Wenn ein Therapeut sich gut auf das vom Klienten zentral Gemeinte bezieht, den Klienten gut versteht und die Inhalte des Klienten gut weiterführt und damit ein konstruktives BA verbindet, dann ist der Steuerungseffekt des Therapeuten optimal. Realisiert der Therapeut ein weniger gutes Verstehen des Klienten, dann beeinträchtigt das den Steuerungseffekt: Die Klienten folgen den BA der Therapeuten in solchen Fällen weniger. Missversteht der Therapeut den Klienten, dann geht der Steuerungseffekt fast verloren: Die Klienten folgen dann den BA des Therapeuten so gut wie nicht mehr.

Somit gibt es auch eine Verbindung zwischen Verstehen und Steuerung: Um den Explizierungsprozess des Klienten konstruktiv zu fördern, muss ein Therapeut seine BA in ein gutes Verstehen des Klienten einbetten: Ein gutes Verstehen allein beeinflusst den Prozess nur wenig, aber eine gute Steuerung im Rahmen eines guten Verstehens ist ideal.

#### *9.2.2.8 Der Steuerungseffekt nimmt im Laufe der Therapie zu*

Im Verlauf einer Therapie nimmt der Steuerungseffekt zu: Klienten nehmen in der 15. Stunde die BA des Therapeuten stärker an als in der 3. Stunde; in der 25. Stunde besser als in der 15. Stunde. Dieser Effekt geht natürlich einmal auf die Verbesserung der

Therapeut-Klient-Beziehung zurück; man muss aber auch annehmen, dass Klienten durch die Therapeuten *lernen, wie Klärungsprozesse funktionieren*: Sie lernen, welchen Fragen sie folgen müssen, was sie tun müssen, um Prozesse konstruktiv durchzuführen. Dies steht auch in Einklang mit dem Effekt, dass Klienten im Laufe der Therapie stärker aus eigener Initiative heraus vertiefen.

#### *9.2.2.9 Qualität der Intervention*

Es zeigt sich, dass auch die Qualität der therapeutischen Interventionen einen signifikanten Einfluss auf den Steuerungseffekt hat.

Interventionen des Therapeuten haben vor allem dann einen starken Steuerungseffekt, wenn
- sie kurz sind (≤ 6 Worte);
- sie prägnant sind, schnell und leicht vom Klienten verstanden werden können;
- wenn sie einfach sind, einfache grammatikalische Konstruktionen enthalten;
- sie jeweils nur *eine* Anweisung an den Klienten enthalten.

Das bedeutet:
- Benötigt ein Klient nur wenige Ressourcen, um Interventionen zu verstehen und umzusetzen, setzt er sie mit hoher Wahrscheinlichkeit um.
- Benötigt der Klient viele Ressourcen, um Interventionen zu verstehen und umzusetzen, dann ist die Steuerung beeinträchtigt.

Therapeuten sollten daher nicht viel reden, gezielt und kurz steuern, nicht kompliziert sprechen (Therapie ist keine Deutschstunde!), keine Fremdworte benutzen, keine impliziten Anweisungen geben, keine Euphemismen benutzen und nicht mehrere Anweisungen gleichzeitig geben!

#### *9.2.2.10 Eingangsvoraussetzungen von Klienten sind wesentlich*

Natürlich wird der Steuerungseffekt stark vom Klienten beeinflusst: Welche Eingangsvoraussetzungen ein Klient in den Prozess mitbringt, bestimmt in hohem Maße mit, wie ein Klient auf therapeutische Interventionen reagiert.

Klienten mit Angststörungen reagieren meist sehr gut auf BA des Therapeuten: Sie nehmen diese in hohem Maße an. Klienten mit Persönlichkeitsstörungen nehmen zu Therapiebeginn die BA des Therapeuten weit weniger stark an: Vor allem reagieren sie nur zurückhaltend auf vertiefende BA von Therapeuten. Klienten mit psychosomatischen Störungen reagieren zu Therapiebeginn fast gar nicht auf vertiefende BA des Therapeuten: Bezüglich der Steuerung ignorieren sie den Therapeuten fast komplett.

Bleiben die Therapeuten dann aber über viele Stunden hinweg (5–15 Stunden) konsistent in ihrer Steuerung, dann verbessert sich das Niveau bis zur 25. Stunde stark: Die Klienten nehmen dann die BA des Therapeuten deutlich besser an, die Klienten-Prozesse werden deutlich konstruktiver. Dies passiert aber nur dann, wenn die Therapeuten auch weiterhin

- immer wieder vertiefende BA machen, selbst wenn die Klienten diese nicht umsetzen, als *Marker*, um den Klienten zu zeigen, was wichtig ist und was sie machen sollen;
- ihre Interventionen kommentieren, erläutern, „didaktisieren", um dem Klienten zu erklären, warum Internalisierungen wichtig sind, was sie „bringen" usw.

Die Therapeuten müssen dabei geduldig sein und lange Interventionen machen, obwohl diese scheinbar „nichts bringen": Und dann treten langsam Effekte ein und werden stärker. Wir nennen dies den „verdeckten kumulativen Effekt": Offenbar ändert sich das Verhalten des Klienten langsam, ohne dass der Effekt schnell erkennbar wäre.

Sind Therapeuten nicht „straight", stellen sie ihre Bemühungen um Vertiefungen ein, setzen sie keine Marker, dann ändert sich das Verhalten der Klienten bis zum Ende der Therapie nicht.

## 9.3 Schlussfolgerungen für die Praxis

Aus den referierten Ergebnissen der Prozessforschungsstudien können einige Schlussfolgerungen für die Praxis abgeleitet werden:

1. Therapeuten sollten ihre Klienten sehr gut empathisch verstehen und ein „Klienten-Modell" entwickeln: Dieses sollte nicht nur die relevanten, vom Klienten thematisierten Inhalte abbilden, sondern auch, wie der Klient jeweils an seinen Inhalten arbeitet, welche Stufen des Explizierungsprozesses er anstreben sollte und wie er sie erreichen kann.
2. Dazu benötigen Therapeuten eine hohe therapeutische Expertise: Sie müssen Klienten-Informationen schnell und effektiv verarbeiten können; gezielte Trainings sind dazu erforderlich.
3. Therapeuten sollten eine gute Therapeut-Klient-Beziehung schaffen als Voraussetzung für einen guten Klärungsprozess.
4. Therapeuten sollten den Klärungsprozess von Klienten sehr gezielt und stark „prozessdirektiv" steuern: Denn nur dadurch realisieren und lernen Klienten gute Explizierungsprozesse: Therapeuten sollten daher ihre Rolle als „Prozessexperten" übernehmen. Therapeuten können nicht „nondirektiv" sein und sie sollten dies auch gar nicht versuchen. Zumindest dann nicht, wenn ihnen Klärungsprozesse von Klienten wichtig sind.
5. Therapeuten sollten die Klienten-Prozesse *konstruktiv* steuern, was wiederum eine hohe Expertise voraussetzt; Therapeuten müssen Klärungsprozesse kennen und gut steuern *können*.
6. Therapeuten müssen in ihrer Steuerung „straight" und geduldig sein: Klärungsprozesse erfordern Zeit, sie müssen in Schritten ablaufen und Therapeuten müssen diese immer wieder anregen, ohne sie zu forcieren: Therapeuten müssen den Klienten durch Bearbeitungsa*Angebote* immer wieder „an den Prozess heranbringen".
7. Therapeuten sollten eine Vorstellung davon entwickeln, welche Ziele (z. B. „Schema-Klärung" etc.) sie anstreben, und sie sollten dieses Ziel verfolgen – aber es sollte ihnen klar sein, dass der Weg dahin weder linear verläuft noch wirklich „planbar" ist:

Er verläuft über Umwege, Versuche, Probleme etc. und auf alle diese Aspekte sollte sich ein Therapeut einstellen – was wiederum eine hohe Expertise voraussetzt.

8. Therapeuten sollten nicht nur „empathisch Verstehen“, sondern auch „empathisch sprechen“: Sie sollte ihre Interventionen so realisieren, dass Klienten sie leicht und mühelos verstehen können: *Kurz*, prägnant, verständlich und mit klaren Aufträgen.
9. Therapeuten sollten sich darauf einstellen, dass Klienten mit sehr unterschiedlichen Eingangsvoraussetzungen in die Therapie kommen und dass diese Klienten unterschiedliche Art und unterschiedliches Ausmaß an Hilfestellung benötigen: Therapeuten können nicht alle Klienten gleich behandeln, weil nicht alle Klienten gleich sind. Aber gerade das individuelle Eingehen auf Klienten, das flexible sich-anpassen und das gezielte Fördern des Klienten sind m. E. die zentralen Aspekte der KOP.

Alle diese Schlussfolgerungen wurden in der Konzeption der KOP in hohem Maße berücksichtigt (vgl. Sachse, 1992a, 1996a, 2003a, 2006b, 2008b; Sachse & Fasbender, 2010; Sachse, Fasbender & Breil, 2009; Sachse, Breil & Fasbender, 2009).

# 10 Forschung mit den BIBS: Den Beziehungs-, Inhalts- und Bearbeitungsskalen

In diesem Kapitel werden die „Beziehungs-, Inhalts- und Bearbeitungsskalen" (BIBS) und relevante Ergebnisse dazu dargestellt.

Die BIBS sind ein ökonomisches Ratingsystem, mit dessen Hilfe Therapeuten feststellen können, ob sie klärungsorientierte Psychotherapie angemessen umsetzen und wie gut Klienten im Hinblick auf Klärungsprozesse arbeiten.

## 10.1 Die Entwicklung der BIBS

Bei der praktischen Arbeit mit klärungsorientierter Psychotherapie sowie bei der Supervision von Therapeuten wurde deutlich, dass ein System benötigt wurde, mit dessen Hilfe ökonomisch erfasst werden kann, wie gut Klienten im Hinblick auf Klärungsprozesse arbeiten: Daraus können Therapeuten dann ableiten, welche Prozessziele die Klienten noch erreichen müssen und wie Therapeuten die Klärungsprozesse noch gezielter unterstützen können.

Außerdem wurde es notwendig festzustellen, wie gut Therapeuten Prinzipien und Strategien der klärungsorientierten Psychotherapie umsetzen: Dadurch sollte die Rückmeldung an Therapeuten gezielter möglich werden.

Außerdem war ein solches Ratingsystem für empirische Forschung wesentlich um festzustellen, wie gut Therapeuten tatsächlich eine klärungsorientierte Psychotherapie realisieren und wie sich Therapeuten tatsächlich im Therapieprozess ändern.

Aus diesen Gründen wurden die BIBS entwickelt.

Im Zuge der Entwicklung des Modells der doppelten Handlungsregulation als eine psychologische Rahmentheorie für Persönlichkeitsstörungen wurde von Sachse (1997b) die erste Fassung der Bochumer Bearbeitungs- und Beziehungsskalen entwickelt: Sie dienten zur Erfassung relevanten Klienten- und Therapeuten-Verhaltens in der Klärungsorientierten Psychotherapie (Sachse, 1992a, 2000a, 2000b, 2000c, 2003a, 2003b; Sachse, Breil & Fasbender, 2009; Sachse & Fasbender, 2010; Sachse, Fasbender, Breil & Püschel, 2009).

Eine erste empirische Erprobung des Rating-Systems erfolgte durch Stengel (1998).

Aufgrund empirischer Erfahrungen mit dem System wurde dann eine standardisierte Fassung der BBBS entwickelt und in ersten Analysen einer Prüfung von Reliabilität und Validität unterzogen (Sachse, Schülken & Leisch, 2006).

Bei der praktischen Anwendung des Systems wurde deutlich, dass es zu lang und unhandlich und z. T. redundant war: Daher wurde eine Kurzform entwickelt. Diese wurde als *BIBS bezeichnet: Die Skalen zur Analyse von Bearbeitung, Inhalt und Beziehung.*

Die BIBS enthalten eine Reihe von Rating-Skalen, mit deren Hilfe Therapieausschnitte, die auf Audio oder Video aufgezeichnet wurden, eingeschätzt werden können. Es kann geratet werden, wie konstruktiv der Therapeut arbeitet und wie der Klient Prozesse angeht.

Auf Therapeuten-Seite wird eingeschätzt, wie gut der Therapeut die Beziehung zum Klienten gestaltet, wie gut er Klienten-Prozesse steuert, wie gut er den Klienten versteht und wie gut er mit Vermeidung und Spielhandeln des Klienten umgeht.

Auf Klienten-Seite wird eingeschätzt, wie konstruktiv der Klient Inhalte thematisiert, wie er die Beziehung zum Therapeuten gestaltet und wie stark der Klient eine Bearbeitung relevanter Inhalte vermeidet.

Wir möchten hier die BIBS kurz vorstellen und einige wesentliche Analyseergebnisse dazu skizzieren.

## 10.2 Die Skalen der BIBS

Hier werden die einzelnen Skalen der BIBS kurz vorgestellt (vgl. Sachse, 2014j; Sachse & Schirm, 2014; Schirm, Kramer & Sachse, 2014; Sachse & Kramer, 2014b, c).

Die BIBS enthalten fünf Klienten-Skalen:

1. *KJN (Qualität der inhaltlichen Arbeit):* Diese Skala schätzt ein, wie gut der Klient auf der *Inhaltsebene* arbeitet: Z. B. wird eingeschätzt, ob der Klient relevante Themen bearbeitet, ob er einen Arbeitsauftrag erkennen lässt, eine internale Perspektive einnimmt etc.
   Die Skala variiert von 0 bis 42.
2. *KVE (Ausmaß an Vermeidung):* Diese Skala schätzt global das Ausmaß an *Vermeidung* ein, das ein Klient realisiert.
   Die Skala variiert von 0 bis 6.
3. *KVE2 (Vermeidungsstrategien):* Diese Skala erfasst, ob der Klient besonders häufige Vermeidungsstrategien (also „Standard"-Strategien) anwendet. Dabei wird das Ausmaß, in dem der Klient die Strategien verwendet, addiert.
   Die Skala variiert von 0 bis 36.
4. *KBF (Funktionale Beziehungsgestaltung):* Die Skala schätzt ein, in welchem Ausmaß der Klient eine *funktionale Beziehungsgestaltung* realisiert.
   Die Skala variiert von 0 bis 18.
5. *KBI (Interaktionsspiele):* Die Skala schätzt ein, in welchem Ausmaß der Klient dysfunktionale Beziehungsgestaltung, also *Interaktionsspiele* realisiert.
   Die Skala variiert von 0 bis 18.

Die BIBS enthalten fünf Therapeuten-Skalen:

1. *TBE (Beziehungsgestaltung durch den Therapeuten):* Diese erfasst die Beziehungsgestaltung durch den Klienten: Sie erfasst, ob der Therapeut den Klienten akzeptiert,

authentisch und kompetent wirkt und Vertrauen in die Änderungskompetenz des Klienten signalisiert.
Die Skala variiert von 0 bis 36.

2. *TVE (Verstehen):* Erfasst, in welchem Ausmaß der Therapeut den Klienten versteht: Signalisiert der Therapeut ein Verstehen, greift der Therapeut zentrale Aspekte auf, sind die Aussagen des Therapeuten belegbar?
Die Skala variiert von 0 bis 36.
3. *TST (Steuerung):* Erfasst, in welchem Ausmaß der Therapeut die Klienten-Prozesse konstruktiv steuert: Arbeitet der Therapeut „an der Kante des Möglichen", hilft er dem Klienten bei der Zentralisierung und Präzisierung von Aussagen?
Die Skala variiert von 0 bis 48.
4. *TBV (Bearbeitung der Vermeidung):* Erfasst, in welchem Ausmaß der Therapeut die Vermeidung des Klienten konstruktiv bearbeitet.
Die Skala variiert von 0 bis 12.
5. *TUS (Umgang mit Spielen):* Erfasst, in welchem Ausmaß der Therapeut konstruktiv mit Interaktionsspielen des Klienten umgeht.
Die Skala variiert von 0 bis 36.

Die Items sind jeweils gepolt von 0 bis 6, *wobei 6 immer einen guten Prozess bedeutet*: D. h. hohe Werte auf der Skala signalisieren immer konstruktive Prozessaspekte.

## 10.3 Empirische Analysen

Zu ausführlichen Darstellungen zur BIBS und zu empirischen Ergebnissen siehe: Kramer, 2014; Kramer & Sachse, 2010, 2013; Sachse, 2014i, 2014j; Sachse & Kramer, 2014a–c; Sachse & Schirm, 2014; Schirm, Kramer & Sachse, 2014; Schirm, Sachse & Kramer, 2014.

### *10.3.1 Vor-Analysen*

Die erste Form der BIBS, die nur Klienten-Skalen enthielt, erwies sich in einer Studie mit alkoholabhängigen Klienten als veränderungssensibel: Veränderungen von Klienten im Therapieprozess konnten mit der Skala erfasst werden. Außerdem erwies sich die Skala als valide in der Vorhersage therapeutischer Verbesserungen (Stengel, 1998).

Die Langfassung der BIBS wurde in einer Studie von Sachse, Schülken und Leisch (2006) einer Analyse unterzogen. Eine Analyse der Faktorenstruktur zeigte, dass die Skalen sinnvoll in der vorliegenden Form verwendet werden konnten. Die Eigenschaften der Skala waren gut bis sehr gut.

Die Skalen wurden ebenfalls einer Validierung unterzogen. Zwischen der Einschätzung der Erfahrung des Therapeuten (ET) und der Einschätzung der Qualität des Therapeuten (QT) und den Therapeuten-Skalen der BIBS ergaben sich hohe und signifikante Korrelationen: Die niedrigste mit „Beziehungsgestaltung" (ET: .35; QT: .66) und die höchste mit „Bearbeitung der Vermeidung (ET: .45; QT: .80).

Die Korrelationen zwischen den Therapeutenskalen und Maßen des Therapieerfolgs der Klienten lagen zwischen .66 und .75.

Die Korrelationen zwischen den Klienten-Skalen und Maßen des Therapieerfolgs lagen (erstaunlicherweise) niedriger, der höchste Wert war für „Explizierung" (.42) und der Niedrigste für „Vermeidung" (.25, ns.).

Die Korrelationen zwischen dem Ausmaß der „psychosomatischen Gestörtheit von Klienten" (PS) und der Vermeidungsskala von Klienten war –.36 (< .001), die Korrelation zwischen Ausprägung von Persönlichkeitsstörungen (PD) und den Klienten-Variablen lag für Explizierung bei –.47, für Vermeidung bei –.51 und für dysfunktionale Beziehungsgestaltung bei –.75.

Die vorläufige Abschätzung der Validierung war damit recht ermutigend.

### *10.3.2 Reliabilitäten*

Der BIBS wurde in einer Studie von Sachse, Schülken und Leisch (2006) einer ersten Analyse unterzogen.

Die Prüfung der Faktoren-Struktur ergab, dass die drei Klienten-Skalen und die fünf Therapeuten-Skalen faktorenanalytisch jeweils eine eindimensionale Struktur aufweisen. Die Ladungen der Items auf dem jeweiligen Faktor lagen im mittleren bis hohen Bereich. Der Anteil der erklärten Varianz durch die einzelnen Faktoren war hoch bis sehr hoch.

Analysen auf Skalen-Ebene konnten zeigen, dass die Klienten- und Therapeuten-Skalen empirisch unabhängig voneinander sind.

Für die Berechnung der Inter-Rater-Reliabilitäten verwendeten wir 6 Rater für die Klienten-Skalen und 6 Rater für die Therapeuten-Skalen: Damit ergaben sich sechs Rater-Paare, die jeweils das gleiche Material bewerteten, je Paar 40 Ratings.

| Klienten-Ratings | Therapeuten-Ratings |
|---|---|
| 1. Rater A – Rater B<br>2. Rater A – Rater C<br>3. Rater B – Rater C | 1. Rater D – Rater E<br>2. Rater D – Rater F<br>3. Rater E – Rater F |

**Abbildung 8:** Darstellung der Klienten– und Therapeuten–Ratings

Die Rater-Paare 1 und 2 bewerteten Einschätzungen der 5. Stunde und die Rater-Paare 3 bewerteten Einschätzungen der 10. Stunde.

**Tabelle 2:** Inter-Rater-Reliabilitäten für die einzelnen Rater-Paare

| Paar | Klienten-Ratings | Therapeuten-Ratings |
|---|---|---|
| 1 | .72 | .80 |
| 2 | .82 | .83 |
| 3 | .84 | .85 |

Alle Inter-Rater-Reliabilitäten können als sehr gut bewertet werden.

Für die Rerate-Reliabilität werden jeweils 50 Ratings vorgenommen: Von den Klienten-Ausschnitten der fünften Stunde, von den Therapeuten-Ausschnitten der fünften Stunde, von den Klienten-Ausschnitten der zehnten Stunde und von den Therapeuten-Ausschnitten der zehnten Stunde.

Dies gibt eine Matrix von

| Stunde | Klient | Therapeut |
|---|---|---|
| 5 | | |
| 10 | | |

Pro Feld der Matrix wurden 2 Rater eingesetzt. Die Ratings fanden in einem Abstand von 3 Monaten statt.

Wir berechnen die re-rate-Reliabilitäten nach der Methode der Intra-Klassen-Korrelation. Die Intra-Klassen-Korrelation ist ein parametrisches statistisches Verfahren zur Quantifizierung der Übereinstimmung (Interrater-Reliabilität) zwischen mehreren Beurteilern (Ratern) in Bezug auf mehrere Beobachtungsobjekte. Das dazugehörige Maß, der Intraklassen-Korrelationskoeffizient (engl.: Intra-Class-Correlation oder ICC; Asendorpf & Wallbott, 1979; Shrout & Fleiss, 1979; McGraw & Wong, 1996; Wirtz & Caspar, 2002) setzt intervallskalierte Daten voraus und wird in der Regel berechnet, wenn mehr als zwei Beobachter vorhanden sind oder/und mehrere Beobachtungszeitpunkte miteinander verglichen werden sollen.

Wie bei anderen Korrelationskoeffizienten kann der ICC Werte zwischen –1.0 (in der Praxis aber eher ab 0.0) und +1.0 annehmen.

Tabelle 3 gibt die Ergebnisse an.

**Tabelle 3:** Ergebnisse der Re-Rater-Korrelationen

| Stunde | Klient | | Therapeut | |
|---|---|---|---|---|
| | Rater 1 | Rater 2 | Rater 1 | Rater 2 |
| 5 | .71 | .75 | .73 | .81 |
| 10 | .69 | .74 | .78 | .83 |

Sowohl die Inter-Rater-Reliabilitäten als auch die Re-Rate-Reliabilitäten der BIBS können als gut bis sehr gut eingeschätzt werden: Gut trainierte Rater sind in der Lage, mit dem Rating-System verlässliche Einschätzungen relevanter Prozessaspekte von Klienten- und Therapeuten-Prozessen einzuschätzen.

### *10.3.3 Korrelationen mit Klienten-Daten*

Die Ergebnisse der BIB-Skalen wurden mit Klienten-Eingangsmaßen korreliert, also mit verschiedenen Fragebogen-Maßen, die Klienten vor der Therapie erhalten haben. Dabei zeigen sich charakteristische Korrelationen.

Tabelle 4 zeigt z. B. die Ergebnisse der BIBS-Klienten-Skalen mit den Daten des PSSI (Persönlichkeitsstil und -störungsinventar von Kuhl und Kazén (1997)).

Insbesondere die BIBS-Variablen „Inhalt“ und „Beziehung“ weisen deutliche Korrelationen auf.

Die Variable „Inhalt“ vor allem mit „paranoid“ (–.427), „schizoid“ (–.443), „selbstunsicher“ (–.540), „dependent“ (–.418); die Variable „Beziehung“ vor allem mit „paranoid“ (–.454), „schizoid“ (–.458), „selbstunsicher“ (–.584), „Borderline“ (–.414) und „dependent“ (–.435).

Am stärksten prognostizierbar sind die PSSI-Variablen „selbstunsicher“ (Inhalt: –.540; Vermeidung: –.443; Beziehung: –.584; Spiel: –.649) und „dependent“ (Inhalt: –.418; Vermeidung: –.504; Beziehung: –.435; Spiel: –.357).

Die BIBS-Klienten-Skalen wurden auch mit verschiedenen Klienten-Erfolgsmaßen korreliert. Tabelle 5 stellt Ergebnisse dieser Analysen dar.

**Tabelle 4:** Korrelationen der BIBS mit dem PSSI

| | PSSI | PSSI | PSSI | PSSI | PSSI | PSSI | PSSI | PSSI | PSSI | PSSI | PSSI | PSSI | PSSI | PSSI |
|---|---|---|---|---|---|---|---|---|---|---|---|---|---|---|
| | ANTI | PAR | SCH | SU | ZWA | STYP | RAP | NAR | MEG | DEP | BOR | HIS | DEP | SL |
| KI3 – Inhalt | –.111<br>.265 | –.427*<br>.000 | –.443*<br>.000 | –.540*<br>.000 | –.289*<br>.003 | .010<br>.924 | .195<br>.049 | –.208*<br>.035 | –.337*<br>.001 | –.218*<br>.027 | –.358*<br>.000 | .041<br>.678 | –.418*<br>.000 | –.265*<br>.007 |
| KI3 – Vermeidung | –.148<br>.133 | –.162<br>.100 | –.156<br>.115 | –.443*<br>.000 | –.187<br>.057 | –.025<br>.802 | –.043<br>.667 | –.227*<br>.020 | –.252*<br>.010 | –.351*<br>.000 | –.320*<br>.001 | –.322*<br>.001 | –.504*<br>.000 | –.175<br>.076 |
| KI3 – Vermeidung 2 | –.061<br>.538 | –.429*<br>.000 | –.348*<br>.000 | –.376*<br>.000 | –.263*<br>.007 | .032<br>.749 | .254*<br>.009 | –.189<br>.055 | –.265*<br>.007 | –.136<br>.170 | –.398*<br>.000 | –.080<br>.419 | –.384*<br>.000 | –.176<br>.074 |
| KI3 – Beziehung | –.049<br>.625 | –.459*<br>.000 | –.458*<br>.000 | –.584*<br>.000 | –.283*<br>.004 | .008<br>.932 | .025<br>.802 | –.123<br>.212 | –.376*<br>.000 | –.387*<br>.000 | –.414*<br>.000 | –.118<br>.233 | –.435*<br>.000 | –.369*<br>.000 |
| KI3 – Spiel | –.080<br>.419 | –.334*<br>.001 | –.394*<br>.000 | –.649*<br>.000 | –.258*<br>.008 | –.051<br>.606 | .050<br>.611 | –.251*<br>.010 | –.429*<br>.000 | –.437*<br>.000 | –.360*<br>.000 | –.185<br>.060 | –.357*<br>.000 | –.315*<br>.000 |

**Tabelle 5:** Ergebnisse der Therapeuten-Variablen

| BIBS | Erfolgsmaße | | | | | | | | | | | |
|---|---|---|---|---|---|---|---|---|---|---|---|---|
| Beziehung | BSI psycho | IIP-D introv | IIP-D ausnutz | IIP-D unterw | IIP-D fürsorg | NEO | HOP | PSSI parano | PSSI selbstun | PSSI depend | PSSI histrio | PSSI selbstlos |
| | –.216 | –.216 | –.245 | –.226 | –.273 | –.215 | –.224 | –.241 | –.275 | –.293 | –.267 | –.222 |
| Verstehen | BSI psycho | IIP-D ausnutz | IIP-D fürsorg | NEO | HOP | | | PSSI parano | PSSI selbstun | PSSI depend | PSSI Histrio | PSSI selbstlos |
| | –.274 | –.204 | –.237 | –.207 | –.233 | | | –.245 | –.235 | –.274 | –.222 | –.226 |
| Steuerung | SW | IIP-D ausnutz | NEO | | | | | PSSI parano | PSSI selbstun | PSSI depend | PSSI histrio | PSSI selbstlos |
| | –.230 | –.268 | –.222 | | | | | –.286 | –.243 | –.267 | –.244 | –.225 |
| Vermeidung | BDI | IIP-D ausnutz | | | | | | | PSSI selbstun | | | PSSI selbstlos |
| | –.248 | –.259 | | | | | | | –.309 | | | –.227 |
| Spiel | SW | BSI unsich | IIP-D ausnutz | IIP-D fürsorg | | | | PSSI zwang | PSSI selbstun | PSSI depend | PSSI Histrio | PSSI selbstlos |
| | –.277 | –.203 | –.296 | –.272 | | | | –.258 | –.352 | –.348 | –.232 | –.275 |

## 10.4 Resümee

Die BIBS erweisen sich bisher sowohl von den Reliabilitäten als auch von den Validitäten her als ein gutes Rating-System. Sie sind, nach ausgiebigen Trainings der Rater, sehr gut anwendbar und können auch in der Praxis zur Kontrolle von Therapieverläufen, zur Beurteilung von Therapeuten, in der Supervision und in der Ausbildung von Psychotherapeuten eingesetzt werden.

Sie eignen sich auch sehr gut zur Kontrolle, ob Therapeuten eine Klärungsorientierte Psychotherapie (KOP) „lege artis" angewandt haben und wie gut sie die Komponenten einer KOP umgesetzt haben.

# 11 Erfolgsforschung

Hier werden die wesentlichen Ergebnisse der bisherigen Therapie-Effekt-Studien zur KOP dargestellt.

## 11.1 Einleitung

Einige Studien zur Effektivität Klärungsorientierter Psychotherapie wurden bereits durchgeführt; einige Studien sind derzeit in Arbeit.

Eine Studie zur allgemeinen Effektivität von KOP wurde durchgeführt von Sachse, Schülken, Leisch und Sachse (2011).

Studien zu KOP bei Persönlichkeitsstörungen wurden durchgeführt
- bei narzisstischer PD (Sachse & Sachse, 2016a);
- bei histrionischer PD (Sachse & Sachse, 2016b);
- bei dependenter PD (Sachse & Sachse, 2016c).

Eine Studie zur Effektivität von KOP wurde bei Klienten mit sogenannter „psychosomatischer Verarbeitungsstruktur (Sachse, 2016c) durchgeführt (Sachse & Sachse, 2016d).

## 11.2 Erhebungsinstrumente

Zur Messung der Effektivität von KOP wurden folgende Fragebogenmaße verwendet:
- Beck-Depressions-Inventar (BDI; Hautzinger et al., 1995)
- Inventar zur Erfassung interpersoneller Probleme (Horowitz et al., 1994) mit den Skalen
  - ausnutzbar (AUS)
  - unterwürfig (UNT)
  - fürsorglich (FUR)
- Brief-Symptom-Inventory (BSI; Derogatis, 1992; Franke, 1995) mit den Skalen
  - Somatisierung (SOM)
  - Zwanghaftigkeit (ZWA)
  - Ängstlichkeit (ÄNG)

  - Phobische Angst (PA)
  - Paranoides Denken (PAR)
  - Depressivität (DE)
  - Unsicherheit in Sozialkontakten (US)
- NEO-Fünf-Faktoren-Inventar (NEO-FFI; Borkenau & Ostendorf, 1993) mit der Skala Neurotizismus (NEU)
- Skala zur Erfassung der Selbstakzeptierung (SESA; Sorembe & Westhoff, 1985)
- Skala zur Allgemeinen Selbstwirksamkeitserwartung (SWE; Schwarzer & Jerusalem, 1999)
- Skala zur Handlungsorientierung (HAKEMP; Kuhl, 1990) mit den Skalen
  - Handlungsorientierung nach Misserfolg (HOM)
  - Handlungsorientierung bei der Handlungsplanung (HOP)
- Persönlichkeitsstil und -störungs-Inventar (PSSI; Kuhl & Kazén, 1997) mit den Skalen
  - narzisstisch (NAR)
  - histrionisch (HIS)
  - dependent (DEP)
  - selbstunsicher (SU)
  - schizoid (SCH)
  - passiv-aggressiv (PAS)

Die Fragebögen wurden den Klienten zu Beginn der Psychotherapie gegeben und nach Ende der Psychotherapie: Es wurden die Signifikanzen der Veränderungen geprüft und es wurden Effektstärken ermittelt.

## 11.3 Ergebnisse

Tabelle 6 stellt die Effektstärken der einzelnen Studien dar.

Die Erfolgsmaße sind nach der Analyse von Sachse und Sachse (2015d) in Untergruppen gegliedert:

- Selbst-Regulation
- Durchsetzung
- Soziale Unsicherheit
- Depressivität
- Symptom-Belastung
- Persönlichkeitsstörungen

Die erste, allgemeine Studie umfasst noch *alle* Klienten, die in unserem Ausbildungsinstitut vorkommen, und *alle* Therapeuten, unabhängig davon, wie gut die Therapeuten KOP jeweils umsetzen. Die Effektstärken sind nicht so deutlich. In den Gruppen mit definierten Störungen liegen die Effektstärken deutlich höher (Effektstärken ≥ .80 sind grau unterlegt).

**Tabelle 6:** Ergebnisse der einzelnen Erfolgsstudien
(grau unterlegt: deutliche Effektstärken von ≤ .80)

| | allgemein | NAR | HIS | DEP | PVS |
|---|---|---|---|---|---|
| **Selbst-Regulation** | | | | | |
| SESA | 0,90 | 1,11 | 1,75 | 1,12 | 1,73 |
| SWE | 1,04 | 2,31 | 1,70 | 1,23 | 1,26 |
| HOM | 0,87 | 1,31 | 0,79 | 0,96 | 4,03 |
| HOP | 0,74 | 0,46 | 2,21 | 1,00 | 5,15 |
| **Durchsetzung** | | | | | |
| AUS | 0,57 | 0,70 | 0,92 | 1,35 | 2,31 |
| UNT | 0,20 | 0,41 | 0,55 | 0,42 | 1,16 |
| FÜR | 0,37 | 0,76 | 0,84 | 0,50 | 1,48 |
| SEL | 0,56 | 0,54 | 0,41 | 1,40 | 2,06 |
| **Soziale Unsicherheit** | | | | | |
| US | 0,91 | 1,45 | 1,22 | 1,04 | 2,17 |
| SU | 0,76 | 1,92 | 1,83 | 0,92 | 2,09 |
| **Depressivität** | | | | | |
| DE | 0,92 | 1,61 | 0,79 | 1,64 | 1,46 |
| SD (still-dep.) | 0,92 | 1,42 | 1,24 | 1,54 | 0,86 |
| BDI | 1,02 | 1,21 | 1,97 | 0,98 | 0,82 |
| **Symptom-Belastung** | | | | | |
| SOM | 0,71 | 0,94 | 1,42 | 0,44 | 0,92 |
| ZWA | 1,00 | 1,34 | 0,81 | 0,57 | 0,94 |
| ÄNG | 0,88 | 1,08 | 1,13 | 0,79 | 2,99 |
| PA | 0,71 | 0,92 | 0,73 | 0,46 | 0,99 |
| PAR | 0,62 | 1,14 | 0,40 | 0,47 | 0,52 |
| NEU | 1,01 | 2,19 | 2,24 | 0,92 | 2,08 |
| **Persönlichkeitsstörungen** | | | | | |
| NAR | 0,36 | 0,87 | 0,69 | 0,31 | 0,89 |
| HIS | 0,06 | 0,08 | 0,93 | 0,11 | 0,52 |
| DEP | 0,69 | 0,69 | 1,08 | 1,26 | 2,68 |
| SU | 0,76 | 1,92 | 1,83 | 0,96 | 2,09 |
| SCH | 0,37 | 0,91 | 0,42 | 0,39 | 0,94 |
| PAS | 0,71 | 1,10 | 0,83 | 0,77 | 0,89 |

Man erkennt, dass die Klienten mit psychosomatischer Verarbeitungsstruktur tendenziell die deutlichsten Therapieerfolge aufweisen.

Besonders deutliche Effekte weisen Klienten auf in den Variablen:

- Selbstakzeptierung
- Selbstwirksamkeitserwartung
- Handlungsorientierung
- Soziale Unsicherheit
- Depressivität
- Neurotizismus

Interessant ist hier, dass eine gar nicht speziell auf Bewältigung ausgelegte Psychotherapie zu einer deutlichen Erhöhung der Handlungsorientierung führt.

Auch Klienten mit NAR weisen sehr gute Therapieerfolge auf.

## 11.4 Weitere Ergebnisse

Neue Studien, die nicht nur NAR, HIS, DEP und PVS erfassen, sondern auch die erfolglosen Varianten wie erfolglose Narzissten (ELNAR), gescheiterte Narzissten (GENAR) und erfolglose Histrioniker (ELHIS) und die mit einer neuen und größeren Stichprobe arbeiten, zeigen erneut recht gute Ergebnisse für Klärungsorientierte Psychotherapie:

- Für erfolgreiche Narzissten (NAR), gescheiterte (GENAR) und erfolglose Narzissten (ELNAR; Müller & Sachse, 2016a);
- für erfolgreiche (HIS) und erfolglose (ELHIS) Histrioniker (Müller & Sachse, 2016b);
- für dependente Klienten (DEP; Müller & Sachse, 2016c);
- für Klienten mit psychosomatischer Verarbeitungsstruktur (PVS; Müller & Sachse, 2016d).

Wie deutlich wird

- weisen Klientinnen und Klienten mit NAR und HIS gute Therapieeffekte auf;
- Klientinnen und Klienten mit DEP weisen ebenfalls gute Effekte auf;
- Klientinnen und Klienten mit PVS weisen exzellente Ergebnisse auf, wobei man deutlich sagen muss, dass die sehr hohen Effektstärken ein Artefakt aus der Tatsache sind, dass die Klienten in den entsprechenden Variablen Varianzen von $<1$ aufweisen! Trotzdem sind die Veränderungswerte gut;
- Klientinnen und Klienten mit ELHIS weisen deutlich geringere, aber noch akzeptable Ergebnisse auf;
- Klienten mit ELNAR profitieren dagegen recht wenig von Klärungsorientierter Psychotherapie, was nach der theoretischen Analyse auch zu erwarten war.

**Tabelle 7:** Effektstärken für Klientinnen und Klienten mit narzisstischer (NAR), erfolglos narzisstischer (ELNAR), gescheitert narzisstischer (GENAR), histrionischer (HIS), erfolglos histrionischer (ELHIS) und dependenter (DEP) Persönlichkeitsstörung sowie für Klienten mit psychosomatischer Verarbeitungsstruktur (PVS) aus den Studien von Müller und Sachse (grau unterlegt: Effektstärken von ≤ .80)

| Variablen | NAR | GENAR | ELNAR | HIS | ELHIS | DEP | PVS |
|---|---|---|---|---|---|---|---|
| SESA | –1,3090 | –1,1687 | –0,5048 | –1,5775 | –0,7626 | –0,9260 | –1,9814 |
| SWE | –2,0054 | –0,8794 | –0,3907 | –1,4750 | –1,1736 | –1,3005 | –4,7151 |
| HOM | –1,2704 | –1,2295 | –0,7046 | –1,1543 | –0,8259 | –1,2866 | –6,7901 |
| HOP | –0,8333 | –2,0045 | –0,3887 | –1,2812 | –0,8815 | –1,0611 | –7,3995 |
| IIPD ausnutzbar | –0,7154 | –1,4786 | –0,2693 | –0,8060 | –0,2739 | –1,3815 | –2,3768 |
| IIPD unterwürfig | –0,4992 | –0,2867 | –0,0617 | –0,4514 | –0,3057 | –0,5079 | –1,6075 |
| IIPD fürsorglich | –0,6259 | –0,4416 | –0,0795 | –0,7370 | –0,3133 | –1,1279 | –1,9738 |
| PSSI selbstlos | –0,5143 | –0,7736 | –0,1787 | –0,5742 | –0,4616 | –1,0550 | –1,9038 |
| BSI Unsicherheit | –1,4516 | –0,8603 | –0,3886 | –1,1255 | –0,7576 | –1,2375 | –2,3371 |
| PSSI selbstunsicher | –1,8957 | –1,6068 | –0,2848 | –1,5872 | –0,6785 | –1,0695 | –2,4712 |
| BSI Depressivität | –1,2387 | –1,1840 | –0,4820 | –0,8608 | –0,8670 | –1,3118 | –1,6068 |
| PSSI still-depressiv, Depressivität | –1,2225 | –1,0882 | –0,6329 | –1,1554 | –0,7583 | –1,4125 | –1,0263 |

| Variablen | NAR | GENAR | ELNAR | HIS | ELHIS | DEP | PVS |
|---|---|---|---|---|---|---|---|
| BDI<br>Depression | –0,9714 | –1,5085 | –0,7731 | –0,8421 | –0,8145 | –1,1469 | –1,1943 |
| BSI<br>Somatisierung | –0,8196 | –0,6829 | –0,3823 | –1,3596 | –0,5520 | –0,5860 | –0,8848 |
| BSI<br>Zwanghaftigkeit | –0,8358 | –0,8507 | –0,4612 | –0,7125 | –0,5165 | –0,9135 | –1,0695 |
| BSI<br>Ängstlichkeit | –0,9582 | –0,6090 | –0,4772 | –1,0093 | –0,6102 | –0,9335 | –1,9201 |
| BSI<br>Phobische Angst | –0,5938 | –0,3132 | –0,1184 | –0,6024 | –0,2838 | –0,5888 | –0,9003 |
| BSI<br>Paranoides Denken | –0,6231 | –0,4423 | –0,2547 | –0,4765 | –0,4278 | –0,7530 | –0,5232 |
| PSSI<br>paranoid | –0,9988 | –0,6502 | –0,2687 | –0,7285 | –0,3854 | –0,7159 | –1,0050 |
| Neo<br>Neurotizismus | –2,1586 | –1,1321 | –0,5758 | –2,0641 | –0,9664 | –1,1717 | –2,0983 |
| PSSI<br>dependent | –0,6503 | –0,7618 | –0,2168 | –1,0694 | –0,5776 | –0,9306 | –1,8950 |
| PSSI<br>narzisstisch | –1,0604 | –0,7620 | –0,1354 | –0,7368 | –0,2629 | –0,4606 | –0,6205 |
| PSSI<br>histrionisch | –0,2394 | –0,5302 | –0,1158 | –0,9777 | –0,5079 | –0,2109 | –0,5386 |
| PSSI<br>schizoid | –0,9328 | –0,7241 | –0,1210 | –0,4764 | –0,1436 | –0,6185 | –1,0559 |
| PSSI<br>passiv-aggressiv, negativistisch | –0,9782 | –0,6093 | –0,2570 | –0,8062 | –0,5599 | –0,6170 | –1,3678 |

# Literatur


Asendorpf, J. & Wallbott, H.G. (1979). Masse der Beobachterübereinstimmung. Ein systematischer Vergleich. *Zeitschrift für Sozialpsychologie, 10* (3), 243–252.

Atkinson, J.W. (1964). *An introduction to motivation.* Princeton, N.J.: van Nostrand.

Atrops, A. & Sachse, R. (1994). Vermeiden psychosomatische Klienten die Klärung eigener Motive? Eine empirische Untersuchung mit Hilfe des Focusing. In M. Behr, U. Esser, F. Petermann, R. Sachse & R. Tausch (Hrsg.), *Jahrbuch für Personenzentrierte Psychologie und Psychotherapie* (S. 41–59). Köln: GWG-Verlag.

Bartlett, F.C. (1932). *Remembering.* Cambridge: University Press.

Baumann, U. (1981). *Indikation zur Psychotherapie. Perspektiven für Praxis und Forschung.* München: Urban & Schwarzenberg.

Baumann, U. (1984). *Makro-/Mikroperspektive.* Göttingen: Hogrefe.

Baumann, N. & Kuhl, J. (2003). Self-Infiltration: Confusing assigned tasks as self-selected in memory. *Personality and Social Psychology Bulletin, 29,* 487–497. http://doi.org/10.1177/0146167202250916

Baumann, N. & Kuhl, J. (2005). Selbstregulation und Selbstkontrolle. In H. Weber & T. Rammsayer (Hrsg.), *Handbuch der Persönlichkeitspsychologie und Differentiellen Psychologie* (S. 362–373). Göttingen: Hogrefe.

Baumann, U. & Wedel, B. v. (1981). Stellenwert der Indikationsfrage im Psychotherapiebereich. In U. Baumann (Hrsg.), *Indikation zur Psychotherapie. Perspektiven für Praxis und Forschung* (S. 1–36). München: Urban & Schwarzenberg.

Beck, A.T. & Emery, G. (1981). *Kognitive Verhaltenstherapie bei Angst und Phobien. Eine Anleitung für Therapeuten* (Sonderheft 2). Tübingen: DGVT.

Beck, A.T. & Freeman, A. (1993). *Kognitive Therapie der Persönlichkeitsstörungen.* Weinheim: Psychologie Verlags Union.

Beck, A.T. & Greenberg, R. (1979). Kognitive Therapie bei der Behandlung von Depressionen. In N. Hoffmann (Hrsg.), *Grundlagen kognitiver Therapien* (S. 177–203). Bern: Hans Huber.

Beck, A.T., Rush, A.J., Shaw, B.F. & Emery, G. (1981). *Kognitive Therapie der Depression.* München: Urban & Schwarzenberg.

Becker, K. & Sachse, R. (1998). *Therapeutisches Verstehen.* Göttingen: Hogrefe.

Beckmann, J. (1997). *Alienation and Conformity.* München: Max-Planck-Institut für psychologische Forschung.

Beckmann, J. (2006). Konsequenzen der Entfremdung vom Selbst. In R. Sachse & P. Schlebusch (Hrsg.), Perspektiven *Klärungsorientierter Psychotherapie.* Lengerich: Pabst.

Bischkopf, J. (2013). *Emotionsfokussierte Therapie.* Göttingen: Hogrefe.

Bohart, A.C. & Greenberg, L.S. (1997a). Empathy and Psychotherapy: An introductory overview. In A.C. Bohart & L.S. Greenberg (Eds.), *Empathy reconsidered – New directions in psychotherapy* (pp. 3–31). Washington, DC: American Psychological Association.

Bohart, A.C. & Greenberg, L.S. (1997b). Empathy: where are we and where do we go from here? In A.C. Bohart & L.S. Greenberg (Eds.), *Empathy Reconsidered – New Directions in Psychotherapy* (pp. 419–449). Washington, DC: American Psychological Association.

Bommert, H., Henning, T. & Wälte, D. (1990). *Indikation zur Familientherapie*. Stuttgart: Kohlhammer.

Borkenau, P. & Ostendorf, F. (1993). *NEO-Fünf-Faktoren Inventar (NEO-FFI) nach Costa und McCrae*. Göttingen: Hogrefe.

Brehm, J. W. (1968). Attitude change from threat to attitudinal freedom. In A. G. Greenwald, T. C. Brock & T. M. Ostrom (Eds.), *Psychological Foundations of Attitudes*. N. Y.: Academic Press.

Brehm, J. W. (1972). *Responses to loss of freedom. A theory of psychological reactance*. Morristown: General Learning Press.

Breil, J. & Sachse, R. (2006). Psychologische Psychotherapie Oder: Welche Expertise weisen Therapieformen auf? In R. Sachse & P. Schlebusch (Hrsg.), *Perspektiven Klärungsorientierter Psychotherapie* (S. 147–164). Lengerich: Pabst.

Breil, J. & Sachse, R. (2009). Ein-Personen-Rollenspiel (EPR). In S. Fliegel & A. Kämmerer (Hrsg.), *Psychotherapeutische Schätze II* (S. 49–53). Tübingen: dgvt-Verlag.

Breil, J. & Sachse, R. (2011). Klärungsorientierte Verhaltenstherapie bei Borderline-Persönlichkeitsstörung. In B. Dulz, S. C. Herpertz, O. F. Kernberg & U. Sachsse (Hrsg.), *Handbuch der Borderline-Störungen* (S. 652–666). Stuttgart: Schattauer.

Breil, J. & Sachse, R. (in Vorbereitung). Klärungsorientierte Psychotherapie der Borderline-Persönlichkeitsstörung.

Brunstein, J. C. (1993). Personal goals and subjective well-being: A longitudinal study. *Journal of Personality and Social Psychology, 65,* 1061–1070. http://doi.org/10.1037/0022-3514.65.5.1061

Brunstein, J. C. (2001). Persönliche Ziele und Handlungs- versus Lageorientierung: Wer bindet sich an realistische und bedürfniskongruente Ziele? *Zeitschrift für Differentielle und Diagnostische Psychologie, 22,* 1–12.

Brunstein, J. C. (2006). Implizite und explizite Motive. In J. Heckhausen & H. Heckhausen (Hrsg.), *Motivation und Handeln* (S. 303–329). Heidelberg: Springer. http://doi.org/10.1007/3-540-29975-0_9

Brunstein, J. C., Lautenschlager, U., Nawroth, B., Pöhlmann, K. & Schultheiß, O. (1995). Persönliches Anliegen, soziale Motive und emotionales Wohlbefinden. *Zeitschrift für Differentielle und Diagnostische Psychologie, 16,* 1–10.

Brunstein, J. C., Dangelmayer, G. & Schultheiß, O. C. (1996). Personal goals and social support in close relationships: Effect on relationship mood and marital satisfaction. *Journal of Personality and Social Psychology, 71,* 1006–1019. http://doi.org/10.1037/0022-3514.71.5.1006

Brunstein, J. C., Schultheiß, O. C. & Grässmann, R. (1998). Personal goals and emotional well-being: the moderating role of motive dispositions. *Journal of Personality and Social Psychology, 75,* 494–508. http://doi.org/10.1037/0022-3514.75.2.494

Bullmann, F. (2006). Die Bedeutung von Klärungsprozessen in der Psychotherapie. In R. Sachse & P. Schlebusch (Hrsg.), *Perspektiven Klärungsorientierter Psychotherapie* (S. 191–206). Lengerich: Pabst.

Caspar, F. (1984). *Analyse interaktioneller Pläne*. Bern: Universität Bern. Unveröffentlichte Dissertation.

Caspar, F. (1986). Die Plananalyse als Konzept und Methode. *Verhaltensmodifikation, 4,* 235–256.

Caspar, F. (1989). *Beziehungen und Probleme verstehen. Eine Einführung in die psychotherapeutische Plananalyse.* Bern: Huber.

Caspar, F. & Grawe, K. (1982a). *Vertikale Verhaltensanalyse (VVA): Analyse des Interaktionsverhaltens als Grundlage der Problemanalyse und Therapieplanung*. Forschungsberichte aus dem Psychologischen Institut. Bern: Universität Bern.

Caspar, F. & Grawe, K. (1982b). Vertikale Verhaltensanalyse (VVA): Analyse des Interaktionsverhaltens als Grundlage der Problemanalyse und Therapieplanung. In H. Bommert & F. Petermann (Hrsg.), *Diagnostik und Praxiskontrolle in der klinischen Psychologie,* 25–29. München: Steinbauer & Rau.

Collatz, A. & Sachse, R. (2011). *Klärungsorientiertes Coaching.* Göttingen: Hogrefe.

Dalgleish, T. & Power, M. J. (1999). *Handbook of Cognition and Emotion.* Chichester: Wiley. http://doi.org/10.1002/0470013494

Deci, E. L. (1975). *Intrinsic motivation.* New York: Plenum. http://doi.org/10.1007/978-1-4613-4446-9

Deci, E. L. (1980). *The psychology of self-determination.* Lexington, Mass.: D. C. Heath (Lexington Books).

Deci, E. L. & Ryan, R. M. (1980). The empirical exploration of intrinsic motivational processes. In L. Berkowitz (Ed.), *Advances in experimental social psychology,* Vol. 13 (pp. 39–80). New York: Academic Press. http://doi.org/10.1016/S0065-2601(08)60130-6

Deci, E. L. & Ryan, R. M. (1985a). The general causality orientations scale: Self-determination in personality. *Journal of Research in Personality, 19,* 109–134.

Deci, E. L. & Ryan, R. M. (1985b). *Intrinsic motivation and self-determination in human behavior.* New York: Plenum Press.

Deci, E. L. & Ryan, R. M. (1991). A motivational approach to the self: Integration in personality. In R. A. Dienstbier (Ed.), *Perspectives on motivation. Nebraska Symposium on Motivation* (Vol. 38, pp. 237–288). Lincoln: University of Nebraska Press.

Deci, E. L. & Ryan, R. M. (2000). The „what" and „why" of goal pursuits: Human needs and the self-determination of behavior. *Psychological Inquiry, 11,* 227–268. http://doi.org/10.1207/S15327965PLI1104_01

Deci, E. L. & Ryan, R. M. (2008). *Self-Determination Theory: A Macrotheory of Human Motivation, Development, and Health, Canadian Psychology, 49* (3), 182–185.

Derksen, J. (1995). *Personality disorders: Clinical & social perspektives.* New York: John Willey & Sons.

Derogatis, L. R. (1992). *SCL-90-R, administration, scoring & procedures manual-II for the R(evised) version and other instruments of the Psychopathology Rating Scale Series.* Townson: Clinical Psychometric Research, Inc.

Doering, S. & Sachse, R. (2008a). Psychotherapie bei Persönlichkeitsstörungen. In S. C. Herpertz, F.Caspar & C. Mundt (Hrsg.), *Störungsorientierte Psychotherapie* (S. 446–447). München: Urban & Fischer.

Döring, S. & Sachse, R. (2008b). Psychotherapie bei Cluster-A-Persönlichkeitsstörungen: Die paranoide, schizoide und schizotypische Persönlichkeitsstörung. In S. C. Herpertz, F. Caspar & Ch. Mundt (Hrsg.), *Störungsorientierte Psychotherapie* (S. 448–455). München: Urban & Fischer Verlag.

Döring, S. & Sachse, R. (2008c). Psychotherapie bei Cluster-B-Persönlichkeitsstörungen: Die histrionische und die narzisstische Persönlichkeitsstörung. In S. C. Herpertz, F. Caspar & Ch. Mundt (Hrsg.), *Störungsorientierte Psychotherapie* (S. 456–463). München: Urban & Fischer Verlag.

Ebner, N. C. & Freund, A. M. (2009). Annäherungs- vs. Vermeidungsmotivation. In V. Brandstätter & J. Otto (Hrsg.), *Handbuch der Allgemeinen Psychologie – Motivation und Emotion* (S. 72–78). Göttingen: Hogrefe.

Ecker, W. (1996). Persönlichkeitsstörungen. In M. Linden & M. Hautzinger (Hrsg.), *Verhaltenstherapie* (3. Auflage, S. 381–386). Berlin: Springer. http://doi.org/10.1007/978-3-662-10776-8_71

Elliot, A. J. (1999). Approach and avoidance motivation and achievement goals. *Educational Psychologist, 34,* 169–189. http://doi.org/10.1207/s15326985ep3403_3

Feshbach, N. D. (1997). Empathy: The Formative Years – Implications for Clinical Practice. In A. C. Bohart & L. S. Greenberg (Eds.), *Empathy Reconsidered – New Directions in Psycho-*

*therapy* (pp. 33–59). Washington, DC: American Psychological Association. http://doi.org/10.1037/10226-001

Fiedler, P. (1993). Persönlichkeitsstörungen. In H. Reinecker (Hrsg.), *Lehrbuch der Klinischen Psychologie. Modelle psychischer Störungen* (S. 219–266). Göttingen: Hogrefe.

Fiedler, P. (1994a). *Persönlichkeitsstörungen*. Weinheim: Beltz.

Fiedler, P. (1994b). Persönlichkeitsstörungen. In A. Ehlers & K. Hahlweg (Hrsg.), *Enzyklopädie der Psychologie: Klinische Psychologie* (Bd. 2). Göttingen: Hogrefe.

Fiedler, P. (1994c). Persönlichkeitsstörung. In H. Reinecker (Hrsg.), *Fallbuch der Klinischen Psychologie* (S. 95–112). Göttingen: Hogrefe.

Fiedler, P. (1994d). Persönlichkeitsstörung. In H. Reinecker (Hrsg.), *Lehrbuch der Klinischen Psychologie. Modelle psychischer Störungen* (S. 219–266). Göttingen: Hogrefe.

Fiedler, P. (1995). Verhaltenstherapeutische Diagnostik bei Persönlichkeitsstörungen: Ein Schema zur Problemanalyse und Therapieplanung. *Verhaltensmodifikation und Verhaltensmedizin, 16*, 223–244.

Fiedler, P. (2000). *Integrative Psychotherapie bei Persönlichkeitsstörungen*. Göttingen: Hogrefe.

Franke, G. (1995). *SCL-90-R. Die Symptom-Checkliste von Derogatis – Deutsche Version*. Göttingen: Beltz-Test.

Frederiksen, C. H. (1972). Effects of task-induced cognitive operations on comprehension and memory processes. In R. Freedle & J. B. Caroll (Eds.), *Language comprehension and the acquisition of knowledge*. Washington, DC: Winston.

Frederiksen, C. H. (1975a). Acquisition of semantic information from discourse: effects of repeated exposures. *Journal of Verbal Learning and Verbal Behavior, 14*, 158–169.

Frederiksen, C. H. (1975b). Effects of context-induces processing operations on semantic information acquired from discourse. *Cognitive Psychology, 7*, 139–166.

Frohburg, I. & Sachse, R. (1992). Steuerungseffekte im Verlauf der Psychotherapie oder: Wann arbeiten Klienten am intensivsten an der Klärung eigener Motive? In R. Sachse, G. Lietaer & W. B. Stiles (Hrsg.): *Neue Handlungskonzepte der Klientenzentrierten Psychotherapie* (S. 95–108). Heidelberg: Asanger.

Gäßler, B. (1994). *Psychotherapeuten als Experten. Gedächtnis und Informationsverarbeitung*. Regensburg: Roderer.

Gäßler, B. & Sachse, R. (1992a). Psychotherapeuten als Experten. In L. Montada (Hrsg.), *Bericht über den 38. Kongress der Deutschen Gesellschaft für Psychologie in Trier* (S. 663–664). Göttingen: Hogrefe.

Gäßler, B. & Sachse, R. (1992b). Psychotherapeuten als Experten: Unter welchen Voraussetzungen können Psychotherapeuten die komplexe sprachliche Information ihrer Klienten verarbeiten? In R. Sachse, G. Lietaer & W. B. Stiles (Hrsg.), *Neue Handlungskonzepte der Klientenzentrierten Psychotherapie* (S. 133–142). Heidelberg: Asanger.

Gniech, G. & Grabitz, H. J. (1984). Freiheitseinengung und psychologische Reaktanz. In D. Frey & M. Irle (Hrsg.), *Theorien der Sozialpsychologie, Band 1: Kognitive Theorien* (S. 48–73). Bern: Huber.

Grawe, K. (1982). *Implikationen und Anwendungsmöglichkeiten der Vertikalen Verhaltensanalyse für die Sichtweise und Behandlung psychischer Störungen*. Bern: Universität Bern. Forschungsberichte aus dem Psychologischen Institut, 1/86.

Grawe, K. (1988). Heuristische Psychotherapie. Ein schematheoretisch fundierte Konzeption des Psychotherapieprozesses. Integrative Therapie. *Zeitschrift für Verfahren Humanistischer Psychologie und Pädagogik, Sonderdruck, 4*, 309–324.

Grawe, K. (1992a). Psychotherapieforschung zu Beginn der neunziger Jahre. *Psychologische Rundschau, 43*, 132–162.

Grawe, K. (1992b). *Schema theory and heuristic psychotherapy* (Forschungsbericht 1). Bern: Psychologisches Institut der Universität Bern.

Grawe, K. (1995). Grundriss einer Allgemeinen Psychotherapie. *Psychotherapeut, 40*, 130–145.

Grawe, K. (1998). *Psychologische Therapie*. Göttingen: Hogrefe.

Grawe, K. & Caspar, F. M. (1984). Die Plananalyse als Konzept und Instrument für die Psychotherapieforschung. In U. Baumann (Hrsg.), *Psychotherapieforschung. Makro- und Mikroperspektive,* 177–197. Göttingen: Hogrefe.

Grawe, K., Donati, R. & Bernauer, F. (1994). *Psychotherapie im Wandel. Von der Konfession zur Profession*. Göttingen: Hogrefe.

Greenberg, L. S. (1984). Task Analysis: The General Approach. In L. N. Rice & L. S. Greenberg (Eds.), *Patterns of Change. Intensive Analysis of Psychotherapy Process* (pp. 124–148). New York: Guilford Press.

Greenberg, L. S. (2002). *Emotion-Focused Therapy: Coaching clients to work through their feelings*. Washington: American Psychological Association.

Greenberg, L. S. (2004). *Emotion-Focused Therapy*. Washington: American Psychological Association.

Greenberg, L. S. & Elliott, R. (1997). Varieties of Empathic Responding. In A. C. Bohart & L. S. Greenberg (Eds.), *Empathy Reconsidered – New Directions in Psychotherapy* (pp. 167–186). Washington, DC: American Psychological Association. http://doi.org/10.1037/10226-007

Greenberg, L. S., Rice, L. M. & Elliott, R. (1993). *Facilitating emotional change*. New York: Guilford.

Greenberg, L. S. & Safran, J. D. (1981). Encoding and cognitive therapy: Changing what clients attend to. *Psychotherapy: Theory, Research, and Practice, 18*, 163–169. http://doi.org/10.1037/h0086076

Greenberg, L. S. & Safran, J. D. (1984a). Integrating affect and cognition: A perspective on the process of therapeutic change. *Cognitive Therapy and Research, 8*, 559–578.

Greenberg, L. S. & Safran, J. D. (1984b). Hot cognition – Emotion coming in from the cold: A reply to Rachman and Mahoney. *Cognitive Therapy and Research, 8*, 591–598.

Greenberg, L. S. & Balen, R. v. (1998). The theory of experience-centered therapies. In L. S. Greenberg, J. C. Watson & G. Lietaer (Eds), *Handbook of experiential psychotherapy*. New York: Guilford.

Haken, H. & Schiepek, G. (2010). *Synergetik in der Psychologie*. Göttingen: Hogrefe.

Hautzinger, M., Bailer, M., Worall, H. & Keller, F. (1995). *Beck-Depressions-Inventar (BDI), Testhandbuch* (2. überarbeitete Auflage). Göttingen: Huber-Verlag.

Heckhausen, H., Gollwitzer, P. M. & Weinert, F. E. (1987). *Jenseits des Rubikon: Der Wille in den Humanwissenschaften*. Berlin: Springer. http://doi.org/10.1007/978-3-642-71763-5

Herrmann, T. (1969). *Lehrbuch der empirischen Persönlichkeitsforschung*. Göttingen: Hogrefe.

Herrmann, T. (1982). *Sprechen und Situation*. Berlin: Springer. http://doi.org/10.1007/978-3-662-13022-3

Herrmann, T. (1984). „Sprachverstehen" und das Verstehen von Sprechern. In J. Engelkamp (Hrsg.), *Psychologische Aspekte des Verstehens* (S. 15–30). Berlin: Springer. http://doi.org/10.1007/978-3-642-69992-4_2

Herrmann, T. & Grabowski, J. (1994). *Sprechen – Psychologie der Sprachproduktion*. Berlin: Spektrum Akademischer Verlag.

Hörmann, H. (1976). *Meinen und Verstehen: Grundzüge einer psychologischen Semantik*. Frankfurt: Suhrkamp.

Horowitz, L. M., Strauß, B. & Kordy, H. (1994). *Inventar zur Erfassung Interpersonaler Probleme. Deutsche Version. Manual*. Weinheim: Beltz Test GmbH.

Kiszkenow-Bäker, S. (2015). Klärungsorientierte Psychotherapie der Depression. In R. Sachse, S. Schirm & S. Kiszkenow-Bäker (Hrsg.), *Klärungsorientierte Psychotherapie in der Praxis* (S. 63–77). Lengerich: Pabst.

Kramer, U. (2014). Empirische Ergebnisse der BIBS bei der Borderline-Störung. In R. Sachse, S. Schirm & U. Kramer (Hrsg.), *Klärungsorientierte Psychotherapie systematisch dokumentieren*. Göttingen: Hogrefe.

Kramer, U., Püschel, O., Breil, J. & Sachse, R. (2009). Intégrer clinique et recherche: Le modéle de la clarification selon R. Sachse. *Psychothérapies, 29* (2), 67–74. http://doi.org/10.3917/psys.092.0067

Kramer, U. & Sachse, R. (2010). *Patient's and therapist's contribution to the clarification process: French validation of the BBBS on a borderline sample*. Poster presented on the symposium „Le trouble de la personalité borderline. Prilly, CH.

Kramer, U. & Sachse, R. (2013). Early clarification processes in client presenting with borderline personality disorder: Relations with symptom level and change. *Person-centered & Experiential Psychotherapies, 12* (2), 157–175. http://doi.org/10.1080/14779757.2013.804647

Kuhl, J. (1983a). Emotion, Kognition und Motivation: I. Auf dem Wege zu einer systemtheoretischen Betrachtung der Emotionsgenese. *Sprache und Kognition, 2* (1), 1–27.

Kuhl, J. (1983b). Emotion, Kognition und Motivation: II. Die funktionale Bedeutung der Emotionen für das problemlösende Denken und für das konkrete Handeln. *Sprache und Kognition, 2* (4), 228–253.

Kuhl, J. (1988). Functional characteristics of human self-control. *Behavioral and Brain Sciences, 11*, 688. http://doi.org/10.1017/S0140525X00054078

Kuhl, J. (1990). *Handlungskontrolle nach Erfolg, Misserfolg und prospektiv (HAKEMP)*. Universität Osnabrück.

Kuhl, J. (1992). A theory of self-regulation: A new theory for old applications. *Applied Psychology: An International Review, 41*, 97–129. http://doi.org/10.1111/j.1464-0597.1992.tb00688.x

Kuhl, J. (1994). Handlungs- und Lageorientierung. In W. Sarges (Hrsg.), *Managementdiagnostik*, 2. Auflage. Göttingen: Hogrefe.

Kuhl, J. (1995). *Introjektion, Alienation und Grübeln: Von rationalen Motivationsmodelle zu EEG-Korrelaten volitionaler Hemmung*. Unveröffentlichtes Manuskript. Universität Osnabrück.

Kuhl, J. (1996). Wille und Freiheitserleben: Formen der Selbststeuerung. In J. Kuhl & H. Heckhausen (Hrsg.), *Enzyklopädie der Psychologie: Motivation, Volition und Handlung* (Serie IV, Band 4, S. 665–765). Göttingen: Hogrefe.

Kuhl, J. (1998). Wille und Persönlichkeit: Von der Funktionsanalyse zur Aktivierungsdynamik psychischer Systeme. *Psychologische Rundschau, 49*, 61–77.

Kuhl, J. (2000). A functional-design approach to motivation and self-regulation: The dynamics of personality systems interactions. In M. Boekaerts, P. R. Pintrich & M. Zeidner (Hrsg.), *Handbook of self-regulation* (pp. 111–169). New York: Academic Press. http://doi.org/10.1016/B978-012109890-2/50034-2

Kuhl, J. (2001). *Motivation und Persönlichkeit*. Göttingen: Hogrefe.

Kuhl, J. & Beckmann, J. (1994). Alienation: Ignoring one's preferences. In J. Kuhl & J. Beckmann (Eds.), *Volition and Personality* (pp. 375–390). Göttingen: Hogrefe.

Kuhl, J. & Kaschel, R. (2004). Entfremdung als Krankheitsursache: Selbstregulation von Affekten und integrative Kompetenz. *Psychologische Rundschau, 55* (2), 61–71. http://doi.org/10.1026/0033-3042.55.2.61

Kuhl, J. & Kazen, M. (1994). Self-discrimination and memory: State orientation and false self-ascription of assigned activities. *Journal of Personality and Social Psychology, 66*, 1103–1115. http://doi.org/10.1037/0022-3514.66.6.1103

Kuhl, J. & Kazén, M. (1997). *Persönlichkeits-Stil- und Störungs-Inventar (PSSI)*. Göttingen: Hogrefe.

Langens, T. (2009). Das Motivkonzept: Ein Vergleich zwischen Klärungsorientierter Psychotherapie und allgemeiner Motivationspsychologie. In R. Sachse, J. Fasbender, J. Breil & O. Püschel (Hrsg.), *Grundlagen und Konzepte Klärungsorientierter Psychotherapie* (S. 117–141). Göttingen: Hogrefe.

Langens, T.A. & Sachse, R. (2014). Emotionspsychologie und Psychotherapie. In R. Sachse & T.A. Langens (Hrsg.), *Emotionen und Affekte in der Psychotherapie* (S. 15–28). Göttingen: Hogrefe.

Langer, E.J. & Abelson, R.P. (1974). A patient by any other name…: Clinician group difference in labelling bias. *Journal of Consulting and Clinical Psychology, 42*, 4–9. http://doi.org/10.1037/h0036054

Margraf, J. (2000). Therapieindikation. In J. Margraf (Hrsg.), *Lehrbuch der Verhaltenstherapie, Bd. 2* (S. 145–154). Heidelberg: Springer. http://doi.org/10.1007/978-3-662-07565-4_8

Martin, D.G. (1972). *Learning-based client-centered therapy*. Monterey, California: Brooks, Cole.

McGraw, K.O. & Wong, S.P. (1996). Forming inferences about some intraclass correlation coefficients. *Psychological Methods, 1* (1), 30–46.

Millon, T. (1996). *Personality and psychopathology: Building a clinical science*. New York: Wiley.

Müller, G. & Sachse, R. (2016a). Effekte Klärungsorientierter Psychotherapie bei Klientinnen und Klienten mit narzisstischer Persönlichkeitsstörung. In R. Sachse & M. Sachse (Hrsg.), Forschung in der Klärungsorientierten Psychotherapie II. Lengerich: Pabst. In Vorbereitung.

Müller, G. & Sachse, R. (2016b). Effekte Klärungsorientierter Psychotherapie bei Klientinnen und Klienten mit histrionischer Persönlichkeitsstörung. In R. Sachse & M. Sachse (Hrsg.), Forschung in der Klärungsorientierten Psychotherapie II. Lengerich: Pabst. In Vorbereitung.

Müller, G. & Sachse, R. (2016c). Effekte Klärungsorientierter Psychotherapie bei Klientinnen und Klienten mit dependenter Persönlichkeitsstörung. In R. Sachse & M. Sachse (Hrsg.), Forschung in der Klärungsorientierten Psychotherapie II. Lengerich: Pabst. In Vorbereitung.

Müller, G. & Sachse, R. (2016d). Effekte Klärungsorientierter Psychotherapie bei Klientinnen und Klienten mit psychosomatischer Persönlichkeitsstörung. In R. Sachse & M. Sachse (Hrsg.), Forschung in der Klärungsorientierten Psychotherapie II. Lengerich: Pabst. In Vorbereitung.

Neumann, W. & Sachse, R. (1992). Zielorientiertes Handeln im Focusing: Die Entwicklung überprüfbarer Handlungsmodelle für den Focusing-Prozeß. In R. Sachse, G. Lietaer & W.B. Stiles (Hrsg.), *Neue Handlungskonzepte der Klientenzentrierten Psychotherapie* (S. 161–174). Heidelberg: Asanger.

Orlinsky, D.E. & Howard, K.I. (1986). Process and outcome in psychotherapy. In A.E. Bergin & S.L. Garfield (Eds.), *Handbook of psychotherapy and behavior change* (1st *edition,* pp. 311–384). New York: Wiley.

Orlinsky, D.E., Grawe, K., & Parks, B.K. (1994). Process and outcome in psychotherapy. In A.E. Bergin & S.L. Garfield (Eds.), *Handbook of psychotherapy and behaviour change* (4th edition, pp. 270–276). New York: Wiley.

Perrez, M. (1998). Wissenschaftstheoretische Grundlagen der klinisch-psychologischen Intervention. In U. Baumann & M. Perrez (Hrsg.), *Lehrbuch Klinische Psychologie* (S. 46–62). Bern: Huber.

Perrig, W.J., Wippich, W. & Perrig-Chiello, P. (1993). *Unbewußte Informationsverarbeitung*. Bern: Huber.

Piaget, J. (1936). *La naissance de intelligence chez lenfant*. Neuchatel: Delachaux & Niestle.

Piaget, J. (1976). *Die Äquilibration kognitiver Strukturen*. Stuttgart: Klett.

Pichert, J.W. & Anderson, R.C. (1977). Taking different perspectives of a story. *Journal of Educational Psychology, 69,* 309–315. http://doi.org/10.1037/0022-0663.69.4.309

Püschel, O. (2006). *Der Beitrag der Klärungsorientierten Psychotherapie zur dritten Welle der Verhaltenstherapie*. Vortrag auf dem Kongress der DGPPN.

Püschel, O. & Sachse, R. (2009). Eine motivationstheoretische Fundierung Klärungsorientierter Psychotherapie. In R. Sachse, J. Fasbender, J. Breil & O. Püschel (Hrsg.), *Grundlagen und Konzepte Klärungsorientierter Psychotherapie* (S. 89–110). Göttingen: Hogrefe.

Raum, U. & Sachse, R. (1992). Zielgerichtetes Handeln in der Gesprächstherapie: Eine Untersuchung zum zeitlichen Verlauf therapeutischen Handelns und zur Handlungskontrolle. In R. Sachse, G. Lietaer & W. B. Stiles (Hrsg.), *Neue Handlungskonzepte der Klientenzentrierten Psychotherapie* (S. 143–152). Heidelberg: Asanger.

Reicherts, M. & Montini Lirgg, P. (2006). Effekte vertiefender Interventionen beim Erstkontakt – eine experimentelle Analogstudie verschiedener Interventionsformen. In R. Sachse & P. Schlebusch (Hrsg.), *Perspektiven Klärungsorientierter Psychotherapie* (S. 207–227). Lengerich: Pabst.

Rice, L. N. (1965). Therapist's style of participation and case outcome. *Journal of Consulting Psychology, 29*, 155–160. http://doi.org/10.1037/h0021926

Rice, L. N. (1970). *The evocative function of the therapist.* Unpublished manuscript, York University.

Rice, L. N. (1974). The evocative function of the therapist. In D. A. Wexler & L. N. Rice (Eds.), *Innovations in client-centered therapy* (pp. 289–311). New York: Wiley.

Rice, L. N. (1983). The relationship in client-centered therapy. In M. J. Lambert (Ed.), *Psychotherapy and patient relationships* (pp. 36–60). Homewood, IL: Dow-Jones Irwin.

Rice, L. N. (1984). Client tasks in client-centered therapy. In R. F. Levant & J. M. Shlien (Eds.), *New Directions in Theory, Research, and Practice* (pp. 182–202). New York: Praeger.

Rice, L. N. & Greenberg, L. S. (1974). *A method for studying the active ingredients in psychotherapy.* Paper presented to the Society of Psychotherapy Research, Denver.

Rice, L. N. & Greenberg, L. S. (1984a). Future Research Directions. In L. Rice & L. S. Greenberg (Eds.), *Pattern of Change* (pp. 289–300). New York: Guilford.

Rice, L. N. & Greenberg, L. S. (1984b). Introduction. In L. N. Rice & L. S. Greenberg (Eds.), *Patterns of Change. Intensive Analysis of Psychotherapy Process* (pp. 1–4). New York: Guilford Press.

Rice, L. N. & Greenberg, L. S. (1984c). The New Research Paradigm. In L. Rice & L. S. Greenberg (Eds.), *Pattern of Change* (pp. 7–25). New York: Guilford.

Rice, L. N. & Greenberg, L. S. (1990). Fundamental Dimensions in experiential therapy: New directions in research. In G. Lietaer, J. Rombauts & R. van Balen (Eds.), *Client-Centered and Experiential Psychotherapy in the Nineties* (pp. 397–414). Leuven: University Press.

Rice, L. N. & Koke, C. J. (1981). Vocal style and the process of psychotherapy. In J. K. Darby (Ed.), *Speech evaluation in psychiatry*. New York: Grune & Stratton.

Rice, L. N. & Saperia, E. P. (1984). Task Analysis of the Resolution of Problematic Reactions. In L. N. Rice & L. S. Greenberg (Eds.), *Patterns of Change. Intensive Analysis of Psychotherapy Process* (pp. 29–66). New York: Guilford Press.

Ryan, M. R. & Deci, E. L. (1999). Approaching and avoiding self-determination: Comparing cybernetic and organismic paradigms of motivation. In R. S. Wyer, Jr. (Ed.), *Perspectives on behavioral self-regulation: Advances in social cognition* (pp. 193–215). Mahwah, NJ: Lawrence Erlbaum Associates, Inc.

Ryan, R. M. & Deci, E. L. (2000). Self-determination theory and the facilitation of intrinsic motivation, social development, and well-being. *American Psychologist, 55*, 68–78. http://doi.org/10.1037/0003-066X.55.1.68

Ryan, M. R. & Deci, E. L. (2006). Self-regulation and the problem of human autonomy: does psychology need choice, self-determination, and will? *Journal of Personality, 74* (6), 1557–1586.

Ryan, M. R., Deci, E. L. & Grolnick, W. S. (1995). Autonomy, relatedness, and the self: Their relation to development and psychopathology. In D. Cicchetti & D. J. Cohen (Eds.), *Developmental psychopathology* (Vol. 1, pp. 618–655). New York: Wiley.

Ryan, M.R., Huta, V. & Deci, E.L. (2008). Living well: a self-determination theory perspektive on eudaimonia. *Journal of Happiness Studies, 9*, 139–170. http://doi.org/10.1007/s10902-006-9023-4

Ryan, M.R., Sheldon, K.M., Kasser, T. & Deci, E.L. (1996). All goals are not created equal: An organismic perspective on the nature of goals and their regulation. In P.M. Gollwitzer & J.A. Bargh (Eds.), *The psychology of action: Linking cognition and motivation to behavior* (pp. 7–26). New York: Guilford.

Sachse, R. (1982). Der Begriff des „Klientenzentrierten Handelns" und seine therapeutischen Konsequenzen: Vier Thesen für ein erweitertes Verständnis. *GwG-Info, 40*, 44–50.

Sachse, R. (1983). Das Ein-Personen-Rollenspiel: Ein integratives Therapieverfahren. *Partnerberatung, 4*, 187–200.

Sachse, R. (1984). Vertiefende Interventionen in der Klientenzentrierten Psychotherapie. *Partnerberatung, 5*, 106–113.

Sachse, R. (1985). Focusing als prozesszielorientiertes Therapieangebot. *GwG-Info, 60,* 14–30.

Sachse, R. (1986a). Gesprächspsychotherapie. *Kurseinheit zum Kurs „Formen der Psychotherapie" im Projekt „Wege zum Menschen" der Fern-Universität Hagen.*

Sachse, R. (1986b). Selbstentfaltung in der Gesprächspsychotherapie mit vertiefenden Interventionen. *Zeitschrift für Personenzentrierte Psychologie und Psychotherapie, 5,* 183–193.

Sachse, R. (1986c). Was bedeutet „Selbstexploration" und wie kann ein Therapeut den Selbstklärungsprozeß des Klienten fördern? Versuch einer theoretischen Klärung mit Hilfe sprachpsychologischer Konzepte. *GwG-Info, 64,* 33–52.

Sachse, R. (1987a). Funktion und Gestaltung der therapeutischen Beziehung in der Klientenzentrierten Psychotherapie bei interaktionellen Zielen und Interaktionsproblemen des Klienten. *Zeitschrift für Klinische Psychologie, Psychopathologie und Psychotherapie, 35*, 219–230.

Sachse, R. (1987b). Wat betehent zeffexploratie en hoe kann een therapeut het zelfexploratic proces von de client bevonderen? *Psychotherapeutisch Paspoort, 4,* 71–93.

Sachse, R. (1988a). Das Konzept des empathischen Verstehens: Versuch einer sprachpsychologischen Klärung und Konsequenzen für das therapeutische Handeln. In GwG (Hrsg.), *Orientierung an der Person: Diesseits und Jenseits von Psychotherapie,* Bd. 2, 162–174. Köln: GwG.

Sachse, R. (1988b). *From attitude to action: On the necessity of an action-oriented approach in client-centered therapy*. Berichte aus der Arbeitseinheit Klinische Psychologie, Fakultät für Psychologie, Ruhr-Universität Bochum, 64.

Sachse, R. (1989). Zur allgemeinpsychologischen Fundierung von Klientenzentrierter Therapie: Die Theorien zur „Konzeptgesteuerten Informationsverarbeitung" und ihre Bedeutung für den Verstehensprozeß. In R. Sachse & J. Howe (Hrsg.), *Zur Zukunft der Klientenzentrierten Psychotherapie* (S. 76–101). Heidelberg: Asanger.

Sachse, R. (1990a). Acting purposefully in client-centered therapy. In P.J.D. Drenth, J.A. Sergeant & R.-J. Takens (Eds.), *European perspectives in psychology* (Vol. 1, pp. 65–80). New York: Wiley.

Sachse, R. (1990b). Concrete interventions are crucial: The influence of therapist's processing-proposals on the client's intra-personal exploration. In G. Lietaer, J. Rombauts & R. van Balen (Eds.), *Client-centered and experiential psychotherapy in the nineties* (pp. 295–308). Leuven: University Press.

Sachse, R. (1990c). *Ein sprach- und textpsychologisch fundiertes Verfahren zur Mikro-Prozeßanalyse der Therapeut-Klient-Interaktion: Manual für formale, inhaltliche und Bearbeitungs-Analyse von Klienten- und Therapeutenäußerungen (Finbe-System).* Berichte aus der Arbeitseinheit Klinische Psychologie, Fakultät für Psychologie, Ruhr-Universität Bochum, 65, 2. Fassung.

Sachse, R. (1990d). Schwierigkeiten im Explizierungsprozeß psychosomatischer Klienten: Zur Bedeutung von Verstehen und Prozeßdirektivität. *Zeitschrift für Klinische Psychologie, Psychopathologie und Psychotherapie, 38,* 191–205.

Sachse, R. (1990e). The influence of therapists‘ processing proposals on the explication process of the client. *Person-Centered Review, 5,* 321–344.
Sachse, R. (1990f). Dialog zwischen Expertinnen oder: Das Ergänzungsverhältnis von Verhaltenstherapie, Kognitiver Therapie und Gesprächspsychotherapie. *Verhaltenstherapie und Psychosoziale Praxis*, 22, 167–198. Auch erschienen in: Verhaltenstherapie/Therapie Comportementale. *Zeitschrift der Schweizerischen Gesellschaft für Verhaltenstherapie, 3,* 9–40.
Sachse, R. (1991a). Gesprächspsychotherapie als „affektive Psychotherapie“: Bericht über ein Forschungsprojekt. Teil 1 in *GwG-Zeitschrift, 83,* 30–42. Teil 2 in *GwG-Zeitschrift, 84,* 32–40.
Sachse, R. (1991b). Probleme und Potentiale in der gesprächspsychotherapeutischen Behandlung psychosomatischer Klienten. In J. Finke & L. Teusch (Hrsg.), *Gesprächspsychotherapie bei Neurosen und Psychosomatischen Erkrankungen* (S. 197–215). Heidelberg: Asanger.
Sachse, R. (1991c). Spezifische Wirkfaktoren in der Klientenzentrierten Psychotherapie: Zur Bedeutung von Bearbeitungsangeboten und Inhaltsbezügen. *Verhaltenstherapie und psychosoziale Praxis, 23,* 157–171.
Sachse, R. (1991d). Zielorientiertes Handeln in der Gesprächspsychotherapie: Steuerung des Explizierungsprozesses von Klienten durch zentrale Bearbeitungsangebote des Therapeuten. In D. Schulte (Hrsg.), *Therapeutische Entscheidungen* (S. 89–106). Göttingen: Hogrefe.
Sachse, R. (1992a). *Zielorientierte Gesprächspsychotherapie – Eine grundlegende Neukonzeption.* Göttingen: Hogrefe.
Sachse, R. (1992b). Flexibilität der Intentionsbildung im Therapieprozeß. In L. Montada (Hrsg.), *Bericht über den 38. Kongress der Deutschen Gesellschaft für Psychologie in Trier* (Bd. 1, S. 665–666). Göttingen: Hogrefe.
Sachse, R. (1992c). Informationsverarbeitungs- und Handlungsplanungsprozesse bei Psychotherapeuten. In L. Montada (Hrsg.), *Bericht über den 38. Kongress der Deutschen Gesellschaft für Psychologie in Trier* (Bd. 2, S. 942–946. Göttingen: Hogrefe.
Sachse, R. (1992d). *Improving client processes by understanding and intervening. Theoretical and practical advances in client-centered therapy based on psychological concepts.* Berichte aus der Arbeitseinheit Klinische Psychologie, Fakultät für Psychologie, Ruhr-Universität Bochum, Nr. 81.
Sachse, R. (1993a). Gesprächspsychotherapie mit psychosomatischen Klienten: Eine theoretische Begründung der Indikation. In L. Teusch & J. Finke (Hrsg.), *Die Explizierung der Krankheitslehre der Gesprächspsychotherapie auf der Ebene eines sprachpsychologischen Modells* (S. 173–193). Heidelberg: Asanger.
Sachse, R. (1993b). The effects of intervention phrasing of therapist-client communication. *Psychotherapy research, 3, 4,* 260–277.
Sachse, R. (1993c). Empathie. In A. Schorr (Hrsg.), *Handwörterbuch der Angewandten Psychologie* (S. 170–173). Bonn: Deutscher Psychologen-Verlag.
Sachse, R. (1994a). Gesprächspsychotherapie und Verhaltenstherapie im Rahmen einer Differentiellen Psychotherapie. In M. Behr, U. Esser, F. Petermann, R. Sachse & R. Tausch (Hrsg.), *Jahrbuch für Personenzentrierte Psychologie und Psychotherapie* (S. 163–183). Köln: GwG-Verlag.
Sachse, R. (1994b). Veränderungsprozesse im Verlauf Klientenzentrierter Behandlung psychosomatischer Patienten. In K. Pawlik (Hrsg.), *39. Kongress der Deutschen Gesellschaft für Psychologie* (S. 601–602). Hamburg: Psychologisches Institut I der Universität Hamburg.
Sachse, R. (1994c). Herzschlagwahrnehmung bei psychosomatischen Patienten: Abwendung der Aufmerksamkeit von eigenen Körperprozessen. *Psychotherapie, Psychosomatik, Medizinische Psychologie, 44,* 284–292.
Sachse, R. (1995a). *Der psychosomatische Klient in der Praxis: Grundlagen einer effektiven Therapie mit „schwierigen“ Klienten.* Stuttgart: Kohlhammer.

Sachse, R. (1995b). Psychosomatische Störungen als Beeinträchtigung der Selbstregulation. In S. Schmidtchen, G.-W. Speierer, H. Linster (Hrsg.), *Die Entwicklung der Person und ihre Störung* (Bd. 2, S. 83–116). Köln: GwG.

Sachse, R. (1995c). Zielorientierte Gesprächspsychotherapie: Effektive psychotherapeutische Strategien bei Klienten und Klientinnen mit psychosomatischen Magen-Darm-Erkrankungen. In J. Eckert (Hrsg.), *Forschung zur Klientenzentrierten Psychotherapie: Aktuelle Ansätze und Ergebnisse* (S. 27–49). Köln: GwG.

Sachse, R. (1996a). *Praxis der Zielorientierten Gesprächspsychotherapie*. Göttingen: Hogrefe.

Sachse, R. (1996b). *Auswirkungen von Expertise und Handlungsorientierung von Therapeuten auf die Elaboration von Klientenmodellen*. Berichte aus der Arbeitseinheit Klinische Psychologie, Ruhr-Universität Bochum.

Sachse, R. (1996c). Goal-oriented client-centered psychotherapy: A process-oriented form of client-centered psychotherapy. In U. Esser, H. Papst, G.-W. Speierer (Eds.), *The power of the person-centered approach*. Köln: GwG.

Sachse, R. (1996d). Empathisches Verstehen. In M. Linden & M. Hautzinger (Hrsg.), *Verhaltenstherapie: Techniken, Einzelverfahren und Behandlungsanleitungen,* 24–30. Berlin: Springer.

Sachse, R. (1997a). Clientgerichte Psychotherapie bij psychosomatische stoornissen. *Tijdschrift voor Clientgerichte Psychotherapie, 35*, 5–32.

Sachse, R. (1997b). *Persönlichkeitsstörungen. Interaktionsstörungen im Therapieprozeß*. Göttingen: Hogrefe.

Sachse, R. (1997c). Zielorientierte Gesprächspsychotherapie bei Klienten mit psychosomatischen Störungen. Therapiekonzepte und Ergebnisse. *Gesprächspsychotherapie und Personenzentrierte Beratung, 28,* 90–107.

Sachse, R. (1998). Goal-oriented Client-centered Psychotherapy of Psychosomatic Disorders. In L. Greenberg, J. Watson & G. Lietaer (Eds.), *Handbook of experiential Psychotherapy* (pp. 295–327). New York: Guilford.

Sachse, R. (1999a). *Lehrbuch der Gesprächspsychotherapie*. Göttingen: Hogrefe.

Sachse, R. (1999b). *Persönlichkeitsstörungen. Psychotherapie dysfunktionaler Interaktionsstile*. Göttingen: Hogrefe, 2. Auflage.

Sachse, R. (1999c). *Psychotherapie psychosomatischer Magen-Darm-Erkrankungen. Psychologische und somatische Veränderungen und Reduktion der Gesundheitskosten*. Ruhr-Universität Bochum, Fakultät für Psychologie.

Sachse, R. (2000a). Bearbeitungsangebot. In G. Stumm & A. Pritz (Hrsg.), *Wörterbuch der Psychotherapie* (S. 69–70). Wien: Springer.

Sachse, R. (2000b). Gesprächspsychotherapie. In J. Straut, A. Kochinka & H. Werbik (Hrsg.), *Psychologie in der Praxis* (S. 183–208). München: Deutscher Taschenbuch-Verlag.

Sachse, R. (2000c). Der Einfluss von Persönlichkeitsstörungen auf den Therapieprozess. In Parfy, E., Rethenbacher, H., Sigmund, R., Schoberger, R. & Butschek, C. (Hrsg.), *Bindung und Interaktion. Dimensionen der professionellen Beziehungsgestaltung* (S. 85–111). Wien: Facultas.

Sachse, R. (2000d). Diagnostik in der Gesprächspsychotherapie. In A.-R. Laireiter (Hrsg.), *Diagnostik in der Psychotherapie* (S. 165–178). Wien: Springer.

Sachse, R. (2000e). Perspektiven der therapeutischen Beziehungsgestaltung. In M. Hermer (Hrsg.), *Psychotherapeutische Perspektiven am Beginn des 21. Jahrhunderts* (S. 157–176). Tübingen: DGVT-Verlag.

Sachse, R. (2001a). *Psychologische Psychotherapie der Persönlichkeitsstörungen*. Göttingen: Hogrefe.

Sachse, R. (2001b). Persönlichkeitsstörung als Interaktionsstörung: Der Beitrag der Gesprächspsychotherapie zur Modellbildung und Intervention. *Psychotherapie, 5, 2,* 282–292.

Sachse, R. (2002). *Histrionische und narzisstische Persönlichkeitsstörungen.* Göttingen: Hogrefe.

Sachse, R. (2003a). *Klärungsorientierte Psychotherapie.* Göttingen: Hogrefe.

Sachse, R. (2003b). *Von der Gesprächspsychotherapie zur Klärungsorientierten Psychotherapie.* Bochum: Institut für Psychologische Psychotherapie.

Sachse, R. (2004a). From client-centered to clarification-oriented Psychotherapy. *Person-Centered and Experiential Psychotherapies, 3* (1), 19–34.

Sachse, R. (2004b). *Persönlichkeitsstörungen. Leitfaden für eine Psychologische Psychotherapie.* Göttingen: Hogrefe.

Sachse, R. (2004c). Schwierige Interaktionssituationen im Psychotherapieprozess. In W. Lutz, Kosfelder, J. & Joormann, J. (Hrsg.), *Misserfolge und Abbrüche in der Psychotherapie* (S. 123–144). Bern: Huber.

Sachse, R. (2004d). Histrionische und narzisstische Persönlichkeitsstörungen. In R. Merod (Hrsg.), *Behandlung von Persönlichkeitsstörungen* (S. 357–404). Tübingen: DGVT-Verlag.

Sachse, R. (2004e). *Selbstverliebt – aber richtig.* Klett-Cotta.

Sachse, R. (2005a). *Von der Gesprächspsychotherapie zur Klärungsorientierten Psychotherapie: Kritik und Weiterentwicklung eines Psychotherapiekonzeptes.* Lengerich: Pabst Science Publishers.

Sachse, R. (2005b). Was wirkt in der Behandlung von Persönlichkeitsstörungen? In N. Saimeh (Hrsg.), *Was wirkt? Prävention – Behandlung – Rehabilitation* (S. 222–229). Bonn: Psychiatrie-Verlag.

Sachse, R. (2005c). *Von der Gesprächspsychotherapie zur Klärungsorientierten Psychotherapie: Kritik und Weiterentwicklung eines Psychotherapiekonzeptes.* Lengerich: Pabst Science Publishers.

Sachse, R. (2006a). *Psychologische Psychotherapie bei chronisch entzündlichen Darmerkrankungen.* Göttingen: Hogrefe.

Sachse, R. (2006b). Indikation von Klientenmodellen: Die Bedeutung von Störungstheorie und Einzelfallanalysen. In R. Sachse & P. Schlebusch (Hrsg.), *Perspektiven Klärungsorientierter Psychotherapie* (S. 294–305). Lengerich: Pabst.

Sachse, R. (2006c). Psychotherapie-Ausbildung aus der Sicht der Expertise-Forschung. In R. Sachse & P. Schlebusch (Hrsg.), *Perspektiven Klärungsorientierter Psychotherapie* (S. 306–324). Lengerich: Pabst.

Sachse, R. (2006d). *Therapeutische Beziehungsgestaltung.* Göttingen: Hogrefe.

Sachse, R. (2006e). Klärungsorientierte Psychotherapie. In R. Sachse & P. Schlebusch (Hrsg.), *Perspektiven Klärungsorientierter Psychotherapie* (S. 15–45). Lengerich: Pabst.

Sachse, R. (2006f). *Persönlichkeitsstörungen verstehen – Zum Umgang mit schwierigen Klienten.* Bonn: Psychiatrie-Verlag.

Sachse, R. (2006g). Valide Information entsteht im Therapieprozess: Zur Bedeutung von Beziehungsgestaltung und Klärung in der Anfangsphase von Psychotherapie. In R. Sachse & P. Schlebusch (Hrsg.), *Perspektiven Klärungsorientierter Psychotherapie* (S. 281–293). Lengerich: Pabst.

Sachse, R. (2006h). Die Bearbeitung dysfunktionaler Schemata im Ein-Personen-Rollenspiel. In R. Sachse & P. Schlebusch (Hrsg.), *Perspektiven Klärungsorientierter Psychotherapie* (S. 255–280). Lengerich: Pabst.

Sachse, R. (2006i). Narzisstische Persönlichkeitsstörungen. *Psychotherapie, 11* (2), 241–246.

Sachse, R. (2006j). Implikation von Klientenmodellen: Die Bedeutung von Störungstheorie und Einzelfallanalysen. In R. Sachse & P. Schlebusch (Hrsg.), *Perspektiven Klärungsorientierter Psychotherapie* (S. 294–305). Lengerich: Pabst.

Sachse, R. (2007a). Klärungsorientierte Psychotherapie. In J. Kriz & Th. Slunecko (Hrsg.), *Gesprächspsychotherapie* (S. 138–150). Wien: Facultas.

Sachse, R. (2007b). Klärungsorientierte Psychotherapie bei chronisch entzündlichen Darmerkrankungen. In J. Kriz & Th. Slunecko (Hrsg.), *Gesprächspsychotherapie* (S. 286–294). Wien: Facultas UTB.

Sachse, R. (2007c). Therapie der narzisstischen und histrionischen Persönlichkeitsstörungen: Zwei Fallberichte. In S. Barnow (Hrsg.), *Persönlichkeitsstörungen: Ursachen und Behandlungen* (S. 404–410). Bern: Huber.

Sachse, R. (2007d). Therapie der narzisstischen und histrionischen Persönlichkeitsstörungen: Zwei Fallberichte. In S. Barnow (Hrsg.), *Persönlichkeitsstörungen: Ursachen und Behandlungen* (S. 404–410). Bern: Huber.

Sachse, R. (2007e). Therapeutische Informationsverarbeitung. In B. Strauß, F. Hohagen & F. Caspar (Hrsg.), *Lehrbuch Psychotherapie* (Bd. 2, S. 1359–1386). Göttingen: Hogrefe.

Sachse, R. (2008a). Histrionische und narzisstische Persönlichkeitsstörung. In M. Hermer & B. Röhrle (Hrsg.), *Handbuch der therapeutischen Beziehung* (Bd. 2, S. 1105–1125). Tübingen: DGVT-Verlag.

Sachse, R. (2008b). Klärungsprozesse in der Psychotherapie. In J. Margraf & S. Schneider (Hrsg.), *Lehrbuch der Verhaltenstherapie* (3. Auflage, S. 227–232). Berlin: Springer.

Sachse, R. (2009a). Möglichkeiten und Grenzen der Motivierung von Klienten im Therapieprozess. In M. Saimeh (Hrsg.), *Motivation und Widerstand* (S. 116–133). Bonn: Psychiatrie-Verlag.

Sachse, R. (2009b). Psychotherapeuten als Experten. In R. Sachse, J. Fasbender, J. Breil & O. Püschel (Hrsg.), *Grundlagen und Konzepte Klärungsorientierter Psychotherapie* (S. 269–291). Göttingen: Hogrefe.

Sachse, R. (2010). Der Umgang mit Menschen mit Persönlichkeitsstörungen. *Kerbe: Forum für Sozialpsychiatrie, 1,* 16–19.

Sachse, R. (2011). Empathie. In M. Linden & M. Hautzinger (Hrsg.), *Verhaltenstherapiemanual* (S. 121–126). Berlin: Springer-Verlag. http://doi.org/10.1007/978-3-642-16197-1_23

Sachse, R. (2013a). Komplementäre Beziehungsgestaltung: Plananalyse und Klärungsorientierte Psychotherapie. In H. Znoj & Th. Berger (Hrsg.), *Die Kunst und Wissenschaft der Psychotherapie* (S. 57–80). Bern: Huber.

Sachse, R. (2013b). *Persönlichkeitsstörungen: Leitfaden für eine psychologische Psychotherapie.* Göttingen: Hogrefe, 2. Auflage.

Sachse, R. (2013c). Das Ein-Personen-Rollenspiel: Ein therapeutisches Rahmenmodell. *Psychotherapie im Dialog, 3*, 43–47.

Sachse, R. (2014a). Schemata und ihre Relevanz für affektive und emotionale Verarbeitung. In R. Sachse & T. A. Langens (Hrsg.), *Emotionen und Affekte in der Psychotherapie* (S. 56–71). Göttingen: Hogrefe.

Sachse, R. (2014b). Klärungsorientierte Verhaltenstherapie der dependenten Persönlichkeitsstörung. *Persönlichkeitsstörungen: Theorie und Therapie, 18* (2), 119–128.

Sachse, R. (2014c). Klärungsorientierte Verhaltenstherapie der schizoiden Persönlichkeitsstörung. *Psychotherapie im Dialog, 3*, 56–59.

Sachse, R. (2014d). Klärungsorientierte Verhaltenstherapie des Narzissmus. *Psychotherapie, 19* (1), 1–9.

Sachse, R. (2014e). Klärungsorientierte Verhaltenstherapie des Narzissmus. In S. Sulz & Th. Bronisch (Hrsg.), *Verständnis und Psychotherapie der narzisstischen Persönlichkeitsstörung* (S. 43–52). München: CIP-Medien.

Sachse, R. (2014f). Die Erzeugung von Gegenaffekten. In R. Sachse & T. A. Langens (Hrsg.), *Emotionen und Affekte in der Psychotherapie* (S. 179–182). Göttingen: Hogrefe.

Sachse, R. (2014g). Therapeutische Arbeit mit Affekten. In R. Sachse & T. A. Langens (Hrsg.), *Emotionen und Affekte in der Psychotherapie* (S. 135–137). Göttingen: Hogrefe.

Sachse, R. (2014h). Therapeutischer Umgang mit Emotionen. In R. Sachse & T. A. Langens (Hrsg.), *Emotionen und Affekte in der Psychotherapie* (S. 73–87). Göttingen: Hogrefe.

Sachse, R. (2014i). Das Persönlichkeitsstörungs-Rating-System. In R. Sachse, S. Schirm & S. Kiszkenow (Hrsg.), *Klärungsorientierte Psychotherapie in der Praxis*. Lengerich: Pabst.

Sachse, R. (2014j). Reliabilitäten des BIBS. In R. Sachse, S. Schirm & U. Kramer (Hrsg.), *Klärungsorientierte Psychotherapie systematisch dokumentieren*. Göttingen: Hogrefe.

Sachse, R. (2015a). Ein-Personen-Rollenspiel: Vorgehen, Anwendungsbereiche und Einsatz im Therapieprozess. In R. Sachse, S. Schirm & S. Kiszkenow (Hrsg.), *Klärungsorientierte Psychotherapie in der Praxis* (S. 53–62). Lengerich: Pabst.

Sachse, R. (2015b). Motivationstheoretische Analyse der Handlungstendenzen bei erfolgreichen, gescheiterten und erfolglosen Narzissten. In R. Sachse, S. Schirm & St. Kiszkenow (Hrsg.), *Klärungsorientierte Psychotherapie in der Praxis* (S. 123–134). Lengerich: Pabst.

Sachse, R. (2015c). Änderungs- und Stabilisierungsmotivation in der Therapie und ihre therapeutische Beeinflussung. In R. Sachse, S. Schirm & S. Kiszkenow-Bäker (Hrsg.), *Klärungsorientierte Psychotherapie in der Praxis* (S. 111–121). Lengerich: Pabst.

Sachse, R. (2016a). *Therapeutische Beziehungsgestaltung*. Göttingen: Hogrefe.

Sachse, R. (2016b). *Konflikt und Streit*. Berlin: Springer.

Sachse, R. (2016c). *Verstehen und Modellbildung in der Psychotherapie*. Göttingen: Hogrefe (in Vorbereitung).

Sachse, R. & Atrops, A. (1989). Focusing: Beziehungs- oder Bearbeitungsangebot? In M. Behr, F. Petermann, W. M. Pfeiffer & C. Seewald (Hrsg.), *Jahrbuch für Personenzentrierte Psychologie und Psychotherapie* (Bd. 1, S. 107–119). Salzburg: Otto Müller.

Sachse, R. & Atrops, A. (1991). Schwierigkeiten psychosomatischer Klienten bei der Klärung eigener Emotionen und Motive: Mögliche Konsequenzen für die therapeutische Arbeit. *Psychotherapie, Psychosomatik, Medizinische Psychologie, 41*, 155–198.

Sachse, R., Atrops, A., Wilke, F. & Maus, C. (1992). *Focusing: Ein emotionszentriertes Psychotherapie-Verfahren*. Bern: Huber.

Sachse, R. & Breil, J. (2011). Indikation zur Klärungsorientierten Psychotherapie. In R. Sachse, J. Fasbender, J. Breil & M. Sachse (Hrsg.), *Perspektiven Klärungsorientierter Psychotherapie II* (S. 80–93). Lengerich: Pabst.

Sachse, R., Breil, J. & Fasbender, J. (2009). Beziehungsmotive und Schemata: Eine Heuristik. In R. Sachse, J. Fasbender, J. Breil & O. Püschel (Hrsg.), *Grundlagen und Konzepte Klärungsorientierter Psychotherapie* (S. 66–88). Göttingen: Hogrefe.

Sachse, R., Breil, J. & Fasbender, J. (2011). Überlegungen zur Diagnostik in der Klärungsorientierten Psychotherapie. In R. Sachse, J. Fasbender, J. Breil & M. Sachse (Hrsg.), *Perspektiven Klärungsorientierter Psychotherapie II* (S. 68–70). Lengerich: Pabst.

Sachse, R., Breil, J. & Fasbender, J. (2013). *Klärungsorientierte Paartherapie*. Göttingen: Hogrefe.

Sachse, R., Breil, J., Fasbender, J., Püschel, O. & Sachse, M. (2009). Was ist Klärungsorientierte Psychotherapie? In R. Sachse, J. Fasbender, J. Breil & O. Püschel (Hrsg.), *Grundlagen und Konzepte Klärungsorientierter Psychotherapie* (S. 15–31). Göttingen: Hogrefe.

Sachse, R., Breil, J., Sachse, M. & Fasbender, J. (2013). *Klärungsorientierte Psychotherapie der dependenten Persönlichkeitsstörung*. Göttingen: Hogrefe.

Sachse, R. & Collatz, A. (2012). *Wie ruiniere ich meine Karriere – und zwar systematisch!* Stuttgart: Klett-Cotta.

Sachse, R. & Collatz, A. (2015). *Spaß an der Arbeit trotz Chef. Persönlichkeitsstile verstehen, Kommunikation erfolgreich und gesund gestalten*. Heidelberg: Springer.

Sachse, R. & Fasbender, J. (2010). Klärungsprozesse in der Psychotherapie. In W. Lutz (Hrsg.), *Lehrbuch Psychotherapie* (S. 377–392). Bern: Huber.

Sachse, R. & Fasbender, J. (2011). Focusing: Eine Therapietechnik zur Repräsentation affektiver Schemata. In R. Sachse, J. Fasbender, J. Breil & M. Sachse (Hrsg.), *Perspektiven Klärungsorientierter Psychotherapie II* (S. 131–155). Lengerich: Pabst.

Sachse, R. & Fasbender, J. (2013a). Einpersonenrollenspiel. In W. Senf, M. Broda & B. Wilms (Hrsg.), *Techniken der Psychotherapie. Ein Methodenübergreifendes Kompendium* (S. 83–86). Stuttgart: Georg Thieme Verlagsgruppe.

Sachse, R. & Fasbender, J. (2013b). Interaktionsschwierigkeiten im Therapieprozess bei Klienten mit narzisstischer und histrionischer Persönlichkeitsstörung. In H.W. Hofert & U. Härter (Hrsg.), *Schwierige Patienten* (S. 203–214). Bern: Huber.

Sachse, R. & Fasbender, J. (2014a). Focusing: Die Repräsentation affektiver Bedeutungen. In R. Sachse & T.A. Langens (Hrsg.), *Emotionen und Affekte in der Psychotherapie* (S. 156–178). Göttingen: Hogrefe.

Sachse, R. & Fasbender, J. (2014b). Therapeutischer Umgang mit Trauer. In R. Sachse & Th. Langens, *Emotionen und Affekte in der Psychotherapie* (S. 121–132). Göttingen: Hogrefe.

Sachse, R. & Fasbender, J. (2015). Was zeichnet Klärungsorientierte Psychotherapie aus? In R. Sachse, S. Schirm & S. Kiszkenow (Hrsg.), *Klärungsorientierte Psychotherapie in der Praxis* (S. 13–28). Lengerich: Pabst.

Sachse, R., Fasbender, J. & Breil, J. (2009). Klärungsprozesse: Was soll im Therapieprozess geklärt werden? In R. Sachse, J. Fasbender, J. Breil & O. Püschel (Hrsg.), *Grundlagen und Konzepte Klärungsorientierter Psychotherapie* (S. 36–64). Göttingen: Hogrefe.

Sachse, R., Fasbender, J., Breil, J. & Püschel, O. (2009). *Grundlagen und Konzepte Klärungsorientierter Psychotherapie*. Göttingen: Hogrefe.

Sachse, R., Fasbender, J., Breil, J. & Sachse, M. (2011). Bearbeitung von Schemata im Ein-Personen-Rollenspiel. In R. Sachse, J. Fasbender, J. Breil & M. Sachse (Hrsg.), *Perspektiven Klärungsorientierter Psychotherapie II* (S. 184–204). Lengerich: Pabst.

Sachse, R., Fasbender, J., Breil, J. & Sachse, M. (2012). *Klärungsorientierte Psychotherapie der histrionischen Persönlichkeitsstörung*. Göttingen: Hogrefe.

Sachse, R., Fasbender, J. & Hammelstein, P. (2012). Wie sollte eine Ausbildung in Psychotherapie beschaffen sein? *Report Psychologie, 2*, 50–53.

Sachse, R., Fasbender, J. & Sachse, M. (2011a). Therapeutische Regeln in der Klärungsorientierten Psychotherapie. In R. Sachse, J. Fasbender, J. Breil & M. Sachse (Hrsg.), *Perspektiven Klärungsorientierter Psychotherapie II* (S. 13–54). Lengerich: Pabst.

Sachse, R., Fasbender, J. & Sachse, M. (2011b). Grundannahmen, Anwendungsbereiche und Kompatibilitäten Klärungsorientierter Psychotherapie. In R. Sachse, J. Fasbender, J. Breil & M. Sachse (Hrsg.), *Perspektiven Klärungsorientierter Psychotherapie II* (S. 55–67). Lengerich: Pabst.

Sachse, R., Fasbender, J. & Sachse, M. (2011c). Die Bearbeitung von Vermeidung in der Klärungsorientierten Psychotherapie. In R. Sachse, J. Fasbender, J. Breil & M. Sachse (Hrsg.), *Perspektiven Klärungsorientierter Psychotherapie II* (S. 156–183). Lengerich: Pabst.

Sachse, R., Fasbender, J. & Sachse, M. (2014). *Klärungsorientierte Psychotherapie der selbstunsicheren Persönlichkeitsstörung*. Göttingen: Hogrefe.

Sachse, R. & Kiszkenow-Bäker, S. (2014). Persönlichkeitsstörungen und affektive Störungen. *Psychologie in Österreich, 34* (1), 7–15.

Sachse, R., Kiszkenow-Bäker, S. & Schirm, S. (2015). *Klärungsorientierte Psychotherapie der zwanghaften Persönlichkeitsstörung*. Göttingen: Hogrefe. http://doi.org/10.1026/02713-000

Sachse, R. & Kramer, U. (2014a). Untersuchung der BIBS-Skalen: Korrelationen der PTBS-Variablen untereinander. In R. Sachse, S. Schirm & U. Kramer (Hrsg.), *Klärungsorientierte Psychotherapie. Systematisch dokumentieren: Die Skala zur Erfassung von Bearbeitung, Inhalt und Beziehung im Therapieprozess* (S. 26–33). Göttingen: Hogrefe.

Sachse, R. & Kramer, U. (2014b). Validierung der BIBS-Skalen an Klienten-Erfolgsmaßen. In R. Sachse, S. Schirm & U. Kramer (Hrsg.), *Klärungsorientierte Psychotherapie. Systematisch dokumentieren: Die Skala zur Erfassung von Bearbeitung, Inhalt und Beziehung im Therapieprozess* (S. 39–49). Göttingen: Hogrefe.

Sachse, R. & Kramer, U. (2014c). Veränderungsmessungen mit den BIBS. In R. Sachse, S. Schirm & U. Kramer (Hrsg.), *Klärungsorientierte Psychotherapie. Systematisch dokumentieren: Die Skala zur Erfassung von Bearbeitung, Inhalt und Beziehung im Therapieprozess* (S. 90–104). Göttingen: Hogrefe.

Sachse, R. & Langens, T.A. (2014a). Bedeutung von Affekten. In R. Sachse & T.A. Langens (Hrsg.), *Emotionen und Affekte in der Psychotherapie* (S. 34–47). Göttingen: Hogrefe.

Sachse, R. & Langens, T.A. (2014b). Einleitung: Worum es uns geht. In R. Sachse & T.A. Langens (Hrsg.), *Emotionen und Affekte in der Psychotherapie* (S. 9–12). Göttingen: Hogrefe.

Sachse, R. & Langens, T.A. (2014c). *Emotionen und Affekte in der Psychotherapie*. Göttingen: Hogrefe.

Sachse, R. & Langens, T.A. (2014d). Emotionspsychologie und Psychotherapie. In R. Sachse & T.A. Langens (Hrsg.), *Emotionen und Affekte in der Psychotherapie* (S. 15–29). Göttingen: Hogrefe.

Sachse, R. & Langens, T.A. (2014e). Implikationsstrukturen von Emotionen. In R. Sachse & T.A. Langens (Hrsg.), *Emotionen und Affekte in der Psychotherapie* (S. 47–55). Göttingen: Hogrefe.

Sachse, R. & Langens, T.A. (2015). Motivierung von Klienten im Therapieprozess: Herstellung und Steigerung von Änderungsmotivation. In R. Sachse, S. Schirm & S. Kiszkenow-Bäker (Hrsg.), *Klärungsorientierte Psychotherapie in der Praxis* (S. 97–110). Lengerich: Pabst.

Sachse, R., Langens, T.A. & Sachse, M. (2012). *Klienten motivieren – Therapeutische Strategien zur Stärkung der Änderungsbereitschaft*. Bonn: Psychiatrie-Verlag.

Sachse, R. & Maus, C. (1987). Einfluß differentieller Bearbeitungsangebote auf den Explizierungsprozeß von Klienten in der Klientenzentrierten Psychotherapie. *Zeitschrift für Personenzentrierte Psychologie und Psychotherapie, 6,* 75–86.

Sachse, R. & Maus, C. (1991). *Zielorientiertes Handeln in der Gesprächspsychotherapie*. Stuttgart: Kohlhammer.

Sachse, R. & Musial, E.H. (1981). *Kognitionsanalyse und Kognitive Therapie*. Stuttgart: Kohlhammer.

Sachse, R. & Neumann, W. (1983). Prozeßmodell zum Focusing unter Berücksichtigung spezifischer Probleme. *GwG-Info, 53,* 51–75.

Sachse, R. & Neumann, W. (1986). Prognostische Indikation zum Focusing aufgrund von Selbstexploration und Selbsterleben von Klienten in Klientenzentrierter Psychotherapie. *Zeitschrift für Personenzentrierte Psychologie und Psychotherapie, 5,* 79–85.

Sachse, R. & Neumann, W. (1987a). *Entwicklung und Überprüfung von Maßen zur Beurteilung des Erfolges im Focusing*. Bochumer Berichte zur Klinischen Psychologie, Nr. 3.

Sachse, R. & Neumann, W. (1987b). *Prognostische Indikation zum Focusing aufgrund von Klienten-Prozeßerfahrungen in Klientenzentrierter Psychotherapie*. Bochumer Berichte zur Klinischen Psychologie, Nr. 2.

Sachse, R., Püschel, O., Fasbender, J. & Breil, J. (2008). *Klärungsorientierte Schema-Bearbeitung – Dysfunktionale Schemata effektiv verändern*. Göttingen: Hogrefe.

Sachse, R. & Rudolph, R. (1992a). Gesprächspsychotherapie mit psychosomatischen Klienten? Eine empirische Untersuchung auf der Basis der Theorie der objektiven Selbstaufmerksamkeit. In M. Behr, U. Esser, F. Petermann, W.M. Pfeiffer & R. Tausch (Hrsg.), *Jahrbuch für Personenzentrierte Psychologie und Psychotherapie* (Bd. 3, S. 66–84). Köln: GwG-Verlag.

Sachse, R. & Rudolph, R. (1992b). Selbstaufmerksamkeit bei psychosomatischen Patienten. *Zeitschrift für Klinische Psychologie, Psychopathologie und Psychotherapie, 40,* 146–164.

Sachse, R. & Rudolf, G. (2008). Aufgaben und Person des Psychotherapeuten. In S.C. Herpertz, F. Caspar & C. Mandl (Hrsg.), *Störungsorientierte Psychotherapie* (S. 91–101). München: Urban & Fischer.

Sachse, R. & Sachse, M. (2009). Klärungsorientierte Psychotherapie: Empirische Ergebnisse und Schlussfolgerungen für die Praxis. In R. Sachse, J. Fasbender, J. Breil & O. Püschel (Hrsg.), *Grundlagen und Konzepte Klärungsorientierter Psychotherapie* (S. 232–247). Göttingen: Hogrefe.

Sachse, R. & Sachse, M. (2011). Implikationsstrukturen: Verstehen, Modellbildung und therapeutische Explizierungen. In R. Sachse, J. Fasbender, J. Breil & M. Sachse (Hrsg.), *Perspektiven Klärungsorientierter Psychotherapie II* (S. 94–172). Lengerich: Pabst.

Sachse, R. & Sachse, M. (2016a). Effekte Klärungsorientierter Psychotherapie bei Klienten mit narzisstischer Persönlichkeitsstörung. In R. Sachse & M. Sachse (Hrsg.), *Forschung in der Klärungsorientierten Psychotherapie* (S. 76–80). Lengerich: Pabst.

Sachse, R. & Sachse, M. (2016b). Wirksamkeit Klärungsorientierter Psychotherapie bei Klienten mit histrionischer Persönlichkeitsstörung. In R. Sachse & M. Sachse (Hrsg.), *Forschung in der Klärungsorientierten Psychotherapie* (S. 81–84). Lengerich: Pabst.

Sachse, R. & Sachse, M. (2016c). Effekte Klärungsorientierter Psychotherapie bei Klienten mit dependenter Persönlichkeitsstörung. In R. Sachse & M. Sachse (Hrsg.), *Forschung in der Klärungsorientierten Psychotherapie* (S. 85–88). Lengerich: Pabst.

Sachse, R. & Sachse, M. (2016d). Wirksamkeit Klärungsorientierter Psychotherapie bei Klienten mit psychosomatischer Verarbeitungsstruktur. In R. Sachse & M. Sachse (Hrsg.), *Forschung in der Klärungsorientierten Psychotherapie* (S. 94–96). Lengerich: Pabst.

Sachse, R. & Sachse, M. (2016e). Explizierungsprozesse bei Klienten mit Persönlichkeitsstörungen und Klienten mit psychosomatischer Verarbeitungsstruktur: Eine Mikro-Prozess-Analyse. In R. Sachse & M. Sachse (Hrsg.), *Forschung in der Klärungsorientierten Psychotherapie* (S. 25–42). Lengerich: Pabst.

Sachse, R., Sachse, M. & Fasbender, J. (2010). *Klärungsorientierte Psychotherapie von Persönlichkeitsstörungen*. Göttingen: Hogrefe.

Sachse, R., Sachse, M. & Fasbender, J. (2011). *Klärungsorientierte Psychotherapie der narzisstischen Persönlichkeitsstörung*. Göttingen: Hogrefe.

Sachse, R., Sachse, M. & Fasbender, J. (2014). *Klärungsorientierte Psychotherapie der selbstunsicheren Persönlichkeitsstörung*. Göttingen: Hogrefe.

Sachse, R. & Schirm, S. (2014). Überblick über die BIBS. In R. Sachse, S. Schirm & U. Kramer (Hrsg.), *Klärungsorientierte Psychotherapie. Systematisch dokumentieren: Die Skala zur Erfassung von Bearbeitung, Inhalt und Beziehung im Therapieprozess* (S. 7–8). Göttingen: Hogrefe.

Sachse, R. & Schirm, S. (2015a). Klärungsorientierte Psychotherapie bei Depression. In R. Sachse, S. Schirm & S. Kiszkenow (Hrsg.), *Klärungsorientierte Psychotherapie in der Praxis*. Lengerich: Pabst.

Sachse, R. & Schirm, S. (2015b). Klärungsorientierte Psychotherapie bei psychosomatischer Verarbeitungsstruktur. In R. Sachse, S. Schirm & S. Kiszkenow (Hrsg.), *Klärungsorientierte Psychotherapie in der Praxis*. Lengerich: Pabst.

Sachse, R., Schülken, T. & Leisch, M. (2006). Die Bochumer Beziehungs- und Bearbeitungsskalen BBBS: Skalen-Prüfung und erste Validierung. In R. Sachse & P. Schlebusch (Hrsg.). *Perspektiven Klärungsorientierter Psychotherapie* (S. 228–254). Lengerich: Pabst.

Sachse, R., Schülken, T., Leisch, M. & Sachse, M. (2011). Effektivität Klärungsorientierter Psychotherapie: Erste Ergebnisse. In R. Sachse, J. Fasbender, J. Breil & M. Sachse (Hrsg.), *Perspektiven Klärungsorientierter Psychotherapie II* (S. 239–273). Lengerich: Pabst.

Sachse, R. & Takens, R. J. (2004). *Klärungsprozesse in der Psychotherapie*. Göttingen: Hogrefe.

Schank, P. C. & Abelson, R. P. (1977). *Scripts, plans, goals and understanding*. Hillsdale: Erlbaum.

Scharmann, M. (1996). *Was stört an der Persönlichkeitsstörung? Klientenverhalten und therapeutische Interventionen.* Diplomarbeit, Ruhr-Universität Bochum, Fakultät für Psychologie.

Schiepek, G. U. (1991). *Systemtheorie in der Klinischen Psychologie*. Braunschweig: Wieweg. http://doi.org/10.1007/978-3-322-90554-3

Schirm, S., Kramer, U. & Sachse, R. (2014). Beschreibung der BIBS und ein Manual zum Rating. In R. Sachse, S. Schirm & U. Kramer (Hrsg.), *Klärungsorientierte Psychotherapie systematisch dokumentieren*. Göttingen: Hogrefe.

Schirm, S. & Sachse, R. (2015). Das Ein-Personen-Rollenspiel als Methode bei Traumafolgestörungen. In R. Sachse, S. Schirm & S. Kiszkenow-Bäker (Hrsg.), *Klärungsorientierte Psychotherapie in der Praxis*. Lengerich: Pabst.

Schirm, S., Sachse, R. & Kramer, U. (2014). Theoretischer Hintergrund: BIBS und Klärungsorientierte Psychotherapie In R. Sachse, S. Schirm & U. Kramer (Hrsg.), *Klärungsorientierte Psychotherapie. Systematisch dokumentieren: Die Skala zur Erfassung von Bearbeitung, Inhalt und Beziehung im Therapieprozess* (S. 9–20). Göttingen: Hogrefe.

Schlebusch, P. & Kiszkenow, S. (2011). Klärungsorientierte Aspekte und spezielle Probleme in der Psychotherapie der Alkoholabhängigkeit. In R. Sachse, J. Fasbender, J. Breil & M. Sachse (Hrsg.), *Perspektiven Klärungsorientierter Psychotherapie* (S. 2). Lengerich: Pabst.

Schlebusch, P., Kuhl, J., Breil, J. & Püschel, O. (2006). Alkoholismus als Störung der Affektregulation. In R. Sachse & P. Schlebusch (Hrsg.), *Perspektiven Klärungsorientierter Psychotherapie* (S. 60–118). Lengerich: Pabst.

Schmitz, B. (1996). Verhaltenstherapie bei Persönlichkeitsstörungen. In W. Senf & M. Broda (Hrsg.), *Praxis der Psychotherapie*. Stuttgart: Thieme.

Schmitz, B., Fydrich, T. & Limbacher, K. (1996). *Persönlichkeitsstörungen: Diagnostik und Psychotherapie*. Weinheim: Beltz Psychologie Verlags Union.

Schumacher, J. & Brähler, E. (2000). Testdiagnostik in der Psychotherapie. In W. Senf & M. Broda (Hrsg.), *Praxis der Psychotherapie. Ein integratives Lehrbuch: Psychoanalyse, Verhaltenstherapie, Systemische Therapie*, S. 116–128. Stuttgart: Thieme.

Schwarzer, R. & Jerusalem, M. (1999). *Skalen zur Erfassung von Lehrer- und Schülermerkmalen. Dokumentation der psychometrischen Verfahren im Rahmen der Wissenschaftlichen Begleitung des Modellversuchs Selbstwirksame Schulen*. Berlin: Freie Universität Berlin.

Shrout, P. E. & Fleiss, J. L. (1979). Intraclass correlations: Uses in assessing rater reliability. *Psychological Bulletin, 86,* 420–428.

Sorembe, V. & Westhoff, K. (1985). *Skala zur Erfassung der Selbstakzeptierung (SESA)*. Göttingen: Hogrefe.

Spiro, R. J. (1977). Remembering information from text: The „state of schema" approach. In R. Anderson, R. Spiro & W. Montague (Eds.), *Schooling and the acquisition of knowledge* (pp. 137–165). Hillsdale: Erlbaum.

Spiro, R. J. (1980). Accomodative reconstruction in prose recall. *Journal of Verbal Learning and Verbal Behavior, 19,* 84–95. http://doi.org/10.1016/S0022-5371(80)90548-4

Stengel, J. M. (1998). *Verändertes Interaktionsverhalten Alkoholabhängiger als Indikator für eine erfolgreiche Rehabilitation*. Unveröffentlichte Dissertation, Ruhr-Universität-Bochum.

Strunk, G. & Schiepek, G. (2014). *Therapeutisches Chaos – Eine Einführung in die Welt der Chaostheorie und der Komplexitätswissenschaften*. Göttingen: Hogrefe.

Takens, R. J. (1995). Een wijze van (be)werken. In G. Lietaer & M. van Kalmthout, *Praktijkboek gesprekstherapie: Psychopathologie en experientiele procesbevordering* (pp. 93–106). Utrecht: De Tijdstroom.

Takens, R.J. (1996). *Anwendung der Bearbeitungsskalen: Einzelne empirische Befunde.* Vortrag auf dem 40. Kongreß der Deutschen Gesellschaft für Psychologie, München.

Takens, R.J. (2001). *Een vreemde nabij.* Amsterdam: Vrije Universiteit.

Tedeschi, J.T., Lindskold, S. & Rosenfeld, P. (1985). *Introduction to social psychology.* St. Paul, MN: West Publishing Company.

Tedeschi, J.T. & Norman, N. (1985). Social power, self-presentation, and the self. In B.R. Schlenker (Ed.), *The self and social life* (pp. 293–322). New York: McGraw-Hill.

Tedeschi, J.T. & Riess, M. (1981). Identities, the phenomenal self, and laboratory research. In J.T. Tedeschi (Ed.), *Impression management theory and social psychological research* (pp. 3–22). New York: Academic Press. http://doi.org/10.1016/B978-0-12-685180-9.50006-3

Tedeschi, J.T., Schlenker, B.R. & Bonoma, T.V. (1973). *Conflict, power and games:The experimental study of interpersonal relations.* Chicago: Aldine.

Tretter, F. (2005). *Systemtheorie im klinischen Kontext.* Lengerich: Pabst.

Truax, C.B. (1961a). A scale for the measurement of accurate empathy. *University of Wisconsin: Psychiatric Institute Bulletin,* 1 (12). Madison: University of Wisconsin.

Truax, C.B. (1961b). *A tentative scale for the measurement of depth of intrapersonal exploration.* [Discussion papers]. Madison: University of Wisconsin, University Psychiatric Institute.

Truax, C.B. (1962a). *A tentative scale for the measurement of therapist genuineness or self-congruence* (Discussion papers (35)). Wisconsin: University Psychiatric Institute. Discussion Papers.

Truax, C.B. (1962b). *A tentative scale for the measurement of unconditional positive regard.* Wisconsin: University Psychiatric Institute. Discussion Papers.

Truax, C.B. (1963). Effective ingredients in psychotherapy: An approach to unrevealing the patient-therapist-interaction. *Journal of Counseling Psychology, 10,* 256–263. http://doi.org/10.1037/h0041061

Truax, C.B. (1966a). *Depth of intrapersonal exploration in Psychotherapy: Comparisons between schizophrenic cases and counselling cases and between relatively unsuccessful psychotherapeutic outcomes.* Mimeo-Manuscript.

Truax, C.B. (1966b). Reinforcement and non-reinforcement in Rogerian psychotherapy. *Journal of Abnormal Psychology, 71,* 1–9.

Truax, C.B. (1966c). Therapist empathy, warmth and genuineness and patient personality change in group psychotherapy: A comparison between interaction unit measures, time sample measures, and patient perception measures. *Journal of Clinical Psychology, 22* (2), 225–229.

Truax, C.B. (1966d). *Therapist reinforcement of patient self-exporation and therapeutic outcome. Arcansas rehabilitation research and training Center.* Arcansas: University.

Truax, C.B. (1968a). The evolving understanding of counselling and psychotherapy and the use of trained practical counsellors or therapist. Amsterdam. *Paper read at the International Congress of Applied Psychology.*

Truax, C.B. (1968b). The use of practical counsellors or therapists and the evolving understanding of counselling and psychotherapy. *Discussion Papers,* 12.

Truax, C.B. (1968c). Therapist interpersonal reinforcement of client self-exploration and therapeutic outcome in group-psychotherapy. *Journal of Counseling Psychology, 15,* 225–231.

Truax, C.B. (1969a). *Therapist focus on client defense mechanisms and client outcome.* Unpublished manuscript.

Truax, C.B. (1969b). *Therapist focus on source of client anxiety and client outcome.* Unpublished manuscript.

Truax, C.B. & Mitchell, K.M. (1971). Research on certain therapist interpersonal skills in relation to process and outcome. In A.E. Bergin & S.L. Garfield (Eds.), *Psychotherapy and behavior change* (pp. 299–344). New York: Wiley.

Vaillant, G. E. (1987). A developmental view of old and new perspectives of personality disorders. *Journal of Personality Disorders, 1,* 146–156. http://doi.org/10.1521/pedi.1987.1.2.146

Vaillant, G. E. & Perry, J. C. (1988). Persönlichkeitsstörungen. In A. M. Freedman, H. J. Kaplan, B. J. Sadock & U. H. Peters (Hrsg.), *Psychosomatische Störungen* (Psychiatrie in Praxis und Klinik, Band 4, S. 113–157). Stuttgart: Thieme.

Watson, J. C., Greenberg, L. S. & Lietaer, G. (1998). The experiential paradigm unfolding: relationship and experiencing in therapy. In L. S. Greenberg, J. C. Watson & G. Lietaer (Eds), *Handbook of experiential Psychotherapy.* New York: Guilford.

Watzlawick, P., Weakland, J. H. & Fisch, R. (1974). *Lösungen.* Bern: Huber.

Weinrich, E. & Sachse, R. (1992). Informationsverarbeitung und Intentionsbildung von Psychotherapeuten. In R. Sachse, G. Lietaer & W. B. Stiles (Hrsg.), *Neue Handlungskonzepte der Klientenzentrierten Psychotherapie* (S. 113–132). Heidelberg: Asanger.

Wicklund, R. A. (1974). *Feedom and reactance.* N. Y.: John Wyley.

Wirtz, M. & Caspar, F. (2002). *Beurteilerübereinstimmung und Beurteilerreliabilität.* Göttingen: Hogrefe.